全国中医药行业高等教育"十四五"规划教材
全国高等中医药院校规划教材（第十一版）

# 护理美学

（新世纪第四版）

（供护理学专业用）

主　编　佘雨枫

中国中医药出版社
·北京·

**图书在版编目（CIP）数据**

护理美学 / 余雨枫主编 . —4 版 . —北京：中国
中医药出版社，2021.6（2024.12 重印）
全国中医药行业高等教育"十四五"规划教材
ISBN 978-7-5132-6853-0

Ⅰ . ①护… Ⅱ . ①余… Ⅲ . ①护理学—医学美学—中
医学院—教材 Ⅳ . ① R47-05

中国版本图书馆 CIP 数据核字（2021）第 053577 号

**融合出版数字化资源服务说明**

全国中医药行业高等教育"十四五"规划教材为融合教材，各教材相关数字化资源（电子教材、PPT 课件、视频、复习思考题等）在全国中医药行业教育云平台"医开讲"发布。

**资源访问说明**

扫描右方二维码下载"医开讲 APP"或到"医开讲网站"（网址：www.e-lesson.cn）注册登录，输入封底"序列号"进行账号绑定后即可访问相关数字化资源（注意：序列号只可绑定一个账号，为避免不必要的损失，请您刮开序列号立即进行账号绑定激活）。

**资源下载说明**

本书有配套 PPT 课件，供教师下载使用，请到"医开讲网站"（网址：www.e-lesson.cn）认证教师身份后，搜索书名进入具体图书页面实现下载。

**中国中医药出版社出版**

北京经济技术开发区科创十三街 31 号院二区 8 号楼
邮政编码　100176
传真　010-64405721
山东临沂新华印刷物流集团有限责任公司印刷
各地新华书店经销

开本 889×1194　1/16　印张 10.25　字数 269 千字
2021 年 6 月第 4 版　2024 年 12 月第 3 次印刷
书号　ISBN 978-7-5132-6853-0

定价　48.00 元
网址　www.cptcm.com

服 务 热 线　010-64405510　　微信服务号　zgzyycbs
购 书 热 线　010-89535836　　微商城网址　https://kdt.im/LIdUGr
维 权 打 假　010-64405753　　天猫旗舰店网址　https://zgzyycbs.tmall.com

如有印装质量问题请与本社出版部联系（010-64405510）

全国中医药行业高等教育"十四五"规划教材
全国高等中医药院校规划教材（第十一版）

《护理美学》
# 编 委 会

## 主　编
余雨枫（成都中医药大学）

## 副主编（以姓氏笔画为序）
王向荣（湖北中医药大学）　　　　尹永田（山东中医药大学）
朱蓝玉（长春中医药大学）　　　　金胜姬（南京中医药大学）
蔡华娟（浙江中医药大学）

## 编　委（以姓氏笔画为序）
马景双（辽宁中医药大学）　　　　刘淑梅（牡丹江医学院）
刘璟莹（天津中医药大学）　　　　严　璐（贵州中医药大学）
张　婧（黑龙江中医药大学）　　　张一敏（成都中医药大学）
荣　燕（安徽中医药大学）　　　　袁　群（湖南中医药大学）
郭莉莉（山西中医药大学）

全国中医药行业高等教育"十四五"规划教材
全国高等中医药院校规划教材（第十一版）

# 专家指导委员会

**名誉主任委员**

余艳红（国家卫生健康委员会党组成员，国家中医药管理局党组书记、局长）

王永炎（中国中医科学院名誉院长、中国工程院院士）

陈可冀（中国中医科学院研究员、中国科学院院士、国医大师）

**主任委员**

张伯礼（天津中医药大学教授、中国工程院院士、国医大师）

秦怀金（国家中医药管理局副局长、党组成员）

**副主任委员**

王　琦（北京中医药大学教授、中国工程院院士、国医大师）

黄璐琦（中国中医科学院院长、中国工程院院士）

严世芸（上海中医药大学教授、国医大师）

高　斌（教育部高等教育司副司长）

陆建伟（国家中医药管理局人事教育司司长）

**委　员**（以姓氏笔画为序）

丁中涛（云南中医药大学校长）

王　伟（广州中医药大学校长）

王东生（中南大学中西医结合研究所所长）

王维民（北京大学医学部副主任、教育部临床医学专业认证工作委员会主任委员）

王耀献（河南中医药大学校长）

牛　阳（宁夏医科大学党委副书记）

方祝元（江苏省中医院党委书记）

石学敏（天津中医药大学教授、中国工程院院士）

田金洲（北京中医药大学教授、中国工程院院士）

仝小林（中国中医科学院研究员、中国科学院院士）

宁　光（上海交通大学医学院附属瑞金医院院长、中国工程院院士）

匡海学（黑龙江中医药大学教授、教育部高等学校中药学类专业教学指导委员会主任委员）

吕志平（南方医科大学教授、全国名中医）

吕晓东（辽宁中医药大学党委书记）

朱卫丰（江西中医药大学校长）

朱兆云（云南中医药大学教授、中国工程院院士）

刘　良（广州中医药大学教授、中国工程院院士）

刘松林（湖北中医药大学校长）

刘叔文（南方医科大学副校长）

刘清泉（首都医科大学附属北京中医医院院长）

李可建（山东中医药大学校长）

李灿东（福建中医药大学校长）

杨　柱（贵州中医药大学党委书记）

杨晓航（陕西中医药大学校长）

肖　伟（南京中医药大学教授、中国工程院院士）

吴以岭（河北中医药大学名誉校长、中国工程院院士）

余曙光（成都中医药大学校长）

谷晓红（北京中医药大学教授、教育部高等学校中医学类专业教学指导委员会主任委员）

冷向阳（长春中医药大学校长）

张忠德（广东省中医院院长）

陆付耳（华中科技大学同济医学院教授）

阿吉艾克拜尔·艾萨（新疆医科大学校长）

陈　忠（浙江中医药大学校长）

陈凯先（中国科学院上海药物研究所研究员、中国科学院院士）

陈香美（解放军总医院教授、中国工程院院士）

易刚强（湖南中医药大学校长）

季　光（上海中医药大学校长）

周建军（重庆中医药学院院长）

赵继荣（甘肃中医药大学校长）

郝慧琴（山西中医药大学党委书记）

胡　刚（江苏省政协副主席、南京中医药大学教授）

侯卫伟（中国中医药出版社有限公司董事长）

姚　春（广西中医药大学校长）

徐安龙（北京中医药大学校长、教育部高等学校中西医结合类专业教学指导委员会主任委员）

高秀梅（天津中医药大学校长）

高维娟（河北中医药大学校长）

郭宏伟（黑龙江中医药大学校长）

唐志书（中国中医科学院副院长、研究生院院长）

彭代银（安徽中医药大学校长）

董竞成（复旦大学中西医结合研究院院长）

韩晶岩（北京大学医学部基础医学院中西医结合教研室主任）

程海波（南京中医药大学校长）

鲁海文（内蒙古医科大学副校长）

翟理祥（广东药科大学校长）

**秘书长（兼）**

陆建伟（国家中医药管理局人事教育司司长）

侯卫伟（中国中医药出版社有限公司董事长）

**办公室主任**

周景玉（国家中医药管理局人事教育司副司长）

李秀明（中国中医药出版社有限公司总编辑）

**办公室成员**

陈令轩（国家中医药管理局人事教育司综合协调处处长）

李占永（中国中医药出版社有限公司副总编辑）

张岷宇（中国中医药出版社有限公司副总经理）

芮立新（中国中医药出版社有限公司副总编辑）

沈承玲（中国中医药出版社有限公司教材中心主任）

# 编审专家组

**组　长**

余艳红（国家卫生健康委员会党组成员，国家中医药管理局党组书记、局长）

**副组长**

张伯礼（天津中医药大学教授、中国工程院院士、国医大师）

秦怀金（国家中医药管理局副局长、党组成员）

**组　员**

陆建伟（国家中医药管理局人事教育司司长）

严世芸（上海中医药大学教授、国医大师）

吴勉华（南京中医药大学教授）

匡海学（黑龙江中医药大学教授）

刘红宁（江西中医药大学教授）

翟双庆（北京中医药大学教授）

胡鸿毅（上海中医药大学教授）

余曙光（成都中医药大学教授）

周桂桐（天津中医药大学教授）

石　岩（辽宁中医药大学教授）

黄必胜（湖北中医药大学教授）

# 前　言

　　为全面贯彻《中共中央　国务院关于促进中医药传承创新发展的意见》和全国中医药大会精神，落实《国务院办公厅关于加快医学教育创新发展的指导意见》《教育部　国家卫生健康委　国家中医药管理局关于深化医教协同进一步推动中医药教育改革与高质量发展的实施意见》，紧密对接新医科建设对中医药教育改革的新要求和中医药传承创新发展对人才培养的新需求，国家中医药管理局教材办公室（以下简称"教材办"）、中国中医药出版社在国家中医药管理局领导下，在教育部高等学校中医学类、中药学类、中西医结合类专业教学指导委员会及全国中医药行业高等教育规划教材专家指导委员会指导下，对全国中医药行业高等教育"十三五"规划教材进行综合评价，研究制定《全国中医药行业高等教育"十四五"规划教材建设方案》，并全面组织实施。鉴于全国中医药行业主管部门主持编写的全国高等中医药院校规划教材目前已出版十版，为体现其系统性和传承性，本套教材称为第十一版。

　　本套教材建设，坚持问题导向、目标导向、需求导向，结合"十三五"规划教材综合评价中发现的问题和收集的意见建议，对教材建设知识体系、结构安排等进行系统整体优化，进一步加强顶层设计和组织管理，坚持立德树人根本任务，力求构建适应中医药教育教学改革需求的教材体系，更好地服务院校人才培养和学科专业建设，促进中医药教育创新发展。

　　本套教材建设过程中，教材办聘请中医学、中药学、针灸推拿学三个专业的权威专家组成编审专家组，参与主编确定，提出指导意见，审查编写质量。特别是对核心示范教材建设加强了组织管理，成立了专门评价专家组，全程指导教材建设，确保教材质量。

　　本套教材具有以下特点：

　　**1.坚持立德树人，融入课程思政内容**

　　将党的二十大精神进教材，把立德树人贯穿教材建设全过程、各方面，体现课程思政建设新要求，发挥中医药文化育人优势，促进中医药人文教育与专业教育有机融合，指导学生树立正确世界观、人生观、价值观，帮助学生立大志、明大德、成大才、担大任，坚定信念信心，努力成为堪当民族复兴重任的时代新人。

　　**2.优化知识结构，强化中医思维培养**

　　在"十三五"规划教材知识架构基础上，进一步整合优化学科知识结构体系，减少不同学科教材间相同知识内容交叉重复，增强教材知识结构的系统性、完整性。强化中医思维培养，突出中医思维在教材编写中的主导作用，注重中医经典内容编写，在《内经》《伤寒论》等经典课程中更加突出重点，同时更加强化经典与临床的融合，增强中医经典的临床运用，帮助学生筑牢中医经典基础，逐步形成中医思维。

**3.突出"三基五性"，注重内容严谨准确**

坚持"以本为本"，更加突出教材的"三基五性"，即基本知识、基本理论、基本技能，思想性、科学性、先进性、启发性、适用性。注重名词术语统一，概念准确，表述科学严谨，知识点结合完备，内容精炼完整。教材编写综合考虑学科的分化、交叉，既充分体现不同学科自身特点，又注意各学科之间的有机衔接；注重理论与临床实践结合，与医师规范化培训、医师资格考试接轨。

**4.强化精品意识，建设行业示范教材**

遴选行业权威专家，吸纳一线优秀教师，组建经验丰富、专业精湛、治学严谨、作风扎实的高水平编写团队，将精品意识和质量意识贯穿教材建设始终，严格编审把关，确保教材编写质量。特别是对32门核心示范教材建设，更加强调知识体系架构建设，紧密结合国家精品课程、一流学科、一流专业建设，提高编写标准和要求，着力推出一批高质量的核心示范教材。

**5.加强数字化建设，丰富拓展教材内容**

为适应新型出版业态，充分借助现代信息技术，在纸质教材基础上，强化数字化教材开发建设，对全国中医药行业教育云平台"医开讲"进行了升级改造，融入了更多更实用的数字化教学素材，如精品视频、复习思考题、AR/VR等，对纸质教材内容进行拓展和延伸，更好地服务教师线上教学和学生线下自主学习，满足中医药教育教学需要。

本套教材的建设，凝聚了全国中医药行业高等教育工作者的集体智慧，体现了中医药行业齐心协力、求真务实、精益求精的工作作风，谨此向有关单位和个人致以衷心的感谢！

尽管所有组织者与编写者竭尽心智，精益求精，本套教材仍有进一步提升空间，敬请广大师生提出宝贵意见和建议，以便不断修订完善。

国家中医药管理局教材办公室

中国中医药出版社有限公司

2023年6月

# 编写说明

　　本教材是根据《中共中央 国务院关于促进中医药传承创新发展的意见》和《教育部 国家卫生健康委 国家中医药管理局关于深化医教协同进一步推动中医药教育改革与高质量发展的实施意见》的精神，在国家中医药管理局宏观指导下，以全面提高中医药人才的培养质量、积极与医疗卫生实践接轨、为临床服务为目标，依据中医药行业人才培养规律和实际需求，由国家中医药管理局教材办公室组织建设的。

　　本教材的编写以现代医学观和整体护理思想为指导，将课程思政与美育融会贯通，关注中医学相关理论，围绕中医药院校护理本科人才培养目标，突出护理学专业特点。本教材在保留上一版教材经典内容及亮点的基础上，结合教材使用过程中的各种反馈，充分考虑护理美学近些年的发展趋势，重视美学的基本知识在护理工作中的运用，进行了大胆的创新，各章节在编排上进行了一些改动，同时在部分章节中加入图片，以增加学生的阅读兴趣，培养学生的创新意识。本教材力求融美学、医学、护理学的理论与观点为一体，突出该学科的科学性、严谨性与实用性。

　　本教材共10章，包括绪论，美的本质、形态及形式美与护理，美的基本范畴与护理，人体美与护理，护理审美与护理美感，护士的仪容形象，护士的形体形象，护士的服饰形象，护士的语言及人际沟通形象，礼仪与护理，涵括了护理美学的经典内容。本教材详尽阐述了中西方美学思想的历史演变及普通美学的基本理论，并结合护理学科的特点，以整体护理为框架，重点介绍了护理美学概论与基本内容、塑造护理职业形象美的要素与途径、护患关系中的美学技巧等。本教材可作为高等中医药院校护理专业的教材，也可作为护理人员继续教育的专业参考书。

　　参与本教材编写的均是活跃在护理临床、教学、科研第一线的专家学者，经过大家多次互审互校，本教材最终定稿。各章编写分工如下：第一章由金胜姬编写，第二章由余雨枫、张一敏、荣燕编写，第三章由严璐编写，第四章由尹永田编写，第五章由蔡华娟、马景双编写，第六章由张婧编写，第七章由袁群编写，第八章由郭莉莉编写，第九章由刘淑梅编写，第十章由刘璟莹、朱蓝玉、王向荣编写。

　　本教材的数字化工作在上一版的基础上进行了完善与提升。本教材的数字化工作由主编领导，全体编委会成员共同完成。

　　护理美学作为一门新兴的学科，其学科理论、技术及方法尚不够成熟，各位编写人员付出了大量的努力，尽心尽责，若仍有不妥之处，请专家、读者提出宝贵意见，以便再版时修订。

《护理美学》编委会
2021年6月

# 目 录

扫一扫，查阅本章数字资源，含PPT、音视频、图片等

"护理是一门艺术，是照顾人生命的艺术，由有熟练技术的手、冷静的头脑与温暖的心组成。"这是护理学创始人南丁格尔女士对护理学的描述。这一描述充分表明，从护理学创立之始，护理就是科学、艺术与情感的结合，护理作为一门专业，已经有一百多年的历史。不论面对战争还是病毒，护士永远坚守在维护健康的第一线，一代又一代的护理人总是最先冲向前线的"最美逆行者"。在2020年抗击新型冠状病毒肺炎疫情中，护理工作者更是展现出过硬的专业技能、过人的心理素质以及强大的责任感和担当，用救死扶伤、无私奉献的专业精神，让全世界更加了解护士的作用与力量，展现了护理职业特有的美。美好的生命，首先是健康的。美学与护理的结合，是护理学发展的必然趋势。护理工作必然包含着尊重生命、关怀生命和热爱生命的审美情怀，蕴含着表现美、创造美、欣赏美的审美实践。因此，护理工作者必须掌握一定的美学知识，具备一定的审美修养，以自我美（形象、内涵、生活）、人性美（宽容、坚持、社会公益）与护理专业应具有的美（沟通、关怀、创新、团队合作、专业技术、营造治疗环境）来促进服务对象的身心康复，提高整个社会人群的健康水平。

# 第一节　美学的历史与发展

## 一、美学的定义

自从人类出现以来便开始了对美的欣赏和创造，美的现象随处可见，如绚丽夺目的大自然风光、丰富多彩的社会生活、巧夺天工的艺术精品，令人神往和陶醉。美，可以陶冶人的情感；美，可以潜移默化人的高尚情操。爱美之心人皆有之，从生活中发现美、感受美、欣赏美、创造美，可以说是人类特有的心理和精神需求。因此，著名心理学家马斯洛也在1970年将五个层次的人类基本需要修订为七个层次，增加了认知需要和审美需要。从某种意义上说，人类文明的历史，是人类对美的向往和追求的历史，也是人类不断认识和把握美的规律、利用和发挥美的功能的历史。从古到今，关于美的探索、讨论和研究始终没有中断过，人们对"美"的诸多问题的探讨、研究与认识，便形成了一门独立的学科——美学。

### （一）美学的提出

美学作为一门独立的学科，是由18世纪的德国哲学家、美学家鲍姆嘉通首次提出来的。鲍姆嘉通在研究莱布尼茨等人的理性主义哲学思想时，发现人类知识体系存在着一个很大的缺陷，即理性认识方面的学问有逻辑学，道德活动方面的学问有伦理学，而感性认识方面却没有一门相

应的学科来研究。于是鲍姆嘉通于1750年正式以 Aesthetic（其含义是研究感觉和感情的理论）这个术语命名了他的著作，并得以出版，汉语译为《美学》。他在这部书中规定了这门学科的研究对象和任务，首次正式将美学列为一门独立的学科，他也因此被誉为"美学之父"。从此，美学摆脱了长期以来完全附庸其他学科的地位，形成了一门同哲学、逻辑学、伦理学等区别开来的独立的学科，并逐渐获得了学术界的公认。

## （二）关于美学的争论

从美学诞生之日起，关于其定义的问题一直存在着不同的意见和争论，至今没有统一，而这一点，也正表明美学是一门既古老又年轻的学科。

关于美学的争论，主要有以下几种观点。

第一种观点认为，美学的研究对象是艺术。如黑格尔把美学定义为"艺术哲学"或"美的艺术的哲学"，认为美是对各种艺术的一般原理的研究和概括。

第二种观点认为，除了艺术之外，美学还应该研究客观现实的美，要求把美学研究从艺术哲学的范围扩展到现实美的领域。

第三种观点认为，美学要研究人对现实的审美关系。这种关系就是以审美的态度去对待现实。审美关系是以理性认识为基础，以情感想象为中介，把人们对世界的认识和体验传达出来的过程，即对世界的一种精神把握。人们对社会生活中感兴趣的事物，几乎都包含着人对现实的审美关系。在这一关系中，审美主体在审美对象的作用下，必然会产生喜、怒、哀、乐等不同的情绪。这些情绪都和愉悦的、美感的精神享受相伴随，在满足人们精神生活的过程中，使人们受到感染和教育，从而帮助人们认识和改造世界。

此外，还有一些其他的观点，如认为美学是以美感经验为中心研究美和艺术的科学；也有观点认为美学是关于审美活动的理论，主张美学要从最简单、最基本、最普遍的事实出发，具体分析各种审美现象，实证考察审美活动中的美和美感，辩证思考审美活动的主客体关系，全面研究自然、社会、艺术的美。

以上种种观点都有其合理之处，由此可以看出，关于美学学科的看法是多元化的，可以从不同的角度、层次、途径、方法去研究。

## （三）美学的研究对象

美学的研究对象可以定义为下列三个方面：

**1. 美的存在**  也就是人们通常所说的"美"，属于审美关系中的客体方面。这部分内容是美学研究的基础部分，包含的主要内容有美的本质、美的形态、美的内容和形式等。

**2. 美的感受**  也就是人们通常所说的美感或审美心理，属于审美关系中的主体方面。主要包括美感的本质、美感的特征、美感的心理要素，以及审美判断（欣赏）的过程、机制和规律等。它和心理学、生理学、信息科学等有着十分密切的关系。

**3. 美的创造**  主要包括社会美的创造、自然美的创造、艺术美的创造、人体和心灵美的创造（美育）等。

在把美学的研究对象确定为美的存在、美的感受、美的创造基础上，我们就可以对什么是美学的问题做出较为明确的回答了，即美学是研究美的存在、美的感受和美的创造的学科。

## 二、美学的产生与发展

人类美学思想的产生与人类的起源一样古老，无论在中国还是在西方，当原始人把第一串装饰品挂在脖子上时，美的种子就已经撒播在人类的心田。

人类美学思想的产生可以追溯到遥远的原始社会。在人类的童年期，那时的人们还不可能有自觉理论形态的美学思想，但这并不意味着原始人没有审美意识，没有对美的渴望和追求。从考古发现和对残存的原始部落的考察来看，原始人在音乐、舞蹈、诗歌、绘画等艺术活动中，已经显露出了对自然和创造性劳动的赞美，至少在 2.5 万年以前，原始艺术家们已能用两三种色彩活灵活现地描绘出马、鹿、公牛、狮子等动物形象，中石器时代已能画出战争、狩猎等场面，且突出表现动作，这些无疑是人类社会审美意识的胚胎。特别到了原始社会晚期，原始艺术得到了迅速发展，把各种物品加上彩饰、在器皿等用具上加绘装饰图案已非常普遍。其中的一些艺术品即使在今天看来也有很高的审美价值。例如，属于新石器时代的仰韶文化的彩陶，其造型、色泽和图案无不令人赞叹（图 1-1）。1954 年在西安半坡村遗址出土的一批彩陶（图 1-2），雕画着各种纹饰，如几何图案、人面纹、鱼纹、鸟纹、蛙纹、鹿纹、花叶纹等，线条简练，形态别致，富有生活气息，有力地显示出了我国远古时代劳动者的智慧和艺术创造力，也显示出了那个时代对美的追求和审美意识所达到的水平。

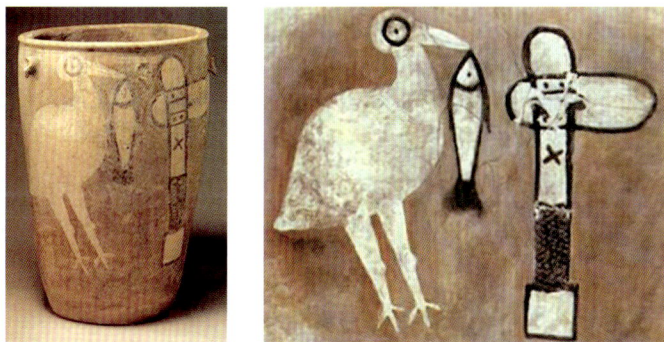

图 1-1　仰韶文化半坡类型彩陶　　　　图 1-2　西安半坡村出土的人面鱼纹彩陶盘

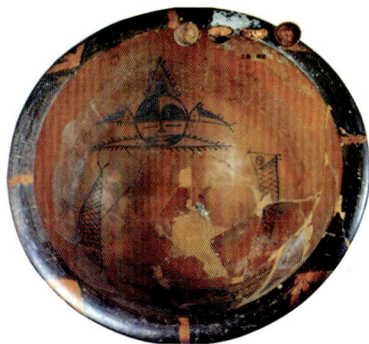

然而，原始人毕竟缺乏理性思维。从近代残存着的原始部落的生活史料看，原始人的思维中没有抽象的概念，只有具体的形象。例如，他们不说一个人很勇敢，而说他像一头狮子；不说一个人眼光敏锐，而说他像一只鹰；要表达硬的意思，就说像石头；等等。总之，原始人缺乏抽象分析和概括的能力，而美学恰恰需要这样的能力。美学不同于美，它不是对一个个具体的审美对象的感受，而是对所有美的事物之共同本质和特征的抽象。因此，理论形态的美学思想是自人类进入阶级社会以后才产生的。在绵延数千年的美学思想发展史的长河中，中西方美学思想交相辉映，照亮了人类美学思想的漫长历程。

## 三、西方美学史

西方美学思想发源于古希腊。早在公元前 6 世纪末，古希腊的毕达哥拉斯学派就提出了"美是和谐"的思想，根据"数的原则"来剖析美，认为美在于"对立因素的和谐的统一"，对后世美学产生了深远的影响。柏拉图最早对"什么是美"和"什么东西是美的"两个不同性质的命题进行辨析，并在其哲学著作中对美的本质和艺术美的问题做了具体的阐述。亚里士多德批判性地继承了柏拉图的美学思想，他的《诗学》是欧洲文艺美学最早的经典著作，他的"美的整一"学说肯定了现实生活中美的客观存在，并对艺术美的创造等问题做出了精辟的概括和总结。

古罗马美学思想基本上是古希腊美学思想的延续。公元 5 世纪，西罗马帝国灭亡，欧洲进入封建时代。在漫长的中世纪，美学同哲学一样，也沦为"神学的奴隶"，浸透着封建宗教的色彩。进入文艺复兴时期以后，在资产阶级思想解放运动的作用下，此时期的美学崇尚人性，美学由神学转向人学，要求艺术表现人的生活和思想，在绘画、雕塑等作品中把人作为表现的主体。达·芬奇、莎士比亚等均是这一时期艺术创造的巨匠。

18 世纪中叶，自从"美学之父"鲍姆嘉通将美学确立为一门独立的学科之后，美学进入了一个新的、蓬勃发展的阶段，先是德国古典美学的兴起，接着是西方美学和马克思美学的分流。

18 世纪末到 19 世纪初形成的德国古典美学是西方美学发展的高峰，也是世界美学思想发展的一个极为重要的阶段。它的奠基人是著名哲学家康德，其美学观点主要见于《判断力批判》一书，对美学的许多问题，诸如美的本质、审美判断、审美活动中的心理功能、美的创造等问题都做了深入的考究，并开始建立起一整套唯心主义美学理论形态。继康德之后，经过费希特、谢林、歌德、席勒等人的不断补充、丰富和发展，到了黑格尔便把德国古典美学推向了新的高峰，成为以往美学学派的集大成者。

黑格尔建立了西方美学史上从未有过的庞大完整的美学体系。在他的多卷本巨著《美学》中，把历史发展的辩证观点运用于美学的研究，对于美的本质、自然美、艺术美、艺术发展的类型，乃至当时存在的几乎所有的艺术种类都做了详尽的阐述，构成了一个规模宏大而严谨的美学理论体系，使美学的独立地位进一步巩固下来。当然，黑格尔的辩证法是以客观唯心主义为基础的，这使他的美学体系存在着不可避免的历史局限性。继德国古典美学之后，西方美学进入了一个新的发展时期。

西方现代美学的一大特点是名目繁多、流派林立。与传统美学一样，现代西方美学与哲学的关系也十分密切。唯意志主义美学、表现主义美学、精神分析美学、存在主义美学、实用主义美学等各流派在很大程度上都是相应的哲学流派的派生物。在研究的主题和方法上，现代西方美学与传统美学有着很大的区别，传统美学主要致力于美的本质的探讨，现代西方美学则把重心转向了对审美感受、审美经验和艺术中的一些专门问题的研究。自然科学和社会科学的飞速发展也对现代美学的研究产生了很大的影响，心理学、生理学、生物学、人类学、社会学、符号学、逻辑学等学科的某些观点已经逐步渗入到美学理论中，产生了一些新的研究方法，如精神分析法、心理实验法、语义分析法、结构主义法等。但这些发展和进步多表现在个别领域，美学整体的理论建树尚显不足。真正对德国古典美学进行革命性的批判和改造，使美学走向科学道路的，是马克思主义美学。

马克思主义美学诞生于 19 世纪中叶，它的开创者和奠基人马克思、恩格斯批判性地继承了人类文化的优秀成果，在创立新的世界观过程中，涉及一系列重大美学问题，如美的起源、美的本质、审美和艺术活动的社会作用、艺术创作的规律等，并运用辩证唯物主义和历史唯物主义观点对这些问题做了深刻阐述，建立了一个崭新的美学体系。马克思主义美学第一次为美学提供了一个科学的哲学基础，即辩证唯物主义和历史唯物主义；提出了美学研究的科学方法论原则，即理论与实践相统一、逻辑与历史相结合；论证了美是社会实践的产物，是人的本质力量的对象化，是物化了的人的本质、个性和生命；提出了"劳动创造了美"的基本美学命题，并阐述了创造美的规律，即对象的规律性与人的目的性的统一；指出了艺术创作的原则和方法。马克思指出，人类可以在劳动中按照"美的规律"去创造美，并在有限的具体劳动中升华自身的意义。表明美是无限创造和不断生成的，而且也揭示出美在日常生活中的普遍性：无论是实体劳动还是精神劳动，一个人在平凡的岗位上按照"美的规律"去行事，就可以创造美，实现自我。由马克思和恩格斯所开创的马克思主义美学体系是以往的美学体系所无法相比的，它有着强大的生命力和广阔的发展前景。

## 四、中国美学史

### （一）中国古代美学思想

我国早在春秋战国时期就开始了对美学的探讨，春秋时代的伍举等人认为"夫美也者，上下、内外、小大、远近皆无害焉，故曰美"（《国语·楚语》）。美与不美，不仅仅决定于"目观"，而必须与社会功利、国计民生联系起来考察，强调美与善的联系。至于美与善的区别，则被他忽略了。在我国首先注意到美与善有所不同的，当推孔子。他对韶乐的评价是"尽美矣，又尽善也"，而对武乐的评价则为"尽美矣，未尽善也"。孟子继承和发展了孔子的美学思想，提出了"充实之谓美"的观点。孟子认为，美的人不仅要具备善与信的品格，而且连外部的容貌、举止、风度也都能体现出仁义的原则，说明美是内容与形式的统一，强调礼、仪、仁、智等品质是美的根源，美与善是密切联系的。此外，墨子关于"食必常饱，然后求美"的论述，老子、庄子提出的美丑关系的相对性学说，荀子的"不全不粹之不足以为美"的观点都显示了远在先秦时代，我国一些思想家已经广泛论及人类审美活动的许多方面，并取得了一系列重要成就。

从战国后期开始，随着物质生产的发展、精神生活的丰富，特别是文学艺术的繁荣，美学问题不仅得到了更为普遍的重视，而且深入到了文学、音乐、绘画、戏剧等各个艺术领域，并取得了较为出色的成果。比如文论方面有陆机的《文赋》，钟嵘的《诗品》，刘勰的《文心雕龙》，司空图的《诗品二十四则》，白居易、苏轼的诗论和文论，严羽的《沧浪诗话》，叶燮的《原诗》等；乐论方面有肖子的《乐论》，公孙尼子的《乐记》，嵇康的《声无哀乐论》等；画论方面有顾恺之的《论画》，谢赫的《古画品录》，张彦远的《历代名画记》，郭熙的《林泉高致》，石涛的《苦瓜和尚画语录》等；剧论方面有王骥德的《曲律》，李渔的《闲情偶寄》等；书论方面有孙过庭的《书谱》，张怀瓘的《书断》等。这些著作体现了当时人们对美的规律的探求与把握，将审美经验与艺术鉴赏有机结合，提出了诸如意想、神思、韵味、意境等中国特有的审美范畴，显示了我国古代美学鲜明的民族特色。

### （二）中国现代美学

在中国，随着近代政治改革要求而兴起了近代美学新思潮，明显地接受了西方近代美学的影响。最早从西方引进美学思想的是王国维，他的名作《红楼梦评论》可以说是中国现代美学史上第一篇符合西方美学标准的论文。梁启超、王国维、蔡元培及鲁迅代表了中国近代美学自觉建构的开端。此后，朱光潜、吕荧、蔡仪、李泽厚等为中国美学的发展做出了重大贡献。20世纪50～60年代的美学大讨论，形成了以吕荧为代表的主观派、以蔡仪为代表的客观派、以朱光潜为代表的主客观统一派和以李泽厚为代表的客观社会派，出现了四大学派争鸣的繁荣局面。20世纪80年代的"美学热"不仅代表了美学研究的复兴，而且促进了美学研究的深入和分化，出现了生活美学、生产美学、商品美学、科学美学、文艺美学、景观美学、比较美学等分支，代表了美学研究的又一高潮。20世纪90年代以来，围绕着对于实践论美学的反思而提出的超越实践美学和改造完善实质美学的争论、审美文化研究新热点的形成、关于中国美学话语重建的讨论等，表明中国美学进入了百家争鸣的新的美学转型时期。

# 第二节　护理美学概述

美国护理学家韩德森（Virginia Henderson）指出"护理是科学与艺术的融合"，这表明，无论在护理理论上还是实践上，护理审美情怀和审美能力的缺失都是一种生命关怀和体验上的文化缺憾，在护理行为上则表现为人文精神和人文关怀的缺失。随着我国健康事业的发展和人们对健康需求的提升，美学将不仅仅是医院的"文化外衣"，也是对人类生命质量、疾病转归、死亡历程及生存意义等的关注与敬畏。每一位医护人员都应该怀有热爱生命、尊重生命、关怀生命的审美情感。从20世纪80年代中期起，护理美学越来越为人们所重视。护理学与美学的相互结合已经成为当代护理学科不断发展的标志之一。近年来，有关它的基本理论和逻辑体系，已有不少学者进行了细致的探索。

## 一、护理美学的定义

对于什么是护理美学，我国的学者颇有研究并各抒己见，这里仅列举当代学者的几种有代表性的观点：其一，护理美学是以马克思主义美学的基本原理为指导，研究护理实践中的美学问题与护理人员审美观的学科。其二，护理美学就是运用美学的基本原理、原则及观点，研究护理工作中的美学现象及护士的审美观、护理美的培养与训练等问题。其三，护理美学就是美学与医学、护理学的相关理论相结合，研究护理实践中的美学原理与美学现象及护理审美规律的一门新兴学科。其四，护理美学是研究临床护理过程中的一切审美因素的学科。这四种提法具有一定的共同点，即以护理审美为核心，以护理学与美学相结合的理论为基础，运用护理学与美学相结合的方法来研究护理领域中的美学现象和审美实施及其规律。其研究范围都涉及医疗护理环境、社会人群、患者、护理实践及护理人员自身等领域。

综合这些提法，结合护理学学科的价值、目的和实践来考虑，可以认为，护理美学是运用美学的基本原理、原则和观点，从护理学的角度研究人们在维护和提升人类身心健康的活动中所体现出的护理美的现象及护理审美规律的一门新兴的、交叉性的应用学科。

## 二、护理美学的学科性质

护理学与美学的融合形成了护理美学这门新兴的学科。一方面，护理美学是护理学和美学相互渗透的产物；另一方面，它又是美学理论、规律等在护理学领域的应用和实践。下面我们就从这两个方面去分析和确定它的学科性质。

就护理学与美学的相互渗透来说，护理美学以美学基本原理为指导，借鉴人文、社会科学等诸多学科的理论、方法和研究成果，从人、环境、健康、护理的角度出发，探究护理美的现象、护理审美的发生、发展及其一般规律；是护理领域中的人文科学。

从美学角度看，护理学本身蕴含着美的规律、美的理念，是科学与艺术的高度结合，具有美的价值。主要表现在两个方面：第一，护理理念和理论中蕴含着美。现代护理理念强调人本主义，相信每个人都有其独特性，"人"因此成为所有护理活动的中心。在这里，美体现在对人的价值的重视上。此外，护理理论的发展、整体护理模式的确立、优质护理服务活动开展等，均从护理理论和实践方面体现出美的本质、美的形态、美的感受和美的创造。第二，护理实践中体现着美。护理工作科学化、整体化、程序化、规范化、多样化的统一原则，使普通的工作成为和谐美和节奏美的表现形式。医院整体布局的和谐、统一，院容、院貌的整洁、美观，医院建筑的坐落有序、层次分明，各种色调的明快、柔和，病房布置得井井有条，所有这些都使患者在视觉上感到和谐圣洁，听觉上感到安宁恬静，情感上感到体贴温馨，从而产生愉悦的心理，这种良好的身心状态则有利于病体的康复。此外，护士轻盈的脚步、端庄典雅的仪表、整齐得体的服饰、熟练灵巧的动作、和蔼可亲的目光、礼貌轻柔的语言、真诚含蓄的微笑，都体现了护士的形象美，使患者得到美的享受，从而产生舒适轻松的心态。

因此，从美学的角度看，美是渗透在护理理念与护理实践每一个环节的，借助美学的相关理论，有意识地发挥审美因素的作用，并把审美因素作为护理理论与实践不可缺少的内容，创造性地实施护理，可使患者在视觉、听觉、感觉上都得到美的感受，有效促进身心健康。

从护理学角度看，美学在护理中不单纯表现为审美活动，更重要的是美学对护理学科的发展起着促进作用。美学作为护理知识形态的一个组成部分，其最大的贡献就是让人们了解护理工作是一种美的形式，让人了解护理对象——"人"的特质，从而提升护理学的美学价值和人文价值，促进其进一步发展。

总之，护理美学是美学与护理学相互渗透的结果，是美学在护理实践中的体现，是一门交叉性的应用学科。在这门学科中不仅凝聚着护理的社会文化、历史和人生的哲理，同时还闪烁着护理事业为人类健康奉献的智慧及护理美学所预期塑造的护理专业形象。

### 三、护理美学与相关学科的关系

护理美学作为一门独立的学科，有其特殊的研究对象，是其他学科所不能替代的。但它与其他一些学科有着密切的联系，了解它们之间的关系，有助于进一步把握它的研究对象和范围。

#### （一）护理美学与护理心理学的关系

护理心理学是研究人的心理因素在人类健康、人与疾病相互斗争与疾病转归过程中的规律，以及人的个性心理特征的学科。护理美学研究护理活动中的审美活动规律，而护理审美活动是一种特殊的、复杂的社会心理活动，是诸多心理因素综合作用的结果。因此，护理美学的研究必须借助于护理心理学的研究成果。护理心理学的大量研究成果表明，心理因素与疾病的发生、发展和转归有很大关系。这就要求护理人员在护理过程中配合心理护理，积极创造和建立良好的审美环境，激起患者的美感，以利于疾病康复。所以护理心理学为护理美学提供了重要的科学基础。

#### （二）护理美学与护理伦理学的关系

美学、伦理学均属哲学范畴，随着学科发展，分别从哲学中分化出来，各自形成独立学科。而护理美学和护理伦理学又分别是美学和伦理学的分支学科，二者既有联系又有区别。护理伦理学是以伦理学原则为指导来研究护理职业道德的学科，是伦理学原理在护理领域里的具体运用。护理美学与护理伦理学的共同点是探讨护理范畴中的美和善。护理美学以护理领域中的美、丑作为护理审美评价标准；而护理伦理学则以善、恶作为护理道德评价标准，认为凡是善的一般总是美的，凡是恶的也是丑的。这说明护理伦理学和护理美学在对护理现象的认识评价上是统一的，不同之处只是根据各自的学科性质在研究内容上有所侧重。另外，二者在功利观和社会效益观方面的认识也基本一致，都是为维护和增进人类身心健康服务。

#### （三）护理美学与护理社会学的关系

护理社会学是一门研究护理中的社会问题和社会中的护理问题的学科。在护理社会学的实践中，只有深刻理解美的含义，才能真正深入社会去理解、体验、观察生活，在充分认识的基础上，为人类提供健康保健的最佳环境。从这个意义上讲，护理美学与护理社会学有着相似的目标，两者在研究上可以互相促进，但前者探讨包含社会因素在内的各种客观因素对健康的影响，后者专门研究社会因素与健康的关系，共同维护人类的健康之美。

### （四）护理美学与护理教育学的关系

护理教育学是护理学学科体系中一门新兴的交叉学科，是专门研究护理教育现象与规律的学科。护理美学是关于护理之美的学科，护理美学的理论与技术构成了护理教学的内容，而护理教育的研究和过程是护理美学实践领域中一类特殊的活动。这种研究和过程，一方面进一步丰富了护理美学的理论体系，拓宽了护理美学的研究领域；另一方面，则大大推动了护理教育的发展与完善，丰富了教学内容，扩大了护理教育的范围。二者相互联系，密不可分。

### （五）护理美学与护理管理学的关系

护理美学与护理管理学的关系是比较密切的。护理美学将护理环境美、护理人员形象美、临床护理技术操作美、护理创造美等作为研究对象，是医院护理管理所追求的重要目标之一。而护理管理更重要的是研究行政管理、护理业务管理两大部分。可见，护理美学与护理管理学在追求的目标和所要研究的课题上有许多共同之处，但它们却是两个有着不同性质、不同理论体系的护理学科。

综上所述，护理美学与其相关学科既有密切联系又有不同。护理美学是一个正在兴起的年轻的学科，护理美学应构建和完善自身的理论体系，在其发展和完善过程中，还需要不断汲取、借鉴多学科的成果与方法，以人为中心，从环境、健康、护理这几个层面去发掘、扩展、创造和展示护理美，为提升护理学的艺术性而发挥其独有的价值。

## 四、护理美学研究的对象、内容和任务

### （一）护理美学的研究对象

护理美学是护理学和美学两个学科相互融合而形成的一门学科。因此，它和普通的美学不完全一样，即不以哲学思辨的探讨为主，而是把主要的注意力放在护理实践领域，探讨整个护理实践领域中一切美的现象和审美的规律性问题。概括地讲，护理美学研究的对象是护理活动中的一切美的现象及其发生、发展和变化的规律性，探讨如何依照这种规律性进行护理审美实践。

护理的对象是人。所以护理美学的研究也应紧紧围绕"人"，围绕能够提供给"人"以躯体健康和精神健康的服务功能。对护理功能的研究，必须把护理、人、环境、健康等问题综合起来进行考虑。也就是说，护理美学要围绕"人"这个中心去研究。在研究中既要考虑服务对象生理的因素，也要考虑心理的、审美的、文化的需求，只有始终把握住护理与人的关系这一中心，护理美学才是有价值的。

### （二）护理美学的研究内容

护理美学研究的内容大致可分为护理美学基本理论、护理审美实践和护理审美教育与评价三个部分。

**1. 护理美学基本理论**　护理美学的理论研究所涉及的学科范围很广泛，除了主要依靠美学

和护理学之外，还必须借助哲学、社会学、心理学、伦理学、体育学、艺术学、形象学的帮助。因此，护理美学基本理论的研究是一种多学科的综合性研究。护理美学的基本理论由三个部分构成。

（1）护理美学的定义与学科性质　包括护理美学的研究对象、任务和方法，以及与相关学科的关系；学习和研究护理美学的现实意义；护理美学的历史、现状与发展等。

（2）美学的基本原理　包括美的产生与发展，美的本质和特征，美的基本形态和形式规律。

（3）护理审美规律的研究　其研究的核心是护理审美主客体及其相互关系。

**2.护理审美实践**　护理活动始终是围绕人类身心健康而进行的，护理活动各环节体现出人与自然、人与社会、人与人之间的和谐互动，护理审美是将护理美学理论具体应用于护理活动中，它包括护理人体美，护士形象美，护理审美环境建设，基础护理、专科护理、护理管理工作中的审美活动，护士审美修养等。护理审美实践必须依赖于护理美学理论，采取相应的美学技术手段和方法，指导护理审美活动为人类健康提供最佳的服务。

**3.护理审美教育与审美评价**　护理审美教育包括学校专业教育、素质教育、自我审美培养。根据护理学专业特点，在教学环节中充分发挥护理标本模型、挂图、插图、多媒体和虚拟仿真教学美。形象动人的教具具有潜移默化的作用，可增强教学效果。通过特定的护理环境、方式来培养护理人员正确、健康的护理审美观，以达到提高护理人员鉴赏和创造护理美的能力。

护理审美评价是对护理工作中一切审美活动的评价和护理审美教育的评价。护理审美活动的评价有利于提高护理人员素质，提高护理质量，提高医院的管理水平，以及推进护理水平的发展。护理审美教育的效果如何，也可以通过护理审美评价的实施来判定，并总结经验，不断拓展护理审美实践的技术和技巧等。

### （三）护理美学的研究任务

护理美学研究的根本任务是在新的医学模式下，探索和研究一切生物、心理、社会因素对人的健康和疾病的影响，寻求科学有效的护理方式，消除各种不利因素，以增进人的健美素质。其核心任务是研究护理学领域中各种护理美现象和护理审美规律，力求促进护理审美创造。其具体任务是研究护理工作中的美学现象与原理，为护理实践美提供理论依据，提高护理人员的审美鉴赏力和创造力。

简而言之，护理美学的基本任务就是在一定程度上揭示护理审美规律和调整护理审美关系，并用理论形态表达出来，构筑成一个理论知识的逻辑体系。同时，将护理美学的基本理论同护理审美实践相结合，为护理审美实践提供技术和方法，用以指导护理审美的实施。

## 五、学习和研究护理美学的现实意义

研究护理美学有助于总结和挖掘护理工作中积极而有生命的审美经验，提高护理人员的审美素质，从而不断推动护理学和护理美学的发展。

### （一）护理学学科发展的需求

随着人类社会、经济、文化、科学迅速发展，现代医学已由单一的生物医学模式转变为生物－心理－社会医学模式，新的医学模式赋予护理工作更多的内涵。新的护理模式要求把"人"看作整体，要利用美感的生理－心理效应使"人"（患者、健康人）在生理、心理上达到最愉快的状态。也就是说，护理人员通过房间的布局，温度、湿度、亮度、颜色的变化及操作姿势、语言、音乐、触摸等，使人们达到最舒适的状态。这就迫切需要护理美学理论的指导和完善，护理学科的发展呼唤着护理美学的诞生。

### （二）护理实践发展的必然要求

当人类对健康的认识不再仅局限于"没有疾病和病症"的狭小范围，而是扩展到"个体在躯体健康、心理健康、社会适应良好和道德健康四个方面皆健全的状态"时，护士不再单纯致力于疾病和病症护理，而是涵盖人的生理、心理、社会、精神、环境等诸方面的健康需求，护理工作从医院患者的疾病护理扩展到对社会人群的健康保障，护理工作从医治疾病走向预防疾病，从救护生命延伸到注重生命质量，护理人员也从被动的医嘱执行者转变成相对独立的决策者。在这种转变中，无疑包含了人们对生命价值、情感愉悦等护理审美的要求。这就要求丰富而复杂的护理工作按照护理活动的程序化、层次性、节奏性等形式美的审美要求实施，达到繁而不乱、琐而不碎的优质高效的护理目标，使护理工作呈现出一种协调美，从而保证每一位患者都能得到全方位的护理，保证每一项护理计划都得到完满落实，使护理工作循序渐进，并始终围绕着"人"这个中心进行，从而体现出护理工作的节奏美。

### （三）卫生保健事业发展的需要

随着生活水平的提高，社会更加重视人的价值，重视人的健康和生活质量。人们对于生命健康已经有了新的认识，优生优育、健康长寿、生活高质量已成为人们的普遍要求。我国古代哲学家墨子曾说："食必常饱，然后求美。衣必常暖，而后求丽。居必常安，然后求乐。"今天，人类已进入"科学时代""电子信息时代"，衣、食、住、行等基本需要得到满足，人们对美的追求也越来越强烈，越来越高级。以就医为例，人们已不满足于用好药，而是讲究医护质量高，医疗环境宜人，诊疗设备和技术完美，医护人员技艺、心灵、语言和仪表美等，以期从更高层次上提高人体生物、心理和社会的完满状态。

此外，在现代社会，健康审美愈来愈成为人们重要的投资动机之一。于是，保健业迅速发展，现代医学美容学蓬勃兴起，皮肤护理、音乐胎教、色彩疗法、芳香疗法、健美运动等也应运而生。正因为如此，医护人员也应高度重视并认真研究人的爱美天性，学习美学知识，努力提高自己的审美文化修养，创造健康美来满足人们对保健事业的需求。

### （四）创建具有人文环境的现代化医院的需要

现代医学模式的建立要求医院逐步向现代化医院过渡。所谓现代化医院，是一种理想的社会生活方式的构成部分，它不仅是经济、物质、医疗技术的代名词，更重要的是一种人文精神的体现。要充分发挥审美文化的作用，使医院医护人员在美的享受中塑造更为完美的人格。人的素质全面提高，可以影响人的行为发生变化，人的行为变化既可以为医院的发展创造良好的人文环境，又可以全面提高医疗、护理服务质量，为医院带来一定的社会效益和经济效益。

护理实践中可以运用护理美学等多学科理论指导护理人文环境建设，构建以护理文化为基础的人文价值观，将护理文化渗透到服务理念、工作流程、病房环境等多层面的护理工作中，努力满足不同文化背景患者的需求。

护理美学运用合理的审美观点和审美标准去规范、完善与增强护理人员的审美意识，不断提高护理人员的审美素质，以使其在临床医疗护理和社会人群预防保健服务工作中，遵照美的一般法则去体现美、创造美，以美的体态、美的心灵、美的环境去不断提高和维护社会人群的健美水平，促进患者的康复。医护人员高尚的职业道德情操和美好的精神境界以及美的仪表、风度、语言和行为、优美的病室环境、美好和谐的人际关系等都有利于促进现代医疗护理手段取得最佳的效果。因此，护理美学在促进医护人员的审美能力和提高医疗护理服务质量过程中有着积极作用和重要地位。

# 第三节　护理美学的发展历史

虽然护理美学是新近发展起来的一门学科，但其有着深远的历史渊源。随着历史的发展与人们审美意识的提高，护理实践活动中的美也逐一被认识，并愈来愈显现出护理专业独特的魅力。

## 一、护理美学形成的历史轨迹

纵观护理美学形成的历史轨迹，其形成可分为三个阶段。

### （一）护理美学的酝酿阶段（1980 年以前）

护理美学思想是随着人类护理活动的产生和发展而展开的。可以说，自从有了人类以来就有了护理。因为有了人类，就免不了有生、老、病、死，也就有了抚育幼小、援助老弱、保护伤患、照顾残疾、处理死亡等，护理正是基于人类此种需要而产生。远古时期虽无"护理"这一名词，但实际上已有了护理活动的表现，相应地也就有了护理美的思想萌芽。几个世纪以来，护理活动中一直体现着人类的同情心，"博爱""牺牲""为人服务"成为护理精神的信条。这些信条中就蕴含着美的价值。

护理学的正式创立，源于 1860 年南丁格尔女士创办世界上第一所护士学校。她认为，"爱心的照顾，是医疗过程中最重要的一环，力谋护理之改良与患者之舒适"。积极为患者创造条件，使患者舒适，这是明显的护理美感的反映。

### （二）护理美学的萌芽阶段（1980 ～ 1988 年）

20 世纪 80 年代，随着医学模式的转变和护理学科的发展，护理工作被赋予更多的内涵。加之美学研究领域的日渐扩大，这些都为护理美学的形成创造了积极的条件。

**1. 多学科与美学融合**　这一时期，诸多相邻学科与美学互相渗透，产生了很多美学分支学科，如工艺美学、信息论美学、教育美学、商品美学、劳动美学、医学美学、建筑美学等。

**2. 新学科的借鉴作用**　各美学分支学科的建立和自然科学、社会人文学科的发展为护理美学的确立提供了理论基础和可供借鉴的成功经验。

**3. 护理观念的变化**　现代护理观念对人的本质的重新认识，导致了社会对护理美的追求。

**4. 高等教育的需要**　高等护理教育的发展和培养人的素质全面发展的教育观，使美学成为一门不可缺少的专业课程。

### （三）护理美学的形成阶段（1989 年至今）

医学模式的转变促使护理学科发生深刻的变革。对患者进行整体护理要求护士要有良好的人文素质。因此，人文社会学科在护理教育中越来越受到重视，护理美学的产生已成为护理学科发展的必然。

1989 年 3 月，为了促进美学在护理中的应用与普及，黎正良等编写了《实用护理美学》，标志着我国"护理美学"这一学科的正式形成。随后，多所医学院校护理学专业相继开设了"护理美学"课程。各家医院纷纷把包含了护士形象、职业礼仪、语言行为要求的"护士行为规范""职业规范"作为新上岗护士培训的必修课。

随着护理人员审美修养的提高，有关护理美学的研究内容逐步扩展、深化，学科的理论也日趋丰富。因而有众多关于护理美学的论述与研究成果见诸期刊，如《护理审美素养在护理中的审美意义》《护理美学在护理文化建设中的应用》《从护理美学角度谈构建和谐护患关系》《小组合作学习法在护理美学教育中的运用研究》等。自 1989 年《实用护理美学》一书的出版到如今护理美学研究的深入，已有 30 多年，护理美学学科基本形成，并在不断地完善和发展。

## 二、中国传统护理美学的思想内涵

根植于我国优秀传统文化土壤的祖国医学历史悠久，内容丰富。中国传统护理美学思想的产生，是受到中国传统美学思想的影响，并伴随着医疗护理活动而发展起来的。中医护理学理论体系建立之初，就充分吸收并广泛应用了中国传统美学理论及其基本法则，它是融哲学、美学、医学为一体的独特的学科体系。中国传统护理美学思想的内涵可从以下几方面得以体现：

### （一）"天人合一"的整体之美

中国传统医学认为，世界是由阴阳构成，并处于"动静相召、上下相临、阴阳相错"的运动与发展状态，而"人与天地相参，与日月相应"，与天地同源相动。

"天人合一"的整体观强调人是一个有机的整体，人和自然也是一个有机的整体，人的生命和自然息息相关。人体的新陈代谢、脏腑功能、气机升降、气血运行无不遵循着阴阳消长转化、五行生克制化的规律，并与大自然保持着协调统一。生命受自然规律的支配，并和自然规律协调一致，才能体现一种不可抗拒的和谐的自然之美。自然之美是所有形式美的基础，人与自然一样，有生长、转化、消长的形式，表现为生、长、壮、老、已的生命过程，并在生命的各个阶段显现出特有的生命自然之美。人体美是以健康为基础的，只有身体健康之美，才是长久的美和生命之美。除了身体健康之美外，生命美还体现了血和肉与情感、思维、伦理相结合的一种高层次美，即生理、心理、社会适应性的健康之美。自然界中，人的生命美是一种最高层次的美，要维持人的生命美就必须和自然协调统一。而生命的自然之美是人的容貌形体美的基础，所以中国传统护理在人体美的维护和塑造上，始终追求自然美、本质美，顺应人体生理活动的规律，反对任何违反自然规律的做法，因此，善待生命、养生保健是中国传统护理美的基础。

综上所述，"天人合一"的整体观也是中国传统护理美学整体观的核心。其中强调整体调护的观点比近代提出的生理、心理、社会整体护理模式领先了两千多年，为我们今天施行整体护理提供了坚实的理论基础和宝贵的经验。

### （二）"阴阳消长"的平衡之美

我国古代的思想家认为，一切现象都有阴阳两方面，且阴阳的对立和消长是事物本身所固有的运动形态。只要人这一生命体存在，就离不开阴阳的变化运动。只有保持人体"阴阳离合"的有序动态平衡状态，才能维持人体正常的生命活动。若是因故而发生阴阳失调，即出现"阴阳偏胜偏衰"，就成为疾病发生的根本原因。中医认为，在正（即机体抗病能力）邪（即致病因子）相争的过程中，或由于正气之虚，或由于邪气之盛，都会促成病情趋于恶化。一旦正气得到恢复，邪气减退，疾病就会向好的方向发展。阴阳"消"而不至于"衰"，"长"而不至于"亢"，才能保持正常的生命运动，人的美姿方能维护和改善。根据阴阳学说，中医阐述了人体的各部位组织结构和各种生理功能是否保持着阴阳"消长"或"离合"的平衡状态，以及是否产生"偏胜"或"偏衰"的不平衡状态，这是中医护理审美思想的又一个基本点。因此，中医护理美，就是通过养生、保健、饮食等调护以调理阴阳，恢复其"离合"动态平衡，以维持人的生命运动。

### （三）"五行生克"的协调之美

五行学说是中国传统医学的另一个独特的理念基础。古人认为，世界上的一切事物都是由木、火、土、金、水五种基本物质之间的运动变化而生成的，五行之间相克又相生。所谓相生，就是五行之间相互资生、彼此促进。五行中的每一行，都是生我和我生前后衔接，如此循环往复，以至无穷。所谓相克，就是五行之间都有相互制约关系，每一行都有我克和克我两个方面，前后制约，以防止太过或不及，维持人体脏腑间"和谐与统一"的生理状态。可见，中医五行相生相克及其顺序的相关理论，是中医学的一种医学逻辑思维方法，主要用以说明人体各器官既是各司其职，又是相互协调的。同"阴阳消长"一样，它也是一个有序而稳定的动态结构。人体一旦受到外感或内伤因素的损害，以致某一行（器官）的功能运动出现"太过"（偏胜）或"不及"（偏衰）时，就产生疾病，即出现"相乘""相侮"的反常现象。中医护理的目的，就是通过各种护理方法抑制其"太过"，补充其"不及"，以使机体功能运动恢复到有序而稳定的平衡状态。人体各组织结构与功能之间处于五行生克的有序协调状态，成为中医护理人体美的主要特征之一。

### （四）"形神合一"的神形俱美

形，指形体脏腑等有形之物；神，指七情活动、精神状态。人既要有健康的形体脏腑，也要有适度的七情、良好的精神状态。形神合一协调是中医护理美追求的最高境界。由于受到中国传统重神轻形审美观的深刻影响，中医护理美特别强调调理七情，养神怡性，追求恬淡虚无、从容平静的精神境界。《素问·至真要大论》曰："虚邪贼风，避之有时，恬惔虚无，真气从之，精神内守，病安从来。是以志闲而少欲，心安而不惧，形劳而不倦，气从以顺……是以嗜欲不能劳其目，淫邪不能惑其心，愚智贤不肖不惧于物，故合于道。所以能年皆度百岁而动作不衰者……"良好的精神状态和适度的七情既利于脏腑气机的升降出入以健体，又能保养神气，致形神合一以美容。如果忽略了对精神美的追求，只重视形体容貌之美，既不符合中国的传统审美标准，又难以达到中医护理人体美的最高境界，最终也不利于形体健康，使外在美丧失依存的基础。中医护理美应辩证地对待精神美与形体美，继承我国传统美学思想，在调护人体以助其外形美的同时，又给予人的精神美以指导，使人们达到形神美的统一，获得真正意义上的"身心健康、社会幸福的完美状态"。这些思想都为今天护士的仪表仪容美和心灵美的塑造，以及维护护理对象的身心健康提供了理论依据。

### （五）"尽善尽美"的统一之美

以善为美是儒家美学思想的特征之一，他们认为"善"（仁）就是美，尤其强调以善为本质特征的个体人格美。孔子认为完满的艺术应该是"尽善尽美"。

所谓"善"，一般是指对人类有用、有益、有利的一种功利价值。"尽善尽美"中虽未言及真，但真已蕴含其中。求真的活动是认识客观事物的本质与规律，求善的活动是利用客观事物的本质与规律为人们造福。这两种活动几乎是同时进行的，没有求真的活动，求善的目的无从实现，所以说真与善密不可分。"以善为美"是中国古典美学的特色。尤其在中医学方面，善与美是紧密联系的，这种联系主要表现在两个方面：一是医护美是以善为前提的，医学和护理所追求的任何一种美，都必须是对人类的生命安全、疾病消除和健康保持有用、有利、有益的，即善的东西。如果相反（不善），则不可能被认为是美。可见，善是美的前提，不善者不美。二是医护美本身就蕴含有善，善是蕴含、潜伏在美之中的，是美的构成因素之一。

善，是构成中医护理美的一个重要因素。"善"中蕴含着护理环境美、护理效果美、护理人员品德美。"尽善尽美"寓"真"于其中，真、善是美的前提，只有"求真"和"尽善"，方达"尽美"。可见，"尽善尽美"即"真善美的统一"，是中国护理美学思想的主要标志，也是护理美学的终极追求。

### （六）"四诊合参"的辨证之美

辨证，就是应用中医学的整体恒动观，对四诊所得的临床资料加以分析辨别，找出疾病的致病原因、病变部位、病变性质、发病机理，以及正邪双方的势态，为防治疾病提供科学的依据。辨证是中医护理施护的基本方法。

四诊，是指"望、闻、问、切"四种中医诊病的方法。美主要是由色彩、形象、声音和气味等要素所构成，中医四诊的内容无不含有上述美的要素成分，因此从方法、内容与目的来看，四诊既是诊疗、护理，也是一种医学、护理人体审美活动。四诊合参，就是在诊察疾病的过程中，根据中医学理论，把望、闻、问、切四种诊法所收集、了解和掌握到的各种临床资料去伪存真、由表及里、由此及彼地加以综合、整理、分析、推演，判断病因、病性、病位、病机等，总称为"辨证"，旨在为确定护理原则提供理论依据。疾病是复杂多变的，证候的显现有真有假，如果四诊不全，就难以得到全面的资料，从而影响准确辨证施护，甚至发生错误。所以，中医护理在临床实践中强调四诊合参。可见，四诊合参既是中医护理辨证施护的基本方法，也是中医护理辨证审美的基本指导原则。

综上所述，传统中医护理美学具有丰富的内涵，只要充分发挥中医护理特长，运用中医护理技术的优势，具有中国特色的护理美学将更体现出它的科学性、技术性、社会性、服务性和艺术性。

### 三、护理美学的发展前景

护理美学的发展虽然尚处于初步形成阶段，但已得到护理学界的广泛重视，其学科思想和研究成果正趋于成熟。与众多成熟的学科相比，护理美学还是一棵细嫩的新苗，但它具有强大的生命力。随着社会的进步和发展，人们对生活质量认识的提高，护理美学必将不断向纵深方向发展。

**1. 从适应医学模式的转化看护理美学的发展趋势**　随着护理体制改革不断深化、实施，以人的健康为中心、以护理程序为框架的整体护理的开展，社会性护理的需求领域不断扩大。护理美学的研究正是为适应全方位的护理改革的转化而进行的。重视塑造护士"白衣天使"的光辉形象，已成为护理界紧迫的现实问题。要先塑造好白衣天使的内心世界，才能外化为纯洁无瑕的仪容，给人留下美好的印象。护士职业集人类心灵之美与行为之善、双手之巧与意态之柔于一体，并让它们得到最充分的展现。未来的护士一定能做到语言美（文雅）、姿势美（端庄）、仪态美（大方）、衣饰美（朴素）、服务美（热情）、操作美（规范）、工作环境美（整洁）、心灵美（为患者奉献的高尚情操）。

**2. 从健康观的转化看对护理美学的需要**　随着科技的进步，人们不仅仅由关注治病向重视防病和延年益寿转变，而且越来越注重健美保健及生活质量的提高，护理美学对于指导防治疾病、保障人体健美将发挥巨大的作用。贝尔纳指出，未来医学所关切的，当是健康而不是疾病。人类不希望疾病缠身才去求医寻护理，而是追求疾病的预防。这就要求以护理审美观为指引，保障健康人的健美。另外，我国人口出现老龄化的趋势，老年人比其他年龄组更易患病，因此，保障老年人的健美、长寿，也必将是护理美学研究的重要课题。

总之，应调整好护理人员的审美意识，树立其外在美与内在美的统一，在护理实践中，按美的法则塑造护理人员，将再现人们至善至美观念中的生活和人的完整的、具体的形象。他们善良的心灵、和蔼的态度、亲切的语言、优雅的举止风度和健美的体魄，是人类的审美理想与现实的统一，是个性的和谐发展，兼精神丰富、道德高尚与身体健美于一身。护士在患者面前表现的温柔美丽、健康自信、轻盈活泼，都会唤起患者心中对美好生活的向往，进而积极配合治疗，以求早日恢复健康。因此，护士应时刻注意自己的外在美和内在美，塑造完美的"白衣天使"形象。

提升护理美学修养不仅能开阔护理人员的视野，增进对社会和自然的认识，陶冶职业情操，同时能进一步完善和加深护理人员职业素质修养，促进护理事业在高层次的优质服务上进行更好地开拓和发展。

【思考题】

1. 请举例说明把美学引入到护理领域的意义。
2. 请谈谈中国传统护理美学思想对你的启示。

## 第一节  美的本质和特征

### 一、美的本质

美的本质问题是两千多年来的学界公案，直到今天，人类对于"什么是美、美的本质是什么"一直没有停止过探索。我们先从"什么是美"来着手谈谈美的本质。

### （一）什么是美

**1."什么是美的"与"什么是美"**  盛开于春天五彩绚烂的鲜花是美的，浓郁于盛夏苍郁青翠的绿荫是美的，炫目灿烂的阳光、一碧千里的天空、鬼斧神工的自然景物、精巧绝伦的手工工艺、孩童清纯的眼神、少女娇艳的笑脸……这一切无疑都是美的。可要回答"什么是美"，显然这样的列举是不够的。

在西方，古希腊哲学家柏拉图率先在《大希庇阿斯篇》中挑起对这一问题的争论，他借苏格拉底之口，提出应当区分"什么东西是美的"和"什么是美"两个问题。"什么东西是美的"，答案是一个个具体的审美对象，包括花、草、树、木、山、水等，生动而具体；"什么是美"答案却要概括出审美对象的共同本质，艰涩而抽象。最后苏格拉底对希庇阿斯说了这样一句饶有趣味的话："从我和你的讨论中，我得到了一个益处，那就是更清楚地了解了一个谚语——美是难的。""什么是美"这一问题的提出和"美是难的"这一结论得出后，吸引了历史上众多美学家、哲学家、艺术家、思想家的注意，并为之展开了旷日持久的讨论。两千多年过去了，这个问题依然难断。

为什么这个问题如此难以回答？这是因为：第一，美的现象的多样性掩盖着本质的共同性。美的现象是无限丰富、无限复杂、无限多样的。与"美"这个概念相联系的，有数不清的事物，如日月星辰、高山流水、诗文戏曲、琴棋书画、金色的麦浪、飞溅的钢水，乃至人的表情、行为、语言动作……从天上到地下，从自然到社会，从现实到艺术，从物质产品到精神产品，美可以说是无处不在。同时，美的事物，其形态、用途、结构、发展规律又千差万别，甚至风马牛不相及，因此，要概括出所有美的事物的共同本质，就十分困难了。第二，对美的主观感受的差异性掩盖着美的本质的共同性。朱光潜先生曾说过，认识"花是红的"与认识"花是美的"，这中间有一个本质的区别：前者属于"科学的反映形式"，后者则属于"美感或艺术的反映形式"。对于科学认识来说，主观条件不起什么作用，它所反映的是自然之物不以人的意志为转移的主观固有属性（如花的"红"）；美感认识则不同，它在反映外界的过程中，主观条件起很大的作用。不同时代、民族、社会形态、阶级及文化素质的人，对"花是红的"可以而且应当达成共识，但对"花是美的"，却能产生出不同的看法、不同的感受来。对于美的看法，人们总是带着主观爱好、主观趣味来感受的，不同人的审美标准、审美趣味不同，对美的感受也必然生出这样或那样的差异来。令某个人神魂颠倒的事物，另一个人或许连看一眼也不愿意。这种由于主体条件的不同、时代、民族、阶级、社会形态、文化素质等方面的不同所形成的审美评价的差异，也使得对什么是美的认识更加复杂和困难。

**2. 美的含义** 虽然探究美的道路艰难重重，但并不等于说美的奥秘就不可以被认识。在探讨什么是美的本质之前，我们不妨来看看中国现代著名美学大师李泽厚先生在《美学四讲》中，从词源学的角度对美的含义在日常语言中的意义分析。

从词源学看，"美"的汉字词源学的含义之一是羊大则美，汉朝许慎《说文解字》是这样解释"美"字的："美，甘也。从羊从大。羊在六畜主给膳也。美与善同意。"这几句话的意思是，美就是香甜好吃。羊大则肥，味美好吃，故"五味之美皆曰甘，引申之，凡好皆谓之美"（段玉裁《说文解字注》）。认为羊长得肥大就是"美"，这说明美与感性存在，与满足人的感性需要和享受（好吃）有直接关系。"羊大则美"包含着极大的实用价值。

还有一种解释是"羊人为美"。康殷在《文字源流浅说》中提到，"美"的本意是指头戴羊冠或头部作羊形装饰，翩翩起舞，祈祷狩猎的成功。人戴着羊头跳舞才是"美"的起源，这说明美的产生与原始的巫术、图腾、礼仪活动有着密切的关系，具有某种社会含义在内。

两者统一起来，就可看出：一方面，"美"是物质的感性存在，与人的感性需要、享受、感官直接相关；另一方面，"美"又有社会的意义和内容，与人的群体和理性相连。这两方面都说明美的存在离不开人的存在。

因此，"美"在日常语言中有三种相互联系而又有区别的含义：①表示感官愉快，即用于生理需要满足时的感叹和对满足生理需要的对象的肯定性评价。饥饿的时候吃到烤鸭感觉"美"，热而渴的时候喝瓶冰镇汽水感觉"美"，"美味""美食""美酒"等，都是此意。②表示伦理评价，用于对人的言论、行为、思想等符合伦理道德规范的一种肯定性评价与赞同。我们对某个人、某件事、某种行为表示赞赏时，也常用美字，以表达情感态度和赞同立场。③专指审美对象，用于审美判断和评价。一朵盛开的鲜花、一抹绚丽的晚霞、泰山的日出、黄果树瀑布、莫扎特的音乐、毕加索的画等，我们都赞叹其美，这表达的是一种审美判断。

然而，"美"字的词源学意义和其在日常语言中的含义都还是不能解决美的本质问题。

## （二）美的本质

美的本质是研究美到底是如何来的。它是心灵创造的，上帝给予的，生理发生的，还是别有来由？两千多年来，中外众多的哲学家、美学家、艺术家对这个问题提出了许多有价值的见解。

**1. 西方美学界对美的本质的看法** 西方美学界对美的本质的看法可分成两大类：一类是从物的客观属性和特征方面来说明美的本质，如毕达哥拉斯学派提出的"美是和谐"的著名命题就是从物体的几何形状来规定美；亚里士多德认为美的主要形式是"秩序、匀称与明确"，这是从形式的关系结构来规定美。另一类是从精神本体和主观心理方面来说明美的本质，如柏拉图的"美是理念"论、黑格尔的"美是理念的感性显现"说，还有英国唯心主义经验美学的代表休谟说："美并不是事物本身的一种性质，它只存在于观赏者的心里，每一个人心见出各种不同的美。这个人觉得丑，另一个人可能觉得美。"（《西方美学家论美和美感》）

**2. 中国美学界对美的本质的看法**　20 世纪 50 年代，中国美学界曾掀起了一场关于美的本质的大讨论，在这场讨论中，主要出现了四种不同的观点：一是主张美是客观的，认为美在于客观事物本身的属性和特点，美的本质就是事物的典型性，不在于人的意识作用。代表人物是蔡仪。二是主张美是主观的，认为美在心，美是主体的一种内在心理状态或心理构造物。代表人物是吕荧、高尔太。三是主张美是主客观的统一，认为美既不全在物，也不全在心，而在心物的关系上，即美是主客相遇、彼此契合而形成的一种特殊性质的关系。代表人物是朱光潜。四是主张美是客观性和社会性的统一，认为美不仅与客观事物的本身属性有关，还在于其具有社会性。所谓社会性，是指美不仅不能脱离人类社会而存在，而且还包含着人类社会发展的本质规律和理性。代表人物是李泽厚。

**3. 马克思主义对美的本质的看法**　中西方各个学派从不同角度对美的本质进行了探讨，每一种学说都有其合理性，但也都存在着这样或那样的缺陷和不足，没有对美的本质做出科学、准确的解释。直到马克思主义实践观点的出现，才为解开美的本质之谜奠定了坚实的理论基础。

马克思认为，美是社会实践的产物，美的本质不能简单地归结为对象的自然属性，也不能完全归结为主体的心理条件。美既和对象的某种特殊性质有关，又离不开主体的一定的心理条件。这就是说，应该从主体和客体的相互关系中去揭示美学之谜。而联系主体与客体的桥梁就是人类的社会实践活动。在实践过程中，一方面，人的主观目的、计划、方案在对象中得以实现，转化为客观物质的东西；另一方面，客体被改造，成为符合人的主观目的的对象。正是在主客体的这种相互作用、相互渗透中，隐藏着美的本质。也就是说，美的本质根源于实践，因此才使得一些客观事物的性能、形式具有审美性质，最终成为审美对象。

马克思通过人与动物的比较，得出了人类的劳动是人类最基本的实践活动的结论。研究劳动的基本特征，可以从中认识到美的本质。第一，劳动是有意识、有目的的活动。同动物受本能驱使的活动不同，人类的劳动是有目的、有计划的活动，人能预见到自己劳动的直接后果，它在劳动之前已经"观念地"存在于人的头脑中。第二，人的劳动不仅是合目的的活动，而且是合规律的活动，是合目的、合规律的统一。人为了要在对象中实现自己的目的，就必须掌握对象的客观规律，并运用客观规律使对象按自己的需要发生形态变化。在这个过程中，人的主观目的得到了实现，而客观规律主体化了，成为人们改造世界的力量。主观目的和客观规律在劳动中得到了统一，人获得了活动的自由。第三，劳动的过程是人的本质力量对象化的过程。所谓人的本质力量对象化，具体地说，它一方面指人在劳动实践中将自己的创造才能和智慧乃至整个生命活动物化在对象之中，使人的本质见诸客体，从而使之成为人的对象；另一方面，人从自己劳动实践改造过的对象中看到了自己的创造才能、智慧、思想、情感、意志、理想、品格等，从而使对象"人化""社会化"了，赋予对象人的社会性的内容，打上人的意志的印记，即将人的本质力量对象化到具体的事物上面，从而在其创造的世界中直观自身。

正是劳动现实地证明了人之所以为人的根本性质。人类的生产劳动，一方面创造出人类所需要的产品，另一方面在这些产品中凝结劳动者的智慧和才能，体现人的本质力量——自由创造的生命表现，因而给人带来喜悦和欢愉，使人从中获得美的享受。人既在劳动中体验到自己的生命表现的愉悦和乐趣，又在直观自己创造的对象世界时，看到自己的智慧、才能和力量成为客观现实，摆脱了对象的盲目必然性的支配而成为统治、支配对象的主人，并由此产生欢欣和快感。这种愉悦和快感就是最本质意义上的美感，而引起这种快感的对象就是美的对象。

简言之，美就是以宜人的物质形式显现出对人的本质力量的肯定和确证。

## 二、美的特征

美的本质是内在的、抽象的，但美的现象、形态则是生动的、丰富的。这些千姿百态、异彩纷呈的美的事物，与世上其他事物相比又有其各自独特的特点，要真正地把握美，就需要考察美所具有的各种特征。

### （一）美的客观社会性

美来源于人类的社会实践，是人类社会实践的产物，因而具有社会属性，只有随着人类社会实践活动的发展，以及人的本质力量的丰富性在对象世界中的不断展开，美才能丰富发展起来。如现在的人们都认为花是美的，但在原始人看来，动物和狩猎才是美的，因为动物是他们衣食的主要来源，也是他们的劳动对象，而当时的花草还没有与人的社会生活发生密切的联系。随着人们征服自然能力的提高，人由自然界的奴隶开始变为自然界的主宰，人们才开始用花来装饰自己。可见，美不是客观的自然存在，而是客观的社会存在。它虽然可以离开某一个人的感受而独立存在，但却不能离开社会实践主体——人而独立存在。美是人类自由、能动地创造活动的结果，美能与人们发生审美关系，成为人们的审美对象，满足人们的精神需要，丰富人们的生活，陶冶人们的情感，启迪人们的思想，具有强烈的社会功利性和普遍的社会性。

美不仅有社会性，还有客观性，它是不以人的主观意识为转移的客观物质的存在。无论是一部小说、一幅名画，还是一处优美的风景，这些美的事物总是离开欣赏者而独立存在的。同时，美不管存在于哪个领域，都不能脱离事物的自然物质属性，也不能脱离客观物质属性的诸因素，如线、形、色、音等物质材料。如果抽掉了自然物质材料，美的存在也就失去了形式因素，正如音乐美离不开音符、绘画美离不开色彩、文学美离不开语言。因此，一切审美对象，包括自然事物的美、社会事物的美和作为观念形态而存在的艺术美等既有社会性因素，也有客观物质性因素，它的美学性质和意义是由于它的自然性处在人的社会关系之中而对人的生活起着积极作用的结果。一个美的事物，它的客观物质属性是不可缺少的条件，它的社会性是决定性因素。而如果看不到社会性是决定性因素，必然会把事物的美学特征解释成为超越社会、超越时代的东西；如果看不到客观物质性的存在是不可缺少的条件，必然会把事物的美学特征解释为抽象的东西，排除了美的具体的直观感受性。

### （二）美的形象性

所谓形象性，是说美总是显现为具体、生动的，能为人的感官所接受的，具有一定观赏价值的感性形象。人们欣赏美时，总是首先被对象的线条、色彩、节奏、韵律等形式因素所打动，然后才体验到其中的情感意蕴，激起种种审美感受。离开了事物的感性形象，也就无所谓审美了。例如，古往今来，无数文人墨客写了大量赞美泰山的诗文，但对那些未曾到过泰山的人，如果只读过一些地质、地理学家关于泰山地形、地貌的论著，哪怕这些论著对泰山的描述十分准确、精致、明白，他也是难以真正具体感受到泰山之美的。汉武帝到泰山封禅，发出"高矣，极矣，大矣，特矣，壮矣，赫矣，骇矣，惑矣"的赞叹，是因为他亲自登临这座雄伟峻美的高山，领略到它"会当凌绝顶，一览众山小"的拔地通天的气势，才有如此真切的感受。我国著名美学家杨辛教授曾十三次徒步登泰山进行考察，对泰山以雄伟为主要特色的自然景观和蕴藏着极为丰富的精神内涵的人文景观有深刻的体会，他的《泰山颂》写道："高而可登，雄而可亲。松石为骨，清泉为心。呼吸宇宙，吐纳风云。海天之怀，华夏之魂。"泰山的美，正是通过它壮美的形态、厚重的体积、强烈的节奏感、坚硬的巨石、苍劲的青松、潺潺的溪流、变幻的烟云和无比丰富的人文景观等外在形式而表现出来的，是观之有形、听之有声、辨之有色、触之有物的形象。离开了这些，泰山之美也就无从谈起。

　　形象，是一个多层次的立体结构，它作为内容与形式的有机统一，有一种感性的具体形态，其内容都是通过一定的物质材料所构成的外在形式表现出来的。因此，形象不等于形式，它不仅有形式，而且有内容。形象美也不等于形式美，把美仅仅看作形式美，并不能把握美的基本特征。比如，红的颜色，是一种纯粹的自然物质属性，孤立起来看很难判断它美或不美，只有当它与人类社会生活发生联系时，它才可能具有比较明确的审美价值。因此，判断形象的美或不美，还要看其形式所体现的内容如何。美是内容与形式的统一，美的形象性也是在这种统一中表现出来的。

### （三）美的感染愉悦性

　　任何一个审美对象，都具有一种能感染人、愉悦人、令人喜爱的特征。美是具体可感的形象，但并不是一切形象都是美的。丑的东西也有形象，然而它的形象不管多么具体逼真，都不能怡情悦性。只有那些给人带来愉悦感的形象才是美的。美既然是具体的、形象的，它就不是直接诉诸人的理智，而是首先诉诸人的感情，使人在感情上产生某种冲动，获得某种精神上的愉悦和满足。美的感染愉悦性是美本身固有的特点，它既不是单纯表现在内容上，也不单纯表现在形式上，而是从形式与内容的统一中体现出来的。车尔尼雪夫斯基曾用爱情来比喻过美的感染性和美的愉悦性。他说："美的事物在人们心中所唤起的感觉，是类似我们在亲爱的人面前时洋溢于我们心中的那种愉悦。我们无私地爱美，我们欣赏它，喜欢它，如同喜欢我们喜爱的人一样。由此看见，美包含着一种可爱的，为我们的心所宝贵的东西。"（车尔尼雪夫斯基《生活与美学》）人们处于自然风光之中，面对一片美丽的风景，就会感到赏心悦目，心旷神怡。人们读一部优秀的文学作品，看一部好影片，参加一次音乐会，会在精神上获得满足。人们学习英雄人物的事迹，会产生强烈的敬仰、爱慕和喜悦之情。由此看来，无论是自然美、社会美，还是艺术美，都有感染愉悦性。

　　美的感染愉悦性是一种普遍的社会价值。它不依赖于某一个人或某一些人的主观感受和判断，而依赖于客观的社会实践。一个对象之所以能在人的心目中引起爱慕、喜悦的心情，长久萦回，主要原因在于它显示了人的本质力量，显示了人凭着自己的本质力量所创造的生活。美的事物犹如一面镜子，人们可以从中看到自己的形象，看到自己丰富多彩的生活。凡是能显示人的情趣、人的自由生活的各种事物和现象，总会受到人们的喜爱。也就是说，在具体感性美的形象中，都体现着人的自由的、能动的创造活动，包含着人们的审美理想，肯定着人的审美认识能力和实践活动。因此，当人们在感受到美的事物时，心里会自然洋溢起一种难以名状的喜悦，精神振奋，心情舒畅。

### 三、美与真、善的统一关系

　　人类一切社会实践活动是为了追求真、善、美统一的理想境界。真和善是美的内容，美是真和善的形式。可以说，一切美的事物都是真、善、美三者的统一。

### （一）美与真的关系

　　真是客观世界的内在规律，是人的有目的的活动的基础。只有当人认识和掌握了客观规律，并运用它来改造对象世界以实现自己的目的时，人才能在对象世界中获得自由，这时，被改造的对象成了确证和实现人的自由本质的对象，从而也就成为美。从作为客观存在的美来说，也正因为它们的感性形式符合了客观规律，所以才显得美。它们的形式越自由，越不受法规的支配，就越显示出人的自由，因而也就越美。中国古代画论中所说的"无法之法，是为至法"，孔子所讲的"从心所欲不逾矩"，都是讲由于对客观规律的熟练掌握所达到的一种自由的美的境界。所以，真是美的基础和前提。

虽然真是美的基础，但真并不就是美，因为美并不就是客观规律本身，客观规律本身也无所谓美丑。虽然客观规律有着内在的和谐、秩序和节奏，但在人类尚未发现它们的时候，他们对于人类来说是无意义的，至多只有潜在的美的意义。美是实现了的自由，它是对象的感性形式所体现出来的人运用规律改造世界的主体能力，是人的尊严和威力。人们在美中所体验到的，是属于人自身的东西，而不是客观世界中的东西。当你登临泰山看日出，面对大海观波涛而陶醉、激动时，你所感受到的，难道不就是这些色彩、变化、运动中所蕴含的难以言说的生活趣味和深刻的人生意蕴吗？

所以，美和真是有区别的，主要表现在：①真是客观规律本身；而美是通过实践，在认识客观规律的基础上，肯定人的自由创造的生动形象。②真是求知的对象，引起人们去追求真理，了解客观世界本身的内在联系；而美却是欣赏的对象，它具有生动的形象，是对人自身本质力量的肯定。③美是一种情感观照，托尔斯泰曾说："艺术把真理从知识的领域转移到情感的领域。"

### （二）美与善的关系

善是和功利性直接联系的。但我们这里所说的善比伦理学中所讲的善在外延上还要更广泛一些，包括人的道德行为在内的许多事物的社会功利性质，也就是指符合人的目的性。

美以善为前提，因为人类改造世界的客观活动的出发点和最终目的都是为了实现和满足一定社会集团或一定阶层的利益。就美的内容来看，美的事物是一种肯定的有积极意义的生活形象。歌德曾说："美与善并无区别，美只是善很可爱地戴上面纱，而显现给我们看。"

但美和善又有区别，主要表现在：①从功利关系上看，善直接和功利相联系，衡量一件事物是否善，是以社会功利作为客观标准，如某一道德行为是否对社会有利。而美和功利是一种间接联系，功利潜伏在形象中。②从内容和形式的关系上看，善虽有形式，但主要不是讲形式。人们对善的把握主要是通过概念去揭示对象的功利性质，如评价一位护士"爱岗敬业""热心为患者服务"等；而美是在内容和形式统一的基础上，注重形式，强调内容要显现为生动的形象。③善是意志活动的对象；而美是观赏的对象，能唤起情感的喜悦。

综上所述，真善美的关系可概括为只有当人类在实践中掌握了客观规律（真），应用于实践，实现了功利的目的（善），并成为生动的形象时才可能成为美。

## 第二节　美的基本形态

我们欣赏日出日落之美，感叹故宫、凡尔赛宫、悉尼歌剧院的神奇壮丽，同时也会为爱因斯坦、居里夫人、莫扎特的人性之美所折服，这些构成了人所感知的丰富多彩的美的形态。美的基本形态常见的有自然美、社会美、艺术美、科学技术美。

### 一、自然美

"青城天下幽，峨眉天下秀。""欲把西湖比西子，淡妆浓抹总相宜。""落霞与孤鹜齐飞，秋水共长天一色。"这些说的都是自然之美。但自然美到底是什么呢？在美学研究中，对自然美一直存在许多不同的看法。一种观点认为，自然美在于自然事物本身，是自然事物本身固有的属性。另一种观点认为，自然物是作为人的暗示才美的。如车尔尼雪夫斯基说："构成自然界的美的是使我们想起人来（或者预示人格）的东西，自然界的美的事物，只有作为人的一种暗示才有美的意义。"还有一种观点认为，自然本身不可能美，自然美只是人心理活动的反映。

#### （一）自然美的概念

关于自然美的本质，有学者认为在于自然物本身的属性，按这种观点，自然美就是自然事物之美，但这个概念无法解释同一自然物，不同的人可看出不同的美来。所以又有学者认为，自然美是人的心灵美的反映，或者自然美在于自然的人化。朱光潜认为，自然美是呈于吾心、见于自然物、自然风景的审美意象。这一概念强调了自然美是人和自然相契合而产生的审美意象。综合其产生根源及方式，自然美（natural beauty）是人对作用于他的自然物、自然风景所形成的审美意象。自然美的审美对象是存在于自然界或由自然界所提供的现成的、未经人类加工过的各种对象和现象，自然美的审美是指人类对自然现象的欣赏。

#### （二）自然美的产生

自然美是相对人而言才存在审美价值，与人类生产劳动相关联。在人类劳动产生之前，自然界的一切都是纯粹自在之物，无美丑之分。只是随着人类生产劳动的不断发展，人类才在认识、利用、改造自然的过程中，使自然物、自然风景不断发展为审美对象而被人类欣赏。自然美从无到有，不断地丰富了起来。

从人类审美活动的历史来看，自然美的产生与发展经历了实用、比德、畅神三个阶段。

**1. 实用**　　实用阶段是人以功利态度对待自然事物，是人类从实用的、功利的观点看待自然的一种审美观。其形成时期是在人类社会发展的初期，中国及欧洲均表现出这种特点。狩猎时代的欧洲和中国的原始人岩刻、洞穴壁画，马格德林时期法国拉斯科洞窟的壁画，中国旧石器时代山顶洞人的装饰品，中国新石器时代的人面鱼纹彩陶盆等均显示出当时人们对自然美的领略在于欣赏一些实用的自然物。尽管当时人们生活环境周围长满了花草，却对动物有着美感，因为狩猎动物直接关系到人们的生活和生存，实用、功利的原因决定了人类在自然美领域首先欣赏动物的美，然后欣赏植物的美。

**2. 比德**　　比德阶段是指把人格精神灌注于自然事物之中进行审美，即以自然景物的某些特征来比附、象征人的道德情操的自然审美观。在中国，其形成时期为春秋时代（儒家）。此时人对自然景物的欣赏，已经同功利相脱离，而与人的生活内容、风俗习惯、精神追求、道德观念等联系起来，"以物比德"成为自然物和自然现象的重要审美价值特征。孔子的"智者乐水，仁者乐山；智者动，仁者静；智者乐，仁者寿"将人的精神赋予山水之中。屈原的"深固难徙，更壹志兮。绿叶素荣，纷其可喜兮"将人之精神喻于橘，是著名的比德篇章，这首中国文人写的第一首咏物诗充分展示了比德的审美思想。此时人所欣赏、赞美的自然山水，象征了人的美好品质。

**3. 畅神**　　畅神阶段是一种神与物游、天人合一的状态，是指自然景物本身的美可以使欣赏者心旷神怡，精神为之一畅的审美观。畅神在中国的盛行时期是魏晋南北朝时期。其特点是专注于对审美对象本身的欣赏，不要求用自然景物来比附道德情操，而是让自然景物来触动空明的心境，较"比德"更进一步。常见的表现形式是清谈佛老，纵情山水，归隐山林。人们寄情山水，体会着人与自然的和谐融洽。如支遁的"既有凌霄之姿，何肯为人作耳目近玩"，李白的"黄河之水天上来，奔流到海不复还"，宗白华的"胸襟像一朵花似的展开，接受宇宙和人生的全景，了解它的意义，体会它的深沉境地"，此时的自然物被作为怡情畅神的对象为人欣赏。

人与自然的契合是自然美欣赏的最高境界。有人，有自然，不一定可见着美，故柳宗元说："美不自美，因人而彰。兰亭也，不遭右军，则清湍修竹芜没于空山矣。"古人云："赤壁，断岸也，苏子再赋而秀发江山。岘首，瘴岭也，羊公一登而名重宇宙。"《世说新语》载，晋简文帝入华林园，顾谓左右曰："会心处不必在远，翳然林水，便自有濠濮间想也，觉鸟兽禽鱼，自来亲人。"郑板桥说竹"风中雨中有声，日中月中有影，诗中酒中有情，闲中闷中有伴"，人在竹中，竹在人心。

人与自然的契合表现在两个方面：一是人和宇宙生命的契合。郭熙《林泉高致》中说："山以水为血脉，以草木为毛发，以云烟为神采。故山得水而活，得草木而华，得云烟而秀媚。"山因人而有了生命。二是自然现象和人的情调的契合。"春山烟云连绵，人欣欣；夏山嘉木繁阴，人坦坦；秋山明净摇落，人肃肃；冬山昏霾翳塞，人寂寂。"人的情趣被赋予山中。

### （三）自然美的分类

按审美对象，自然美可分为两大类：一类是未经人类劳动改造过的自然物和自然现象之美，如高山、大海、草原、湖泊之美。它们未受到人类实践活动的直接作用，但与人类生活保持着一定的联系，其感性形式中蕴涵和体现了人类生活的内容、人的观念、人的品质，使人在对它们的审视过程中获得美的享受。另一类则是经过人类劳动加工的自然物和自然现象之美。这种自然美的存在状态包括一般加工和艺术加工两种。如龙脊梯田之美属于一般加工的自然之美，它直接体现了人的劳动创造能力和心灵智慧，从而被人们欣赏。苏州园林则属于艺术加工的自然美，它是为直接满足人的精神生活需要与审美享受而进行的艺术性劳动的结果。

### （四）自然美的特征

**1. 自然属性是自然美存在的基础**　自然物和自然现象的自然属性是自然美区别于其他种类的美的根本特点。离开了自然物和自然现象本身的自然属性，也就不存在所谓的自然美了。梅、兰之美不同于牡丹，草原之美有别于大海，其原因就在于它们有着各自不同的自然属性。这些自然属性是具体存在的，而不是抽象的。具体存在的不同的自然属性，使人们能够体会到其各具特色的审美趣味，人们也才能从自然界中感受到丰富多彩的美。更重要的是，人们会将自然属性与人对于生命的感悟联系在一起，使自然之美成为人普遍的审美对象，无论是帝王将相还是平民百姓，无论古人还是现代人，自然之美都可以带给他们类似的审美感受。汉武帝眼中的泰山"高矣，拔矣，大矣，特矣，壮矣，赫矣，骇矣，惑矣"，李白游泰山则"朝饮王母池，暝投天门关。独抱绿绮琴，夜行青山间"，杜甫所见的泰山更是"荡胸生层云，决眦入归鸟。会当凌绝顶，一览众山小"。不同社会地位、不同文化背景的人都可以感受到泰山自然存在的雄奇险峻，充分享受大自然赐予的天然乐趣。

**2. 形式美是自然美的重心**　自然美的一个重要特点是侧重形式。自然美首先是大自然各类对象、现象所呈现出的艳丽、悦耳的声色之美，具体地说，有声音美、色彩美、线条美、形态美等。《诗经·小雅·鹤鸣》中的"鹤鸣于九皋，声闻于天"，讲的是声音之美。白居易《忆江南》

"日出江花红胜火，春来江水绿如蓝"，讲的是色彩之美。杜甫《绝句》"两个黄鹂鸣翠柳，一行白鹭上青天"，则是讲形态之美了。形态是对象的整体直观呈现，是更为高级复杂的形式美。太阳使人感到温暖、热烈与光明，月亮则使人感觉清爽、亲切、宁静及柔情。形式美使我们对自然美的理解深刻而悠远。

**3. 自然美的象征性**　自然之美与人类心灵、人的情感世界相关，自然现象的特性会引起人的极大关注，并将之与人类自身处境、命运相联系，从而引起人心的波澜，即人心感于物而动。"物感说"认为，人类审美情感产生的根本原因在于得到大自然对象、现象的刺激与暗示。刘勰在《文心雕龙》中说"春秋代序，阴阳惨舒，物色之动，心亦摇焉……一叶且或迎意，虫声有足引心。况清风与明月同夜，白日与春林共朝哉！""比德说"认为，自然物之所以美，在于它作为审美客体可以与审美主体"比德"，即从自然物之美感受到人格之美或道德之美。如"智者乐于水，仁者乐于山"。自然之美是因其象征意义而美。在中国文化中，荷之美，不污不妖、亭亭玉立；松之美，雄伟清高、高风亮节；竹之美，虚空有节、谦逊高洁；梅之美，悠远孤清、风华超绝。自然物与自然现象作为审美客体所具有的象征性，极大地提高了其审美价值，高山上的雪莲、深海中的珍珠，都会因其特殊的象征意义而被人们赞颂。但自然物的象征性要以自然物的形式属性为客观基础。牡丹可象征雍容华贵，却无法象征虚心高洁。同时，人们对自然美的象征意义的理解与其生活经历、文化修养、社会环境有着重要的关系，如兰在中国人的眼中幽而雅，而美国人则不以为然。

**4. 自然美的多面性和不确定性**　作为自然美审美对象的自然物和自然现象的自然属性是多方面的，在主体审美感受层面上，自然美便具有了多面性。蝴蝶因其是害虫而可恶，因其艳丽的翅而可爱。宋代的大画家郭熙总结的"春山艳冶而如笑，夏山苍翠而如滴，秋山明净而如妆，冬山惨淡而如睡"，反映了山之美的多面性及不确定性。

### （五）自然美的表现形式

自然美的形式主要包括形象美、色彩美、动态美、声音美等。

**1. 形象美**　是指在审美活动中，作为审美客体的自然物和自然现象在总体形态与空间形式方面所呈现出的品质特征，主要有着雄、奇、险、秀、幽等。最能展示自然美之"雄"的当属五岳之首的泰山，以其壮观、壮美之景象，高而宏伟之形象，被誉为"泰山天下雄"，给人以厚重和稳定感。黄河壶口瀑布、钱塘江潮则以其恢宏壮丽展示自然之雄伟。"奇"是一种形态超乎常态、姿态变幻莫测的美。峨眉山顶的日出，太阳照射在云层之上，花团锦簇，奇在亦真亦幻；亚龙湾海边的日出，万道霞光映于碧波之上，闪出珍珠般的光芒，奇在水天一色。"秀"常给人柔和、安逸、愉快的审美享受。峨眉山以其林木葱翠、线条柔美，被誉为"峨眉天下秀"。西湖有如镜的湖面、绰约的荷，秀如美丽的西子。"幽"是一种幽雅的自然气氛或动静交融的意境，"天下幽"的青城山，林木葱翠、浓荫蔽日、空气清新，人在其中，神清气爽，乐而忘忧。

**2. 色彩美**　自然美之色彩美表现在自然物、自然现象的自然光色构成的美。如姹紫嫣红的鲜花，金色的海滩，碧绿的草原；纷飞的彩蝶，啾鸣的翠鸟，悠闲的鸳鸯；密林所展示的春之翠，夏之绿，秋之层林尽染，冬之银装素裹。这些无不是自然色彩的写照，自然界中处处可见美妙的色彩。

**3. 动态美与声音美**　翻滚的波涛，蜿蜒的溪流，飘荡的烟云，风吹的麦浪，展示的是自然物和自然现象的动态美。曹幽《春暮》中的"林莺啼到无声处，青草池塘处处蛙"，《诗经·周南·关雎》中的"关关雎鸠，在河之洲"，都表现了自然界中的各种声音美。

## 二、社会美

### （一）社会美的概念

社会美是指社会生活中的美，是社会生活中客观存在的社会事物、社会现象的美，它普遍存在于人类社会生活之中。社会美是人的本质力量的直接体现，比起自然美来更为丰富、动人，常表现为各种积极肯定的生活形象，是社会实践的最直接的表现。社会美与善有密切联系，但善直接与功利相联系，集中表现为人的利益与需要。社会美则将善的功利消融在感性的形式中，成为社会实践中对人的某些品德、性格、才能等的积极肯定。

### （二）社会美的特征

同自然美、艺术美相比，社会美的特征主要表现在以下几个方面。

**1. 历史性**　社会美的历史性是指社会美一般都具有明显的时代特征、民族特征和阶级特征。社会美的时代特征是指不同时代人的实践活动和意识形态不同，如同是人体美，则环肥燕瘦。社会美的民族特征是指各民族都有自己的审美风格和特点，反映了不同民族的经济文化及传统习惯，如藏族喜欢玛瑙，瑶族喜欢银饰。在阶级社会中，社会美带有阶级特征。贵族阶层崇尚浮华，劳动民众欣赏朴实，他们对美的理解便有了很大的差异。

**2. 功利性**　衡量一个社会事物的美丑往往需要看它是否符合社会发展规律，是否符合人们的需要、目的和利益。人类改造社会的实践活动总是为了实现或满足某些人的利益、需要及愿望的。只有那些符合人类的目的，与社会发展规律相一致，并推动社会前进的事物才被认为是美的。如助人为乐、诚信待人就被认为是美的，而欺诈与冷漠的行为则被认为是丑的。

**3. 稳定性和确定性**　社会美展示的是社会生活之美，人类的社会生活在一定时间内是相对稳定的，从而形成一个时代的特色。如唐宋时期崇尚写意之美，清朝则崇尚自然之美。西方的中世纪时期认为上帝为最高的美，文艺复兴时期则以人本为美。这些观点稳定地存在于当时人们的社会生活之中，影响他们对人生做出各种选择。

### （三）社会美的表现

**1. 人的美**　社会美的核心是人的美。人类通过不断的劳动活动，发展并完善了以人性和身体形象等要素组织起来的人的美。这种美主要体现在人性美与人体美两方面。

（1）人性美：是指人的内在心灵之美。主要体现在人的内在品质、人格、情感和理想等人性因素方面，表现为人对生活价值的追求，包括对人的尊严、正义、母爱、友谊、爱情等的追求。其中的人生观，可以使人在生活中产生无穷的力量，体现出人的生命存在的意义，是人性美的核心。智慧、学识与修养也是人的美之内在心灵表现的组成部分，体现了人的本质力量，丰富、充实并发扬了人的内在心灵的美。人性美所表现的人的品德性格是在长期的社会实践中形成的，一个人的品德往往反映着他的经历，所以人性美也常常表现出相对的稳定性。莎士比亚说："没有德行的美貌是转瞬即逝的，可因为在您的美貌中有一颗美好的灵魂，所以您的美丽是永存的。"歌德也曾说："外貌只能取悦于一时，内心美才能经久不衰。"相对于人的外在形象之美，人性美是更高层次的人的美。培根说："论起美来，状貌之美胜于颜色之美，而适宜优雅的动作之美又胜于状貌之美。"护士之美的核心同样表现在人性美，善良、救死扶伤的天使之心是护士之美的根源。

（2）人体美：指人的外在形象之美，主要包括人的身体姿态、服饰等。人的身体姿态之美集中体现了比例、均衡、对称、和谐等形式美的组合规律。尽管由于人种的不同，对于人的身体姿态的审美评价标准也不完全一样，但大多数人都会认为五官端正、四肢匀称的形体结构，端庄优美、灵活敏捷的姿态动作，以及富有生命活力的肤色是美的。无论是人的静态的身体构造，还是表现人的丰富的心理活动的表情动作，均可以体现人的外在形象之美，如"站如松，卧如弓，坐如钟，行如风""静若处子，动如脱兔"。安格尔的《泉》就呈现了极富动感的优美人体，表现出清高绝俗和庄严肃穆的美。此外，人可以借助服饰的修整效果，以突出人体的审美特征。如短的上衣、长的裙装，可拉长人体腿部的比例，从而体现出更符合黄金分割的人体之美。

当然，人的外在形象之美与其人性美之间很难截然分开，他们往往是相互影响，以一个整体的方式表现出来。外在形象表现人的内在心灵，内在心灵从根本上影响了一个人外在的美。一个内心充实、谦逊、宠辱不惊的人，会给人温文尔雅、博学之美。这种外在与内在综合形成的美，常表现为人的气质、风度。风度作为人在长期社会实践中所形成的风采、气度，是人的智慧、学识与修养的综合表现，能够给人以特定的审美感受，所谓"腹有诗书气自华"。所以，人在追求美的外在形象表现时，更重要的是注重其内在修养的积淀。

**2. 人文环境的美**　人文环境之美表现在人们对社会关系及生活环境的认识方面。

（1）和谐的社会关系：社会关系之所以对人具有审美意义，主要就在于它们以和谐的社会关系形式，积极地肯定了人自身的生命存在和价值。社会活动中的人和人之间的相互尊重、相互帮助的社会风尚，以及各种美好的理想、信念所形成的人文环境体现着人的内在生命和情感需要，展示了以和谐为核心的社会美。护理人员为维护民众健康而进行的各种努力，获得护理服务对象的尊重，形成良好的护患关系，都体现了人文环境之美。

（2）生活环境的美：人文环境的美还体现在由人所创造的物质产品和历史文化遗存所构成的生活环境，包括一些经典的建筑物、工业产品等，如集众家之长的苏州园林、气势恢宏的故宫、壮观的埃菲尔铁塔、独特的悉尼歌剧院。这些人类创造的生活环境充分体现了人的智慧和创造能力，展示了人类丰富的精神世界。护理工作中的生活环境之美可表现为整洁的病室、恰当的病室装饰。

**3. 日常生活的美**　日常生活之美存在于人生活的各个方面：工作、学习、娱乐都体现着生活之美，春天农民们辛勤的耕作，秋天充满汗水的收获，科技工作者长年辛劳获得科研成果时的欣喜，教师为学生传道、授业、解惑的快乐。闲暇时，和志同道合的朋友聚会，品评美食，畅谈天下；或是三五聚集，乐山乐水，放飞心情；抑或一人独处，与音乐相伴，思绪畅游，享受喧嚣后的宁静。日常生活中的美，可以说无处不在。朱光潜曾提出"人生艺术化"的观点，强调人生应该像艺术一样是完整、自然、真诚、严肃和豁达的。有了艺术化的人生，人才能够脱离有限的功利目的而享有生命的快乐。荷尔德林的诗《在可爱的蓝色中闪烁着》写道："充满劳绩，然而人诗意地栖居在这片大地上。"轰轰烈烈的伟业、成仁取义的壮举、超群绝伦的行为、高蹈深邃的思想自然是美的，而平凡的、普通的、日常生活中的一片真情同样体现着生命的价值，闪烁着生命之美。

## 三、艺术美

### （一）艺术美的概念

艺术美是指各种艺术作品之美，是艺术家遵从美的法则，运用其审美观点、审美理想创造出来的蕴含着社会生活本质规律及人们的理想愿望，并能给人以各种美的享受的艺术形象之美。艺术美作为美的高级形态，来源于客观现实，但并不等于现实，它是艺术家对生活中审美特征的能动反映，是他们创造性劳动的产物。

艺术美的构成包括两方面，一是艺术形象对现实的再现，二是艺术家对现实的情感、评价和理想的表现。艺术美有着补偿、净化、教育、娱乐等多重功能，所以，艺术美在美的存在领域占有极其重要的地位，有的美学家甚至主张美学研究的对象就是艺术或艺术美。黑格尔把美学定义为"艺术哲学"，英国的科林伍德和法国的丹纳分别把自己的美学名著取名为《艺术原理》和《艺术哲学》。我国美学界也有人主张美学就是对各种艺术中一般法则的概括。

### （二）艺术美的本质

**1. 生活是艺术创造的基础**　艺术家进行艺术创造的前提和基础是生活。首先，艺术家的创作激情来源于现实生活的刺激。艺术家在生活实践中积累的感性材料越丰富，其创造性想象活动就会越富有激情，如一个锦衣玉食的人是不可能写出《茅屋为秋风所破歌》的。其次，生活推动艺术家技巧的发展。艺术技巧是在表现生活与思想情感的过程中形成和发展起来的，随着人类社会生活的不断发展，艺术家在技巧上也会有相应变化，如建筑艺术会因为建筑材料的改变发生巨大的变化。最后，艺术形象需要以一定的物质材料为媒介（或工具）才可以形成，如画家借助于颜料、画布，雕刻家借助于刻刀、石材，文学家借助于语言、文字等。如不借助于一定的物质材料，艺术家就无法将审美的感受转化为具体的形象，使其成为艺术作品，体现艺术美。所以，艺术美无论是来源、根据，还是原料都出自人类的社会生活，有着特定的社会历史基础。离开了客观的现实生活，艺术就会失去其存在的根本。

**2. 艺术美是艺术家创造性劳动的产物**　艺术美来源于生活，但并不是生活的简单再现，而是人的自由的、能动的创造活动在艺术作品中的感性显现。高尔基说："因为人不是照相机，不是给现实拍照。"人们面对艺术美而发出赞叹，是由于艺术形象体现了艺术家的创造、智慧和才能。艺术作为一种精神产品，表现了艺术家的主体生命，凝结着艺术家的审美观点、审美情感和审美理想。艺术家所创造的艺术作品中的形象是被艺术家所理解过、体验过的生活形象，必然会留下艺术家思想感情的烙印。艺术家在审美理想的指导下，可以创造出比生活、自然更美的艺术形象，可以不拘泥于某些生活的真实细节。宋代山水画家王希孟创作《千里江山图》，画面上的奇峰幽谷、云林烟树、飞泉溪流，都是集江山之奇秀，把自然的山河加以选择、取舍、加工、提炼而创造出来的。此时，艺术形象的魅力在于以艺术家深刻理解过、体验过的东西，去唤起欣赏者的共鸣。歌德说："只有对自己所要表现的东西怀有深情的时候，你才可能淋漓尽致地去表现它。"鲁迅曾讲："看一件艺术品，表面上看是一幅画，一座雕像，实际是艺术家人格的表现。"因为艺术家的创造，简单的音符才可以使人快乐或痛苦，单调的石头可以拥有生命。

### （三）艺术美的特征

**1. 整体性**　艺术美是把生活现象经过艺术加工、提炼、取舍、想象、夸张等一系列典型化过程，使社会生活以更普遍的形态表现出来。其美以一种整体效应的方式表达。"墙角数枝梅，凌寒独自开。遥知不是雪，为有暗香来。"寥寥几句，将梅的整体形象呈现在读者面前，蜡梅之美，跃然纸上。泰戈尔说过："采着花瓣时，得不到花的美丽。"也就是说，审美活动是要把花作为整体来看待，而不是将花的不同部分如花瓣、花梗、花粉、花冠等分开加以研究。

**2. 形象性**　艺术是通过形象来反映生活、表达思想感情的，如文学艺术是以一个个鲜活的人物形象给人冲击，使人获得美的感受，如葬花的黛玉令人怜惜、泼辣的熙凤令人敬畏。艺术的美必须借助于形象才能被感受到，离开了生动具体的形象就无艺术可言。

**3. 理想性**　艺术作品或蕴含了艺术家的理想，或表现现实社会人们的理想。梁山伯与祝英台、罗密欧与朱丽叶均包含了人们对于坚贞爱情的审美理想；灰姑娘、白雪公主的故事，则象征纯洁的爱情。理想化在艺术中的含义不只是美好的理想，也有对现实社会丑陋的鞭挞，如葛朗台、孔乙己。这类艺术作品同样倾注了艺术家的审美理想，它通过丑与美的尖锐对立，使美得到正面肯定。

**4. 情感性**　艺术美的感染力在于艺术品体现了艺术家的强烈感情，没有感情的艺术是没有生命力的。罗丹说："艺术就是感情。"

罗丹的艺术作品《达那厄》（图 2-1）只雕刻了一段身体弧线，但通过表现女性身体不寻常的姿势形成的曲线，给人以强烈的冲击和无限的美感，使人感受到作者对人体的赞美之情。而其另一件雕塑作品《巴尔扎克》将作者的自豪和傲慢，以及眩晕与迷醉赋予了雕像，使人产生丰富的审美情感和联想。情感是艺术美的重要组成部分，没有情感就没有艺术。

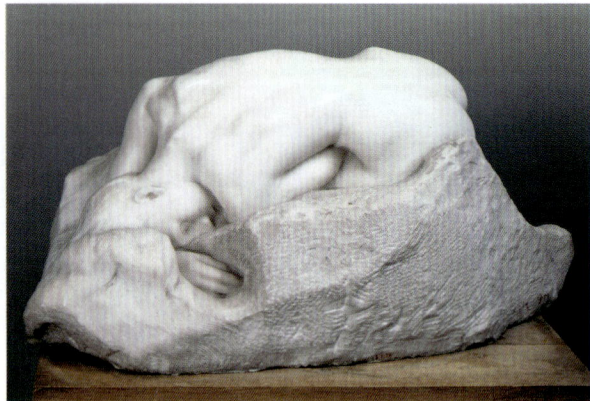

图 2-1　罗丹《达那厄》

**5. 个性化**　艺术作品的创造总会受艺术家独特的思想、风格和技巧的影响。两个艺术家即使表现同一对象，其内容和形式也不会相同，每一件艺术作品都是独具特色的，就算是临摹作品，也会因创造者强烈的个性而显示出不同的风格。如凡·高临摹歌川广重的《大桥骤雨》，用不同的斜线及色彩将凡·高自由、狂热的个性表现得淋漓尽致（图 2-2、图 2-3）。

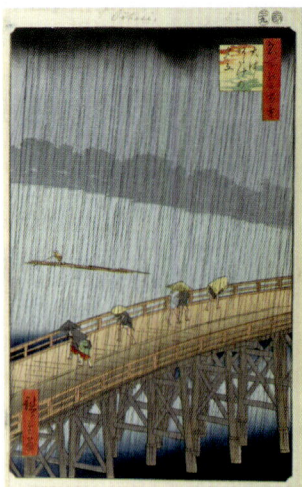

图 2-2　歌川广重《大桥骤雨》

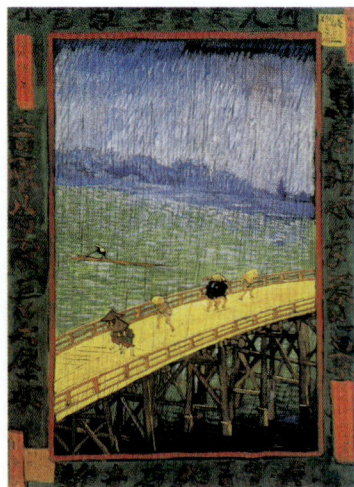

图 2-3　凡·高临摹歌川广重《大桥骤雨》

### （四）艺术美的欣赏

艺术美的欣赏可以有多种方式。

**1. 从艺术作品的结构层次欣赏艺术美**　艺术美表现在三个方面：一是材料层，当艺术作品以不同的物质材料作为载体的时候所表现的美是不一样的，如小提琴的悠扬、鼓的浑厚与震撼。二是形式层，是指艺术作品材料的形式化，但这个形式会超越材料而成为一个完整的"象"，如齐白石的《柳牛图》，以简单的线条刻画出一幅乡村美景。三是意蕴层，指人们在直接欣赏艺术作品时的感受和领悟。爱因斯坦在谈到巴赫的音乐时说："对巴赫毕生所从事的工作，我只有这些可以奉告：聆听、演奏、热爱、尊敬……并且闭上你的嘴。"此时的艺术美不需言传，只需感悟其意蕴。

**2. 从观、品、悟三方面欣赏艺术之美**　观，指通过艺术作品的形式，从直观层面上初步感受和了解其作品的一般意义，形成不完整或粗浅的印象。品，指细细品味，萌发想象，使意象更具欣赏者的个性。悟，指对艺术作品的意象深入理解后升华为对意境的感悟。

**3. 意境**

（1）意境的定义：意境是指透过艺术意象，在主客体交融、物我两忘的基础上，将欣赏者引向一个超越时空，富有意味的境界。"流光容易把人抛，红了樱桃，绿了芭蕉"，并不是讲现实中的樱桃与芭蕉，而是表现时光易逝的意境。此时的意境，超越具体的、有限的物象、事件、场景，进入无限的时间和空间，即所谓"胸罗宇宙，思接千古"，从而对整个人生、历史、宇宙获得一种哲理性的感受和领悟，如宋玉的"目极千里兮伤春心"、沈约的"高台不可望，望远使人愁"、何逊的"青山不可上，一上一惆怅"，写的是登山，寄的却是诗人不同的情感，将情寓于景中，使有限的景物表现出无限的人的情感，言有尽而意无穷，创造出一个虚空、灵奇的审美世界，让读者生出无穷的感悟来。

（2）意境的内涵：意境所指的"境"既指艺术家所创造的意境，也指欣赏者通过想象所把握的意境。在意境中，人化景物为情思，或化情思为景物，表现为情和景的交融。意境不是机械地模仿自然，而是艺术家创造的一种新的情境。

（3）意境引起美感的原因：意境引起美感的原因之一，是其具有生动的形象。"细雨鱼儿出，微风燕子斜""落霞与孤鹜齐飞，秋水共长天一色""幽林一夜雨，洗出万山青""大漠孤烟直，长河落日圆"，这些诗词之美，美在我们面前展示出一个个生动的自然景象。意境之美不只是有生动的形象，意境中还饱含艺术家的情感，如"欲把西湖比西子，淡妆浓抹总相宜"，有形象，更重要的是其中有诗人对西湖的喜爱之情，西湖之景，是情中景，意境便有了一种特殊的韵味。此外，意境中的含蓄能唤起欣赏者无限的想象，使人感到"意在言外，使人思而得之"。意境的这种特性是和艺术家对生活形象的高度概括分不开的。王国维认为，意境是"语话明白如画，而言外有无穷之意"。

**4. 传神**　是指艺术家通过艺术作品的外部特征表现其内在精神，并将艺术家的思想感情融入其中，体现了艺术家的创造力。传神表现在以下四个方面：

（1）形似与神似的统一：形似是基础，神似是形似的升华。形似只是模仿，神似才是创造。东汉工艺品《马踏飞燕》（图2-4），奔马的一只蹄踏在一只飞燕的背上，暗示奔马的快速，连敏捷的燕子也来不及躲闪。马的躯体圆实壮健，马口微张，仿佛可以听到喘气的声音。通过奔马的这些外部特征，展示了其生命之美、力量之美。

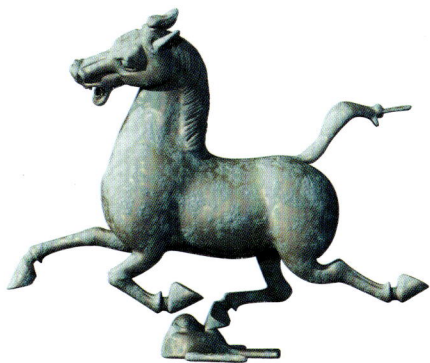

图2-4　马踏飞燕

（2）艺术作品的本质特征与艺术家思想感情的统一：艺术作品中所表现对象的"神"，是艺术家所理解及体验出的"神"。传神的艺术作品在反映对象本质特征的同时，也表现了艺术家的爱憎和审美评价。德国女画家珂勒惠支的《面包》（图 2-5），画面上两个孩子哭嚷着，一前一后向妈妈索食，母亲背着身在抽泣，一只手在擦泪，一只手把仅有的一点面包屑塞给身后的孩子。这幅画上孩子空洞无助的眼神，母亲扭曲的背影，粗犷有力的衣纹，都表现了画家炽热的情感。珂勒惠支曾说："每当我认识到无产阶级生活的困难和悲哀，当我接触到向我爱人（他是医生）及我求助的妇女时，我就是立志要把无产阶级的悲惨命运以最尖锐强烈的方式表达出来。"

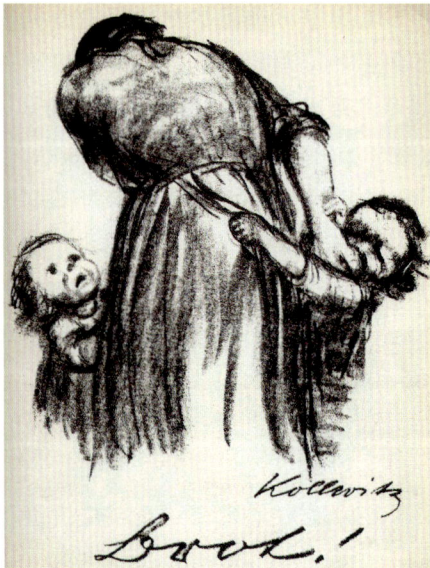

图 2-5　珂勒惠支《面包》

（3）个性与共性的统一：传神的艺术形象中都有自己独特的个性，通过鲜明的个性反映出人物的社会本质。歌德曾说："艺术的真正生命正在于对个别特殊事物的掌握和描述。"达·芬奇《最后的晚餐》中的人物形象各具特色，仅犹大这一角色，就是达·芬奇用多年时间观察了许多地痞无赖，总结出其共性，才最终刻画出如此生动的形象的。

（4）技巧与艺术形象的统一：把握对象的本质特征，对表现对象有强烈的感情，不等于就可以创造出传神的艺术形象。要做到传神，还需要艺术家高超的艺术技巧。如画家总是善于根据对象的不同特点和自己的不同感受而采取不同的笔法，用粗犷表现豪放、柔和表现沉静、跳动表现活泼、沉着表现坚毅。

## （五）艺术的分类及常见艺术种类的欣赏

艺术分类的问题在美学史上早为人们所注意。亚里士多德在《诗学》中认为史诗、悲剧、喜剧等都是模仿现实的艺术，但它们之间又有所不同。他说："喜剧总是模仿比我们今天的人坏的人，悲剧总是模仿比我们今天的人好的人。"黑格尔则将艺术分为象征艺术（以建筑为代表）、古典艺术（以古希腊雕塑为代表）、浪漫艺术（以绘画、音乐、诗歌为代表）三大类。根据作品的再现与表现，以及所用物质手段的不同，艺术被分为再现的艺术、表现的艺术和语言的艺术。再现的艺术如雕塑、绘画、摄影、戏剧、电影等，表现的艺术有工艺、建筑、书法、音乐、舞蹈等，语言的艺术有文学、诗歌等。以下介绍几种常见艺术种类的欣赏：

**1. 书法**　书法是一种静态的表现艺术。中国书法以汉字为基础，是一种民族艺术。它的美在于点画运动的整体和谐，从整体结构中体现作者的情感和意蕴。在书法创作和欣赏中，用笔、用墨、结构、布白的有机统一，显示出不同风格。王羲之的《兰亭集序》（图 2-6），笔与笔之间有俯仰、有牵丝、有顾盼、有弛张，似断还连，显示出纯熟的笔法和清丽的笔调。整幅作品在俊秀妩媚中有强健，笔势起伏流动，淋漓畅快，姿态飞扬。

张旭的《古诗四帖》（图 2-7）则行笔迅急，纵横驰骋，气势磅礴。其字忽大忽小，忽轻忽重，忽虚忽实，出乎意料。笔画丰满、敦厚、淋漓、畅快，富有自然的起伏波动，急中有缓，动中有静，展示豪放之美。

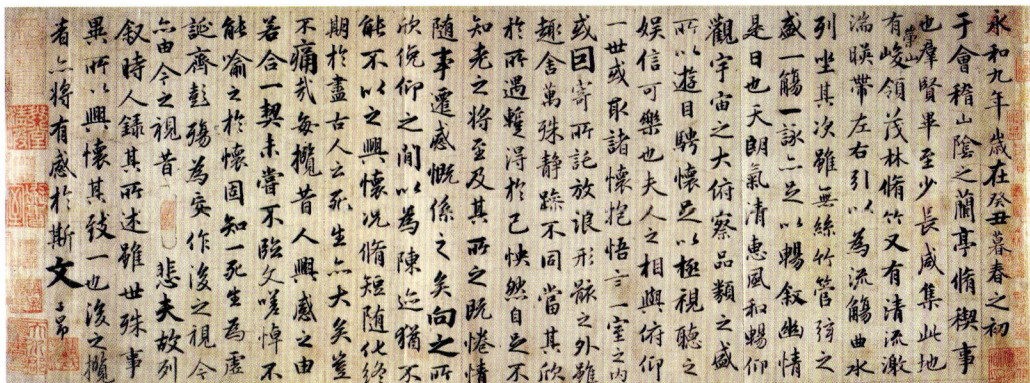

图 2-6　王羲之《兰亭集序》摹本

**2. 音乐**　音乐是一种动态的表现艺术。它的美是通过音符、旋律与节奏来表达作者的思想感情。音乐形象是活跃的、流动的形象，它可以模拟现实中的钟声、马蹄声、松涛声、流水声等，也可以运用象征、比拟的手法表现宁静的湖水、湛蓝的天空等自然现象。更多时候，音乐中的旋律、声音所代表的含义是朦胧、含蓄的，只可意会不可言传，这是音乐美最大的特点，表现人类社会宽泛的、含蓄的、起伏跌宕的情绪，如《二泉映月》的悲、《魔笛》的欢快、《军队进行曲》的激昂，这些音乐带给人的情感体验是丰富多彩的。

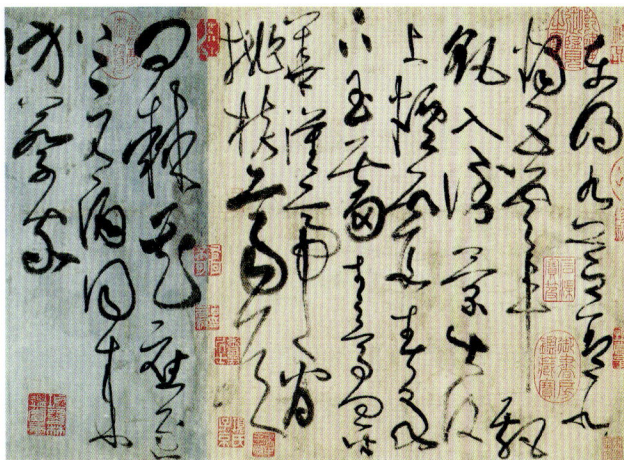

图 2-7　张旭《古诗四帖》

**3. 舞蹈**　舞蹈是动态的表情或表现艺术。舞蹈美是用规范化了的有组织、有节奏的人体动作来表现人的感情。舞蹈最根本的特点，一个是虚拟性，一个是抒情性。舞蹈以不断运动中的人体，做出各种舞蹈动作和优美的姿态来抒发人丰富的情感。《诗大序》中说："言之不足，故嗟叹之；嗟叹之不足，故咏歌之；咏歌之不足，不知手之舞之，足之蹈之也。"充分说明舞蹈是抒发强烈内心情感的艺术表现形式。杨丽萍的《雀之灵》以其灵动多变的手势及曼妙的身姿模仿孔雀动人的姿态，表现孔雀的迎风挺立、跳跃旋转、展翅飞翔，通过舞者的艺术加工，呈现出孔雀的高贵华丽之美，使每一位观者都希望将自己幻化为美丽的孔雀。

**4. 雕塑**　雕塑是静态的再现艺术，是一种以形体的造型来反映生活、再现现实的艺术形式。人们从雕塑作品体积的变化、转折中的韵律来体会雕塑家想要表达的生命、情绪、情感，以及理想。雕塑在表达思想情感时，拥有概括性、凝练性和普遍性。米开朗基罗的《大卫》，体格雄伟健美，神态勇敢坚毅，双眼炯炯有神，凝视远方，表情紧张，仿佛正在向地平线的远处搜索着敌人，身体中蓄积的力量随时如火山般即将爆发。艺术家还有意放大了人物的头部和手臂，使大卫在观众的视角中显得更加挺拔有力，充满了巨人感，体现了全部理想化的男性美（图 2-8）。

**5. 绘画**　绘画是静态的再现艺术，是通过线条、色彩、构图在二维空间范围内以动人的造型来再现现实，反映生活，表达画家的审美情感和审美理想。绘画的最基本要素是线条、色彩和构图。其中，线条是构成绘画最主要的手段。线条的软硬、轻重、缓急等特征，以及长短、粗细、疏密、干湿、曲直、快慢等的变化，都表现出无限丰富的感情层次，平行线表现宁静，上升线表现欢乐，下降线表现抑郁。色彩也是表现艺术家思想情感的语言，如耀眼的红色表现热烈喜庆，绿色意味平静和新鲜，黄色暗示温暖与喜悦，黑色给人神秘恐怖的感觉。当然，色彩的情调也会因人、时代及地区的不同而有差异。如在中国，红与黄表达富贵吉祥；而在西方，红色则表示血腥、恐怖，黄色因是《最后的晚餐》中犹大的服色而象征背叛、邪恶。构图同样可以体现画家的思想感情，如斜线式构图包含着运动和力量、金字塔式的构图暗示着稳固和持久。

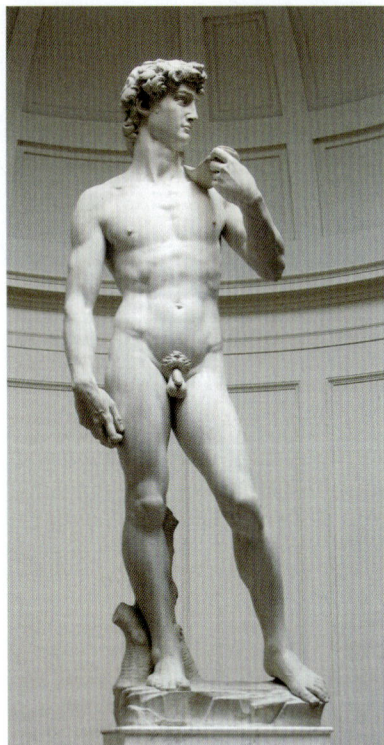

图2-8　米开朗基罗《大卫》

## 四、科学技术美

科学，作为一种精神性的创造活动，是人类对于自然界、社会发展的内在规律和结构的探索与认识。技术，是人类已有科学知识在生产劳动、社会生活中的直接应用。科学技术使人类对自然的认识更加深入，改变了人们的社会生活，使人类在自然和社会面前更为自由和自信。随着现代科学技术不断渗透到人类社会生活的各个领域，现代科学技术与人类审美活动的关系也越来越密切，显现出它独特的美学价值。

### （一）科学美

科学美包括理论美和实验美，其美学特征为和谐、简单和新奇。科学美在人类探索、发现自然规律的过程中表现出来，可见于实验的庄严、简洁，公式的对称，以及理论的严谨。海森堡在创立量子力学时描绘："我窥测到一个异常美丽的内部，当想到现在必须探明自然界如此慷慨地展示在我面前的数学结构这一宝藏时，我几乎晕眩了。"爱因斯坦称科学美为"思想领域最高的神韵"。

#### 1. 科学美的特征

（1）理性之美：事物的美有的以事物的感性外观形式呈现出来，有的以事物内在结构形成和谐、秩序的理性美。前者生动、具体，后者抽象。科学美即表现为抽象的理性美。这种理性美表现为对自然界的和谐有序的结构与规律，以及科学理论成果在结构上的理解和欣赏。科学工作者对科学的真诚热爱会导致他们与其研究的事物之间形成情景交融的状态，从而产生美的感受。19世纪德国大数学家魏尔斯特拉斯认为："如果一个数学家不具备诗人的某种气质，他就永远休想成为一个大数学家。"科学的理性美来源于客观科学研究对象和主体的科学研究实践，是审美主体在社会实践中形成的理性观念（包括哲学观点）、理性思维与审美意识的交融和渗透。

（2）创造之美：爱因斯坦认为，科学理论是"思维的自由创造"。这里所说的自由，是指在认识和掌握自然界的客观规律时，人的思维所具有的创造性。科学美的创造是在科技工作者丰富想象力的基础上的创造。美国数学家洛易甫说："在数学中，也正如在各种体裁的诗歌中一样，读者从素质上必须是一个富有想象力的人。"爱因斯坦也认为，科学研究"想象力比知识更重要"。

（3）抽象之美：科学美是以抽象形式表现感性的自由内容。如关于数学之美，德国数学家克莱因曾说："音乐能激发或抚慰情怀，绘画使人赏心悦目，诗歌能动人心弦，哲学使人获得智慧，科技可以改善物质生活，但数学却能提供以上一切。"数学之美还在于其对生活的精确表述，对逻辑的完美演绎。可以说，正是由于这种精确性才成就了现代社会的美好生活，只是这种美是通过抽象的方式来演绎的。

**2. 科学美的内容** 科学美的内容表现在实验美、公式美、理论美三个方面。

（1）实验美：科学的实验美表现在实验意图的确立、实验方案的设计，以及严格的实验操作中。在医护领域中，许多的实验因其意图的神圣、设计的科学严谨、技术的精湛巧妙而表现为无可挑剔的实验美。如在电镜下观察人的细胞，其色彩和形状形成特殊的科学之美。

（2）公式美：科学要求标准化、规范化、简洁化的逻辑表述。科学创造活动的目的就是用凝练、简洁的公式或定律去概括丰富的自然规律（图2-9）。爱因斯坦的质能方程 $E=mc^2$（能量＝质量 × 光速的平方）仅三个字母就以巨大的概括力将整个自然界的质量和能量的转化关系科学地揭示出来了，导致原子能时代的到来。黄金分割律 $L=(L-X):X$ 也有异曲同工之妙，它以简洁和精妙的形式表示了人们对长宽比例审美的最佳体现。

| | |
|---|---|
| $1 \times 8 + 1 = 9$ | $1 \times 9 + 2 = 11$ |
| $12 \times 8 + 2 = 98$ | $12 \times 9 + 3 = 111$ |
| $123 \times 8 + 3 = 987$ | $123 \times 9 + 4 = 1111$ |
| $1234 \times 8 + 4 = 9876$ | $1234 \times 9 + 5 = 11111$ |
| $12345 \times 8 + 5 = 98765$ | $12345 \times 9 + 6 = 111111$ |
| $123456 \times 8 + 6 = 987654$ | $123456 \times 9 + 7 = 1111111$ |
| $1234567 \times 8 + 7 = 9876543$ | $1234567 \times 9 + 8 = 11111111$ |
| $12345678 \times 8 + 8 = 98765432$ | $12345678 \times 9 + 9 = 111111111$ |
| $123456789 \times 8 + 9 = 987654321$ | $123456789 \times 9 + 10 = 1111111111$ |

**图 2-9 有趣的数学**

（3）理论美：科学理论美包含了新奇美和和谐美。科学思想的独创性和科学方法的新颖性形成新奇美，理论体系的逻辑性和构造的严密性则形成和谐美。科学理论通过概括自然界中各种事物最本质的特征显示其美。

## （二）技术美

技术美（beautifulness of technology）表现为不断开发出的新技术、新产品、新工艺之美。近年来，以信息技术、生物基因研究、光电子技术、纳米技术等为代表的高新技术的崛起，改变着人类对其生存环境的认识，拓展了人的能力，延伸了人的感官，从而在人的面前展现了一个全新的世界。人的审美意识、审美理想、审美活动的内容与方式等也发生了相应的改变。

**1. 技术美的形态及特点** 技术美作为美的一种形态，在遵循美的本质的同时也有自己的特点。技术美的核心问题，是如何在工业产品的设计和创造中，将现实的美学原则与产品的效用完美统一起来，从而促使工业产品的价值尽快得到实现。技术中的美需要与产品的功效相结合才能更好地发挥其审美作用。只有把美的原则与实用的原则统一起来，技术美才能真正显示出美的光彩，发挥美的效用，外形好看而无法起飞的飞机是没有生命力的。同时，技术美有较大的易变性。新技术、新工艺的不断产生与运用，必然加速新产品的开发，体现在产品中的审美观也就会随之发生变化。如早期的汽车轮胎是木质的，现在已经被更耐磨的橡胶替代；电视、手机等电子产品现在都以轻薄为美。

**2. 技术美的一般美学原则**　技术美的一般美学原则主要包括两个方面，即合目的性与合规律性。这是科技产品设计中应遵循的原则。

（1）合目的性：是说产品既要注意经济实用，又要具有科学性。工业产品的设计要把实用原则放在首位，其次才能求美、求新。产品外在形式美应以不影响产品的使用，不妨碍产品价值的实现为前提。

（2）合规律性：是说产品的艺术设计要体现美的一般规律，同时也要体现特定时期的审美理想。在产品的设计和制造中，应在满足大多数消费者审美心理要求的情况下，密切注意社会上出现的新的审美趋势，使产品更好地遵循美的规律进行创造。

## 五、美的基本形态在护理工作中的意义

按照审美对象的范围划分的美的基本形态有自然美、社会美、艺术美、科学技术美，每一种形态表达的内容不同，方式不一，本质各异，但在护理工作中，这些丰富多彩的基本形态均可以得到充分的体现。护理工作者对美的基本形态的准确理解和运用，对护理专业的发展有着重要的意义。

### （一）自然美与护理

自然美是人对作用于其的自然物、自然风景所形成的审美意象。自然美的产生与自然物、自然风景有关，也与人是否产生审美意象有关。护理不仅仅是关心人的整体健康，还注意人与自然环境和社会环境的和谐关系。因此，护理工作不仅仅是帮助人们恢复或维护健康，还应当是帮助人们建设良好的人际关系、人与自然的关系，如使病房和院舍等自然环境的设计建设符合人们自然审美的需要。护理工作者在护理工作中既可以是自然美的创造者，也可以是自然美的欣赏者。作为创造者，护理工作者在病房的环境管理中用简单的插花便可将自然之美呈现于局促的病房，冬日一支小小的蜡梅，以其鹅黄显宁静安详，以其暗香沁人心脾，以其寓意振人精神。

### （二）社会美与护理

社会美是指社会生活中的美，是人类社会实践的最直接体现，其核心是人的美。社会美具有历史性、社会功利性、稳定性和确定性。作为人类社会重要实践活动的护理工作，处处体现着社会美。作为社会美核心的人之美，包括人性美和人体美。护理工作所提倡的爱心、耐心、责任心，正是护理对于人性美的经典诠释；护理礼仪对于护理工作者服饰、体态等的要求则是护理对于人体美的具体表达。护理工作者与患者、医生、医技人员间良好的关系，护理管理中对患者和患者间关系的协调，体现着人文环境之美。

### （三）艺术美与护理

艺术美是指艺术作品之美，作为美的高级形态的艺术美来源于客观现实，是艺术家创造性劳动的产物。护理工作中美的呈现来源于日常生活，是护理人员创造性劳动的产物，护理之美充分体现了艺术美的本质。护理先驱南丁格尔认为，护理不仅是一门科学，更是一门艺术。护理之美，同样具有整体性、形象性、理想性、情感性和个性化的艺术美的特征。护理工作者以提灯女神南丁格尔为最美的形象代表，以维护民众健康为最高理想，将爱作为护理实践的最基本情感，在护理科研、护理教育、临床护理各个领域展示自己的个性，最终形成一个完整的为人类健康服务的护理群体。

## （四）科学技术美与护理

科学美是在人类探索、发现自然规律的过程中表现出来的，技术美则表现为不断开发出的新技术、新产品、新工艺之美。护理学作为一级学科，呈现出丰富多彩的科学美及技术美。自现代护理学诞生以来，护理学家们创立的护理理论，无论是奥瑞姆自护理论（Orem self-care theory）、罗伊适应模式（Roy adaptation model），还是纽曼保健系统模式（Neuman health care system model），无不体现出理论之美；各种临床护理技术，无论急救护理、脑外科护理，还是心电监护、静脉输液，在护理工作者对生命的守护之中，无不体现技术之美。

# 第三节 形式美

## 一、美的形式与形式美

### （一）美的形式

美的形式是指美的事物的外在形式，是事物美的性质和特征的直观生动呈现。美的形式是相对于美的内容而言的，是美这个统一体内部的一个有机组成部分，不能脱离美的内容而独立存在。

### （二）形式美

广义的形式美（beauty in form）是指美的事物的感性外观作为独立的审美对象而显现出来的美，是具体的、感性的。狭义的形式美是指构成事物的物质材料的外在自然属性（色彩、线条、形体、声音等）及其组合规律（比例、节奏、韵律等）所呈现出来的审美特性，它是一种具有相对独立性的审美对象，具有抽象性和时代性。本节所研究的形式美是指狭义的形式美。

构成形式美的因素包括两个方面，即感性质料及感性质料间的组合规律。感性质料也就是构成形式美的物质基础，包括色彩、形体、线条、声音等。感性质料间的组合规律也被称为形式美的法则，包括对称均衡、单纯齐一、调和对比、比例与尺度、节奏与韵律、多样与统一。

形式美是在人类长期的生产劳动实践中，在审美创造和审美欣赏活动基础上形成并发展起来的。人类在社会活动中，通过对对象和活动本身各种形式特征的不断认识与比较，逐渐形成对于形式的要求和把握能力。此外，人的审美对象本身所具有的各种形式因素及其不同的组合关系，越来越直接地显示出人的生命运动规律，表达人的某种情感。形式美的形成和发展不是一个纯自然的过程，而是历史文化积淀的成果，是与人相关的。形式美是人类社会对客观事物共同本质特征的抽象和概括的结果。如人们对红的花、红的云、红的太阳进行概括，最终得出结论，红色所展示的形式美是热情和温暖。

### （三）美的形式和形式美的联系与区别

美的形式与形式美之间既有密切联系又有着本质的区别：从表现内容来看，形式美从美的形式发展而来，形式美体现美的形式所具有的某些普遍性的特征，是抽象的，且单独呈现出形式所蕴含的朦胧、宽泛的意味，与所要表现的事物美的内容相脱离。而美的形式是事物本身美的内容的外在表现，是确定的、个别的、特定的、具体的事物的直观生动体现。美的形式与其内容的关系是对立统一、不可分割的。从存在的方式来看，形式美是独立存在的审美对象，而美的形式则是美的感性外观形象。如一朵红色的玫瑰花的美的形式，是这朵玫瑰花的直观形象刺激我们而感受到的美；而其形式美所表达的，则是被抽象出来的一些含义，比如红玫瑰所象征的火热的爱情，此时，红玫瑰所代表的美已经与玫瑰本身的含义相脱离了。

## 二、构成形式美的感性因素

形式美的感性因素即指其感性质料，主要包括色彩、线条和形体、声音等。

### （一）色彩

色彩是人对光作用于物体产生的一种视觉反应，其物理本质是人的视觉器官可感知的波长不同的光，波长范围为 390～770 纳米，是构成形式美的重要因素。一方面，色彩具有情感性，色彩刺激能影响人的情感或情绪。波长较长的色彩会引起扩张反应，波长较短的色彩会引起收缩反应；暖色令人接近，冷色令人远离；鲜艳明亮的色彩可以使人兴奋，晦暗浑浊的色彩则使人感到压抑；红色和黄色给人以温暖、热烈和喜庆的感觉，蓝色和紫色给人以寒冷、沉静的感觉，绿色则给人以生机盎然的感觉。此外，色彩还具有象征性，如红色象征革命，黑色象征死亡，白色象征纯洁。中国的京剧脸谱就以不同色彩象征不同的人物性格，红脸关公（忠义）、黑脸包公（憨直）、蓝脸窦尔敦（刚强）、白脸曹操（奸诈）等。中国古代有色彩方位之说，东青、南红、西白、北黑、中黄，其称为"方位色"。

### （二）线条和形体

**1. 线条**　线条可分为直线、曲线、折线三大类，不同的线条给人的感受不同。直线给人刚毅、挺拔、单纯的感受，其中粗直线有厚重、强壮感，细直线有明快、敏锐感，水平线有平静、安宁感；曲线则给人以柔和、轻盈、流畅的感受；折线表示方向的转折、变化，给人动感与灵巧的感受。线条被较多地运用于建筑、绘画、雕塑、书法、舞蹈等艺术造型当中。如在建筑艺术中，希腊式建筑多用直线，罗马式建筑多用弧线，哥特式建筑多用相交成尖角的斜线。中国绘画艺术也非常注重用线条造型来传达情意。

**2. 形体**　形体以线条为基础，由点、线、面按一定规律组合而成。不同的形体会给人以不同的审美感受：圆形和球形给人以柔和完美之感，方形则给人以刚直、方正之感；金字塔式的三角形给人以安稳感，倒三角形则给人以倾危感；高而直的形体给人以险峻和挺拔感，宽而平的形体给人以平稳感；中国的太极图首尾相衔，彼此包容，给人以周而复始、循环往复的无尽感。

### （三）声音

声音又称音响，是由听觉器官所感知的美。高低、强弱、快慢不同的音响所表达的情感意味不同。古希腊人通过对声音的研究得出结论，如 E 调安定、D 调热情、C 调和谐、B 调哀愁、A 调发扬、G 调浮躁、F 调激荡。近代实验研究显示，声音不仅影响人的神经，而且对血液循环、脉搏、呼吸都有一定影响。不同声音的刺激会使人产生不同的情绪反应，如低音凝重深沉，高音高昂激越，强音振奋，弱音柔和，急促的声音使人紧张，缓慢的声音让人舒缓，噪声使人烦躁不安，乐声则使人感到悦耳动听。自然界中人类的语言、动物的语言、风声、水声等都会给人不同的审美感受。

### 三、形式美的规律

形式美的规律是指人在长期审美活动基础上总结出来的各种形式美法则，概括起来主要有单纯齐一、对称均衡、调和对比、比例匀称、节奏韵律、多样统一等。

#### （一）单纯齐一

单纯齐一是人类最早发现，也是最简单的形式美。它由各种物质材料按相同方式排列形成，使人产生纯洁、一致的感受。蔚蓝的天空、碧绿的大海、皑皑的白雪，以色彩的单纯给人以纯净感。军队或集体舞蹈中的整齐划一的排列，让人感受到集体的力量。单纯齐一的形式美常被应用于商品造型、工艺美术品和公共建筑中，它让人感觉规范，但也有呆板、单调之感。

#### （二）对称均衡

**1. 对称**　对称有两种形式：线对称和点对称。前者是以一条线为中轴，左右或上下两侧均等；后者则以一个点为中心，不同图形按一定角度在点的周围旋转排列，形成放射状的对称图形。日常生活中有许多对称之美，如人的眼睛、耳朵、四肢的对称，以及蝴蝶的翅、鱼的鳍、植物叶脉的对称等。对称保持了单纯齐一的优点，同时避免了完全重复的呆板，既庄重、安稳，又能衬托中心，在现实生活中被广泛运用于建筑、绘画等艺术作品，如巴黎圣母院、埃菲尔铁塔、天安门前的华表与金水桥等，无不显示出对称之美。

**2. 均衡**　均衡是对称的变体，均衡的个体处于中轴线两侧的形体并不完全等同，只是大小、虚实、轻重、粗细、分量大体相当。均衡比对称显示出更多的变化，在静中趋向于动，给人以自由、活泼的感受，这在绘画、雕塑、建筑等造型艺术中常被采用，如中国画中常用题字来达到整幅画的均衡。

#### （三）调和对比

调和是在变化中寻找统一，对比则在变化中显示差异，两者都体现了矛盾运动的两种状态。

**1. 调和**　在调和中，各种形式因素基本上保持同一格调、同一基色，无明显差异。色彩中的红与橙、橙与黄、黄与绿、绿与蓝、蓝与青、青与紫、紫与红等就属于调和色，同一色彩中浓淡、深浅的层次变化也属于调和。音乐中的和声，以及声乐中的二重唱、四重唱也属于调和。调和给人以协调、融合、宁静之感，因此，提供休息和需要安静的场所，环境设计常常倾向于调和的形式美。

**2. 对比**　对比是把两种相互差异的形式因素放在一起，有反差大、跳跃性的特点。色彩的冷暖、光线的明暗、体积的大小、声音的高低强弱等，均可形成对比。"接天莲叶无穷碧，映日荷花别样红"是色彩的对比，"大漠孤烟直，长河落日圆"是形态的对比，"蝉噪林愈静，鸟鸣山更幽"是声音的对比。对比给人以鲜明、醒目的感觉。

#### （四）比例匀称

比例是指事物各部分与整体、部分与部分之间合乎一定的数量关系。匀称则指一事物各部分之间合乎一定比例关系或比例恰当。比例和匀称是造型艺术需要普遍遵守的法则，著名的"黄金分割比例"被广泛地运用于雕塑及绘画艺术中，如达·芬奇名作《蒙娜丽莎》的各个部分就是按这一比例绘制的。

### （五）节奏韵律

**1. 节奏**　节奏是指事物在运动过程中有秩序、有规律地反复。构成节奏的有两层变化关系：一是时间上的间隔与连续所产生的变化过程，二是力量的强弱变化。这两种变化有规律地组合起来，并反复交替，便形成节奏。在自然界和人类社会生活中，节奏现象是普遍存在的。自然现象中的日出日落、月圆月缺、寒来暑往、潮涨潮落等形成自然的节奏；人的日出而作，日落而憩，则体现了生活的节奏。

**2. 韵律**　韵律是一种富有情感色彩的节奏，比节奏内涵丰富，它在节奏基础上形成，并被赋予了一定的情调，呈现出特有的韵味和情趣。如诗词歌赋以押韵、平仄和对仗形成韵律，音乐以旋律与节奏的变化形成韵律。

### （六）多样统一

多样统一又称和谐，是形式美的高级法则。多样指整体所包含的各个部分的差异性，统一则指各个部分在形式上的共同性和整体联系。多样统一是把有差异的多种要素有机组合起来，在整体中融合，消除差异性，使形式之间达到协调一致，寓变化于统一之中，是对单纯齐一、对称均衡、比例匀称、节奏韵律等规律的集中概括。此外，多样统一也体现了自然界和人类生活中的对立统一现象，如形的方面有大小、方圆、高低、长短、曲直、正斜等，质的方面有刚柔、强弱、润燥、轻重等，势有动静、急徐、聚散、进退、升沉等。将这些对立因素统一地运用于艺术形象中，则构成了和谐的形式美。

当然，这些形式美的规律都不是绝对的，随着人类审美领域的不断扩大，审美能力的不断提高，形式美也会发展出新的规律。

## 四、形式美在护理工作中的运用

在护理工作中运用形式美的一般规律可以直观、具体地表现护理美的内容，使人深刻感受到护理活动真、善、美的内涵。形式美在护理工作中的运用可以体现在以下四个方面：

### （一）护士职业形象美

护士职业形象是护士群体和个人在护理实践中的外表、行为、语言，以及其思想、知识等的外在体现，是护理美最直接的外在表现形式。自从有了护理行为，护士职业形象便开始形成。随着护理学科的发展及社会历史的进程，护士职业形象的内涵也在不断地充实与更新，除了继续保持和发扬有利于树立良好的护士职业形象的内容和方式外，还要在表现形式上赋予更多的时代特征。护士职业形象美是护士内在美与外在美交相辉映的整体美，不仅体现在护士的仪表、风度、行为举止和姿态等外在形象中，同时也是护士的品德修养和知识素养在言谈举止中的自然流露。护士的外在美是最直观的护理形式美的体现，通过护士端正的容貌、端庄的仪态、得体的着装、文雅的举止、关切的表情等，给人以美的享受。护士的内在美是护士职业形象美的核心，通过护士美好的心灵、高尚的道德和诚实的品质等，使护理对象感受到被尊重、被关怀。美好的护士职业形象不仅对患者的身心健康有着积极的影响，而且对护理专业的生存与发展产生着至关重要的作用。

### （二）护理环境中的形式美

护理环境是护士为患者提供的能满足患者需要，有利于其治疗、修养和康复的环境。创建和维护护理环境美是护士的重要工作内容之一，它对患者健康的恢复、护理质量的提高起到不可或缺的作用。形式美在护理环境中的运用主要体现在护理自然环境美中。

**1.布局美** 在病房布局上，物品摆放有序、整齐划一的病房环境，给人一种整洁、舒适之美。

**2.色彩美** 在色彩环境上，根据色彩对人的心理和生理的影响（表2-1），结合所收治患者的疾病特点，对病室环境进行合理的色彩布置，达到相应的审美和医疗效果。

**3.声音美** 在声音环境上，安静的休息环境和适宜的音乐能改善疾病给患者带来的身体不适和紧张情绪。

**4.装饰美** 在环境装饰上，色彩亮丽、对比鲜明的小面积标志物和诱导图标，能给患者在陌生的医院环境中提供清晰的指示。

表 2-1　色彩的辅助医疗功能

| 色彩名 | 辅助医疗功能 |
| --- | --- |
| 红色 | 刺激和兴奋神经系统，促进血液循环 |
| 橙色 | 增进人的食欲，有利于改善消化系统 |
| 黄色 | 能适度刺激神经系统，改善大脑功能，对神经系统有疗效 |
| 绿色 | 镇静神经系统，促进胃液分泌，帮助消化，有助于消除疲劳，安抚情绪 |
| 蓝色 | 减轻患者的紧张感和降低血压，对减轻头痛、头晕及失眠症状有一定效果 |
| 紫色 | 对运动神经及淋巴系统有抑制作用，能维持体内血钾的平衡 |
| 黑色 | 给人压抑及凝重感，可增加患者的痛苦和绝望心理 |

### （三）临床护理实践中的形式美

临床护理实践中的形式美主要体现在三个方面，即护理技术美、护理文书美和护理语言美。

**1.护理技术美** 其主要表现在娴熟敏捷、自然流畅的护理技能操作中，细致的病情观察及为患者提供的个性化护理服务中，紧张有序、沉着冷静地抢救危重症患者的过程中，准确、快捷的手术配合中等。

**2.护理文书美** 其主要表现在客观、准确地记录患者的病情变化，书面文字工整、字迹清晰、语句通顺、标点正确，医学术语准确，相关资料时间一致等。

**3.护理语言美** 是护患沟通以及实施各项护理技术中的重要工具，也是护理交往的重要方式。语体恰当，语序正确，语言亲切、友善、关心、安慰，得到患者的配合和信任。根据患者具体情况及环境状况调节声调高低、速度缓急以增强语音的节律性和韵律感，给人以美的享受。

### （四）护理管理中的形式美

护理管理中的形式美主要体现在两个方面，即颜色管理和组织标志。

**1.颜色管理** 是指根据物品的色彩即可判定物品的属性、性质及特点的一种可视化的管理方法。颜色管理利用工作者对色彩的分辨能力和特有的联想力，将复杂的管理问题简化成不同色彩，区分不同的程度，以直觉与目视的方法呈现问题的本质和问题的改善情况。目前，颜色管理在护理管理中的应用越来越广泛,如护理级别的分类、检伤分类、管道标志、药品管理、手术器械管理等。通过颜色管理,可使护理工作场所物品管理定置好,贵重仪器、办公用品及药品标识清晰,环境管理井然有序,从而极大地提高工作效率,保证病人的安全。

**2.组织标志**　　组织标志就是一种形式美,它由线条、色彩等形式因素,按照一定的组合规律排列,形成带有独特文化内涵的形式美。如世界卫生组织会徽由一条蛇盘绕的权杖及其所覆盖的联合国标志组成。由蛇盘绕的权杖称为蛇徽,是医学及医学界的标志,起源于埃斯科拉庇俄斯的故事,象征着救护的含义。

**【思考题】**

1.简述中华人民共和国成立后,我国美学界在美的本质问题上存在的分歧及代表人物。

2.结合艺术美相关理论,请思考和寻找护理工作中的艺术美,并举例说明。

3.谈谈人物形象的内在品质和外在形式美之间的关系。

范畴是人们对客观事物的普遍本质的概括和反映。美学范畴就是人们对于美的现象形态的认识和把握，按照审美对象的审美特征和审美对象给人的审美感受，美的基本范畴主要包括优美、崇高、悲剧和喜剧。

## 第一节　优　美

### 一、优美的概念和表现形式

#### （一）优美的概念

优美（grace）又称"秀美""委婉""阴柔"之美，与壮美和崇高相对。拉丁文中的优美为gratia，即愉快、直爽。这个词源于希腊女神哈丽特所象征的意义。罗马人称哈丽特为哈拉齐，她是世界上一切美好事物的代表，是光明和欢乐的象征。优美是一种静态的、柔性的、优雅的美，是最常见的美，其基本特点在于和谐。

#### （二）优美的表现形式

优美是一种常见的形态，它具体表现为清新、秀丽、柔媚、娇小、纤细、精巧、淡雅、幽静、轻盈等形式。在社会生活、自然界和艺术中，优美又有不同的特点。

**1. 自然界的优美**　自然界的优美偏重于形式。但凡自然界中形式上显得和谐统一，能与人的活动相协调一致，能唤起人愉快情感的事物，一般都可认为是优美的。如微微起伏的山丘，长满嫩绿庄稼的田园，艳丽的鲜花，娇嫩的小草，开屏的孔雀，跳跃的小兔、小鹿，杭州的西湖，上海的豫园等都是优美的。自然界是人生活的环境，自然界的有些事物之所以显得优美，就在于主客体的矛盾中，客体屈服于主体，与主体相和谐一致，而不会给主体造成任何威胁。

**2. 社会生活中的优美**　社会生活中的优美偏重于内容。由于人是社会的主要组成部分，社会优美的呈现者主要是人及人的行为、性格，比如优雅文明的举止、和蔼可亲的态度和谈吐、自然灵活的动作等。社会生活中的优美一般以小巧、娇柔、妩媚为特征。儿童游戏的场面是优美的，劳作后的人们在田间小憩的情景也是优美的，幸福和睦的家庭、纯洁的友情、甜蜜的爱情，无不充满人们对彼此的关爱体贴之情。远离纷争冲突，是人的美好情怀；善良的心灵及人类特有的智慧力量都会让人心境平和，身心得到抚慰而感到惬意舒适。法国现实主义画家让－弗朗索瓦·米勒的作品，每一幅都是从耕耘着、放牧着、生活着、劳动着的法国农民的真实生活中来的。如同卢梭、柯罗等发现了平凡自然界的诗情画意一般，米勒也发现了平凡劳动者的诗情画意。

**3. 艺术中的优美**　艺术中的优美是艺术家对现实中的优美的提炼加工，因而更加鲜明。艺术中的优美是现实中的优美的能动反映。优美的艺术是根据优美内容的要求，以与内容相协调的美的形式表现出来的。在这二者之间，优美的内容决定优美的形式，只有优美的形式与内容相一致，所创造出来的艺术品才显得优美。比如提香的以女子为题材的画（图 3-1）、施特劳斯的《蓝色的多瑙河》、王维的田园山水诗都是优美的内容和形式相结合的艺术品。

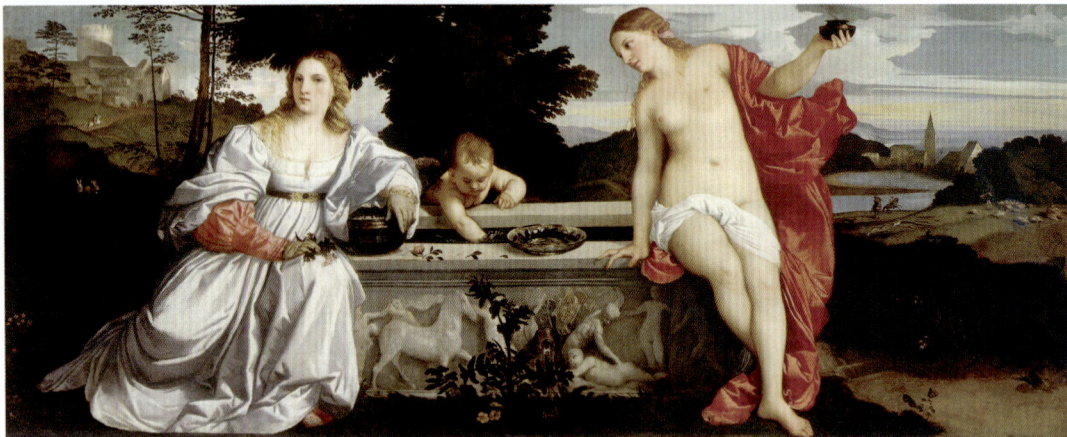

图 3-1　提香《天上的爱与人间的爱》

## 二、优美的本质和特征

在审美类型中，优美通常是指一种单纯的美。从本质上讲，优美是主体和客体和谐统一的美，是内容和形式的和谐，是矛盾统一的现实化，矛盾的过程已经消失在统一之中，看不见斗争留下的痕迹。社会实践与客观规律相一致，真和善达到高度的统一，并通过符合规律的美的形式表现出来。所以，优美的本质是和谐，其美学特征主要包括和谐感、自由感和纯粹的形式感。

### （一）和谐感

和谐是优美的根本特征。优美在整体感觉上是一种和谐感，如风和日丽、鸟语花香的自然景色，典雅文静的人物形象，柔和的线条，调和的颜色，舒缓的节奏等都是优美的表现形态，它们给人的都是和谐、安静的审美享受。优美是人与对象、人与自然、人自身内部都处于和谐状态的一种美感经验，其中没有任何冲突、争斗的痕迹，而是一种内在与外在的和谐感。在这种和谐感中，人自身的存在得到了一种最直接、最单纯的肯定，因此带来舒畅、轻松、欢快与明朗的感觉。

### （二）自由感

优美在心理反应模式上是一种顺受反应。在优美的经验中，没有任何忤逆、反抗等因素，而是一种合规律性与合目的性的统一。因此，它的心理反应模式就是一种自由自在、无忧无虑的感觉，这正是一种一切都合乎人的存在目的的自由感，仿佛整个世界都是按人的存在目的而安排的，一切都那么安闲、平和而静穆。

### （三）纯粹的形式感

唤起优美感的形式，多具小、柔、轻、媚、精、润、秀、纯等特征，是一种偏于静态的美。

体现出均衡、比例、对称、韵律、多样统一等形式美的基本规律，给人以美的享受。如朱光潜所说："春风微雨、娇莺嫩柳、小溪曲涧荷塘之类自然景物和赵孟頫的字画、《花间集》、《红楼梦》里的林黛玉、《春江花月夜》乐曲之类文艺作品都会令人引起秀美之感。"女性的羞怯、纤细、娟秀、妩媚等也会唤起优美感。所以，优美又被称为女性的美，以相对于男性的崇高之美。

# 第二节　崇　高

## 一、崇高的概念

崇高（sublime）是一种庄严、宏伟的美，以巨大的力量和慑人的气势见长。它近似阳刚之美的形态，但比阳刚之美更伟岸，更肃穆。

崇高又被称作雄伟、壮美，是一个古老的美学范畴。它最早是由古罗马时代的修辞学家、美学家朗吉努斯在一封名为《论崇高》的长信中提出。在这封信中，他提出了宏大与精细的差别，以及崇高感是一种令人惊心动魄、肃然起敬之情感的观点。从此以后，崇高就与优美一道在西方美学史上处于并列地位。

## 二、崇高的本质和特征

### （一）对崇高本质的认识

对于崇高的本质，从来都有各种各样的看法，不过，主要还是表现为唯心主义和唯物主义的两种见解。

客观唯心主义者认为，"崇高是理念胜于形式"，如黑格尔、费肖尔等人就持这种看法。他们认为，自然界和人类社会的一切事物都是"绝对理念"的显现，如果这种"绝对理念"充分体现在一个事物中，以至不能被它的形式所容纳，当人们观赏这个事物的时候，由于主观想象力的干预而在人们内心唤起"无限"理念，这个事物就是"崇高"的。这种观点，把物质世界归结于"绝对理念"的显现，否认它的客观存在，这是一个根本的错误。但这种观点看到了崇高事物之间存在着内在矛盾，有其合理的一面。

主观唯心主义者认为，宇宙万物不过是人的主观精神的表现，如立普斯等人就是持这种观点的。他们认为，人感到某种对象崇高，是自己的某种感情"移入"或"外射"到对象上去的结果，崇高只不过是人的伟大感情移入于对象罢了。主观唯心主义还有另一种观点，就是认为崇高的本质特征就是"绝对的大"。康德就持这种看法，他认为，凡是某种对象"全部地、绝对地、在任何角度（超越一切比较）都称为大，这就是崇高"。崇高有两种表现形式：一种是"数学的崇高"，其大在数量体积，如高山；一种是"力学的崇高"，其大在威力，如狂风暴雨、海啸狂涛等。其实，康德讲的"绝对的大"，用的是埃及金字塔和罗马圣彼得大教堂作为例子，而这两种建筑都没大到"绝对"的地步，这就反映出康德理论自身的矛盾。

车尔尼运用唯物主义的观点对唯心主义的崇高论进行了批判。他批驳了黑格尔对崇高概念的解释，指出："无论说崇高是理念压倒形式，还是说崇高是绝对的显现，都不能说明崇高的本质。"车尔尼指出："崇高的对象并不是什么神秘的东西，不过是远大于别的东西的对象而已。"车尔尼强调了崇高是事物本身的属性，这就剥去了黑格尔给崇高披上的神秘外衣。但我们也应看到，他对这一问题的探讨，并没比康德、黑格尔进步多少，他把数量上巨大得多作为崇高的本质和特点，这就很难说明崇高作为一个美学范畴的特殊内容和特殊意义。那怎样才能科学地说明崇高的本质呢？

崇高作为一种美的表现形态，同样是事物的一种客观属性，但又不是纯粹的自然属性。它来源于人类的社会实践，或直接、间接地与人类实践相联系。人类改造世界的实践斗争是严峻、艰巨的，充满矛盾和冲突。人们在实践中越是遇到严峻的考验和艰难险阻，斗争历程越是激烈、艰辛，就越能激发、表现出人类自身的本质力量。而崇高正是人的这种主体力量与客体冲突在对象世界中的感性显现。

按照马克思主义观点，崇高同优美一样，都是人的本质力量在对象世界的感性显现。它同优美的区别在于，优美体现了人的本质力量与客体在对象世界的和谐统一，崇高则体现了这种本质力量与客体在对立冲突中的统一，这就是崇高的本质。

### （二）崇高的美学特征

**1. 外在形式** 崇高主要表现在形体和力量上的巨大，在威力上往往具有强健的物质力量和精神力量，以及压倒一切的雄伟气势。比如"吴楚东南坼，乾坤日夜浮"（杜甫）、"大漠孤烟直，长河落日圆"（王维）的这种气势的磅礴，又或"四海翻腾云水怒，五洲震荡风雷激"（毛泽东）、"乱石穿空，惊涛拍岸，卷起千堆雪"（苏轼）的这种力量的伟大，都让人感受到一种崇高之美。

**2. 心理效应** 崇高强烈地体现出主体在对立冲突中的坚定性与刚强性。如果优美引起人平静的、和谐的愉快，那么，崇高引起人动荡的、剧烈的愉快。康德对崇高所引起的心理特点做了比较准确的说明，崇高"把我们心灵的力量提高到超出惯常的凡庸"，主体在崇高对象面前感到凡俗平庸，从而唤起昂扬的情绪和奋发的意气，要去学习对象、赶上对象，从而提升自己的精神境界。崇高"使我们显示出另一种抵抗力"，困难和挫折激起主体的勇气和上进心，要求征服对象、战胜对象，从而产生出豪迈的气概。在这两种情况下，崇高对象都能引起惊心动魄的审美感受。

# 第三节 悲 剧

## 一、悲剧的概念和分类

### （一）悲剧的概念

悲剧（tragedy）通常被看作是戏剧的一种类型，是以剧中主人公与现实之间不可调和的冲突及其悲惨的结局构成基本内容的作品。悲剧作为美学中的一个范畴，是与喜剧相对的特殊表现形态。它是指现实生活或艺术反映中那些作为实践主体的肯定性社会力量，在具有必然性的社会矛盾冲突中，遭到不应有但又不可避免的苦难或毁灭，从而引发悲痛、同情和奋发感受的一种审美形态。正如鲁迅所说："悲剧就是把人生有价值的东西毁灭给人看。"美学的悲剧主要是研究现实生活和艺术中的一切悲剧性现象及其本质规律，因而就不只局限于戏剧中的悲剧了。这实际上是悲剧的概念在广义和狭义上的区别，所以美学范畴的悲剧又被称为"悲剧性"。但无论是广义的悲剧还是狭义的悲剧，其本质特征是一样的。悲剧具有重要的美学意义，和崇高一样，可以说它是美的一种特殊的表现形式。

## （二）悲剧的分类

悲剧植根于社会的矛盾冲突，它反映了历史必然性和现实可能性之间的矛盾，由于矛盾性质的不同，悲剧的类型也不同。

**1. 英雄人物的悲剧**　古希腊悲剧家埃斯库罗斯的作品《被缚的普罗米修斯》就是一个典型的例子。普罗米修斯盗天火给人间而被天神宙斯惩罚，被铁链钉在高加索山上。河神劝他和宙斯和解，但遭到他的拒绝。在希腊神话中，普罗米修斯是一位小神，经过埃斯库罗斯的艺术加工，他成为一个不畏强暴、敢于为人类的生存和幸福而斗争的伟大的神，他的形象从古至今受到称赞，被马克思称作"哲学的日历中最高尚的圣者和殉道者"。保罗·鲁本斯的同名画作描绘的正是恶鹫啄食普罗米修斯肝脏时的情景（图3-2）。画家着意渲染了恶鹫的凶狠无情（巨大的黑色双翼，尖利可怕的鹰爪和那叼食血淋淋肝脏的喙）和普罗米修斯肉体上和精神上的痛苦（他被捆住的双手挣扎着，想赶走恶鹫，身体扭曲着，两脚拼命蹬着岩石）。而画面的一角，那不熄的火种依旧在燃烧，象征着被缚的囚徒终究是个胜利者。

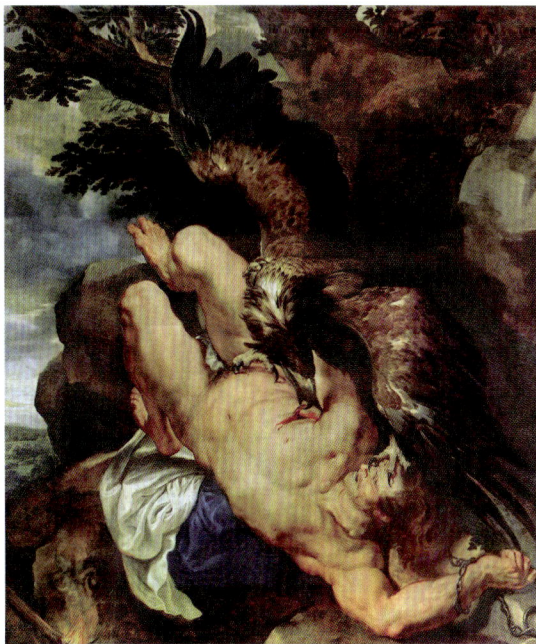

图 3-2　保罗·鲁本斯《被缚的普罗米修斯》

**2. 普通人物的悲剧**　是指普通人日常生活中的不幸和苦难，并非惊天动地的伟业，只是人们正常的生活愿望受到摧残，例如鲁迅笔下的祥林嫂。鲁迅认为，这种"简直近于没有事情的悲剧"是大量存在的。

**3. 旧事物的悲剧**　旧事物灭亡的悲剧性有一个前提，就是它的存在在一定程度上还没有丧失历史合理性。否则，人们就不可能对它的灭亡产生同情和怜悯。例如光绪皇帝就是这样的悲剧人物。他是行将灭亡的封建制度的代表，但他变法维新的行动仍有某种合理性，最后，在慈禧太后的压制下落得个悲惨的下场，令人同情。

## 二、悲剧的本质和特征

### （一）悲剧的本质

悲剧是与喜剧相对的特殊表现形态，从两个方面揭示矛盾冲突：一方面，正面的事物在毁灭中显示其价值，在暂时失败中预示着未来的胜利；另一方面，反面事物在其暂时胜利中暴露了它的虚弱和灭亡的必然性。悲剧是崇高的集中形态，是一种崇高美。关于悲剧的本质，马克思和恩格斯从辩证唯物主义和历史唯物主义出发，在科学研究人类社会发展规律的基础上对悲剧的本质做了深刻的说明。恩格斯在评论拉萨尔的剧本《济金根》时提出了"历史的必然要求和这个要求的实际上不可能实现之间的悲剧性的冲突"。悲剧本质在于客观现实中的矛盾冲突，这种冲突有其客观的历史必然性。

## （二）悲剧的美学特征

**1. 正面性**　悲剧人物必须是正面人物，或具有正面素质的人物。真正的悲剧人物总是在某些方面或多或少地与特定历史时期的人民群众的精神性格、思想感情等正面素质的人物相通。这些人物既包括英雄人物，又包括默默无闻的小人物；既包括人民群众，也包括统治阶级中符合历史潮流的正面人物或具有一定进步性的人物。在悲剧中，有些人虽然不是正面人物，但只要他们身上具有某些正面素质，也可构成悲剧。如鲁迅先生笔下的孔乙己，很难说他是什么正面人物，但因他身上存在着善良的一面，比如他对小孩可亲可爱的和蔼态度、教人识字的热心举动等，虽然他总的看起来是迂腐可笑的，但还是有善良的因素，因此，当他作为科举制度的牺牲品而悲惨死去的时候，仍然能引起我们某种怜悯之情。

**2. 必然性**　悲剧人物的不幸、痛苦和灭亡必须具有一定历史条件下的社会必然性。悲剧之所以为悲剧，就在于某些人物的正面素质和正义行动，按人类生活的要求或历史发展的要求是应该得以合理存在和发展的。但在当时特定的历史条件和斗争形势下，受到了与他相对立的社会力量的影响、打击、摧残和迫害，结果遭到不幸、痛苦，以至死亡。但是，不能认为任何伟大的、正面人物的死亡和不幸都是悲剧。例如雷锋和刘胡兰都是伟大的，但刘胡兰的牺牲是悲剧，而雷锋的牺牲则不能称为悲剧。那是因为，刘胡兰的牺牲是丑对美的暂时压倒，是尖锐的两种社会力量矛盾冲突的结果；而雷锋的牺牲则缺少这种冲突的社会历史必然性，只是纯粹偶然的结果。当然，偶然的因素有时也会造成悲剧，但这种偶然性必须是含有社会必然性的偶然，而不是毫无社会意义的纯粹的偶然。

**3. 矛盾性**　悲剧是现实生活中矛盾冲突的反映，因此，它必须以矛盾冲突为基础。这种冲突不是人与自然的冲突，而是体现社会关系的矛盾冲突，是正义的社会力量和非正义性的社会力量间的冲突，结果是"非正义"压倒"正义"，最终导致悲剧性结局。

**4. 乐观性**　悲剧是对正面人物高贵品质的肯定，因而是充满乐观主义精神的。悲剧虽然以美的毁灭而告终，但却显示了美的真正历史价值和人生价值的崇高性，预示出新世界必然到来的前景和旧势力必然没落的趋势。因此，它是悲而不伤，痛而不绝，悲壮慷慨，充满乐观的。

# 第四节　喜　剧

## 一、喜剧的概念和分类

### （一）喜剧的概念

喜剧（comedy）是通过美对丑的嘲弄、否定和揭露，真实地展示新事物淘汰旧事物、新生力量战胜腐朽势力的历史过程。喜剧像悲剧一样，通常也被人们认为是一种戏剧类型。而美学范畴的喜剧事实上远远超出作为一种戏剧类型的狭义范畴，渗透在各类再现艺术中。美学范畴中的喜剧的研究对象是社会生活中的一切喜剧现象及其在艺术中的反映，并找出其中有规律性的东西，而不仅限于喜剧本身。

### （二）喜剧的分类

喜剧的表现形式多种多样，一般可分为两种，即否定性喜剧和肯定性喜剧。

**1. 否定性喜剧**　否定性喜剧主要采用讽刺、嘲讽的手法撕破伪装，常以揭露旧事物、反面人物，讽刺落后现象为特征。丑的事物往往喜欢披上美的外衣，用美的形式乔装自己。喜剧就是要剥去丑的事物为掩饰自己的本质而设的伪装，使其原形毕露，从而产生喜剧效果。

**2. 肯定性喜剧**　肯定性喜剧是通过表现喜剧人物某些本质的可笑方面，肯定和歌颂先进人物，来赞美真、善、美的思想和品行。如豫剧《徐九经升官记》中的徐九经，虽长相奇丑，但才能过人，主持公理，廉洁公道。通过他美的心灵与丑的长相和动作之间的矛盾，衬托了他甘当清官、不畏强权的高尚品格。

## 二、喜剧的本质和特征

### （一）喜剧的本质

喜剧也是一个古老的美学范畴，在美学史上，曾有过许多关于喜剧的见解。最早对喜剧提出看法的是亚里士多德，他认为"喜剧总是模仿比我们今天的人更坏的人"。鲁迅认为，"喜剧就是把无价值的东西展示给人看"。和崇高、悲剧一样，喜剧的本质特征也存在于事物的内容与形式的矛盾对立中，所不同的是，崇高和悲剧是内容大过形式，而喜剧则是形式大过内容，是在对丑的直接否定中肯定美。马克思以社会矛盾冲突为基础，对喜剧的本质与根源进行了深刻的经典性论述。他认为，"历史不断前进，经过许多阶段才把陈旧的生活形式送进坟墓。世界历史形成的最后一个阶段就是喜剧"。所以，喜剧的对象是那些已偏离历史正常规律，失去存在的合理性，还力求表现其虚假的合理性，因而往往内容与形式错乱、本质与现象背离的不正常的东西。对这种社会现象的解释和否定就构成喜剧。喜剧的本质是在美与丑的矛盾冲突中，以美压倒丑为基本点，以内容与形式、动机和效果相互矛盾的行为、事件为基本内容，从而引人发笑，直接或间接地肯定人的本质力量，给人以精神上的满足，使人获得某种审美享受。

### （二）喜剧的美学特征

**1. 引人发笑的表现形式**　引人发笑是喜剧最基本的表现形式，笑也是喜剧在欣赏者生理上的集中反映。喜剧是以笑为形式去否定生活中的不协调现象，从中肯定生活中的美的艺术、美的社会现象和美的生活现象。由于喜剧的多样性，笑也是各种各样的。但喜剧引发的笑不是纯粹的生理反应，而是人的心理活动的表现，是人们的感悟所引发的带有强烈刺激性的笑。喜剧通常是通过笑的形式得以实现心理上的轻松，只有当笑用于否定丑、肯定美时，才构成喜剧。在笑中，某种现象的缺陷遭到否定，而其美的本质得到肯定。

**2. 寓庄于谐**　这是喜剧艺术的特点。"庄"是指喜剧的主体思想体现了深刻的社会内容，"谐"指的是主体思想的表现形式是诙谐可笑的。因此，"寓庄于谐"就是用倒错、荒谬、悖理等形式来表现事物深刻的社会内容。如赵本山的小品《卖拐》、卓别林的电影《摩登时代》等，以倒错的形式揭露本质，使讽刺的对象处于"欲盖弥彰"之下。说明喜剧艺术的魅力不仅是逗人发笑，还必须给人以智慧和启迪。在喜剧中，"庄"与"谐"处于辩证的统一。没有深刻的内容和思想，喜剧就失去了灵魂；没有诙谐可笑的形式，喜剧也不能成为具有独特审美效果的真正喜剧。

## 第五节　美的基本范畴在护理工作中的意义

审美范畴从不同的角度揭示美和审美的本质。在人类审美活动这一特殊领域里，人们将感性的审美经验升华到理性思维的高度，在审美类型方面区分出优美、崇高、悲剧和喜剧等各种不同的类型。通过美的基本范畴，可以帮助我们认识护理工作中美的特点，提高护理人员的审美意识，将审美运用于护理实践。

## 一、优美与护理

优美的基本特征是和谐。人对优美的感受可以表现为生理、心理上产生平缓、亲切、轻松、随和、舒坦、闲适、宁静和愉快等心境。优美在护理工作中可表现在以下几个方面。

### （一）护士仪容仪表中的优美

护理人员优美的仪表可表现在体格匀称、动作轻巧灵活、面部表情生动且常带微笑、衣着朴素美观、谈吐彬彬有礼、作风谦逊而不拘谨，以及坐、站、行遵守一定的规范。护理人员的容貌美表现在清新、自然、真实，如略施淡妆达到和谐、扬美遮丑的作用，切忌浓妆艳抹。

### （二）护理环境中的优美

护理环境中的优美表现在病房的布置、色彩的选择上。如病室墙面的色彩以淡奶黄、淡蓝色为宜，地面应明净而不反光，门窗帷幔的颜色淡雅透明而又稍显朦胧。病房内外适当绿化，室内陈设注意多样统一的原则。整齐的线条和静谧的气氛才能给人安全、稳定的感觉。

### （三）护理操作中的优美

护理操作中的优美表现为精细、娴熟、轻柔。护士在处置每一件事时应做到精细和美观，如口腔、头发、皮肤等护理的干净、利落，体现优美。护理技术熟中生巧，巧中有美，如肌内注射"两快一慢"，静脉输液快速准确，膀胱冲洗干净利落，抢救危重患者熟练有序，亦为优美。护理人员充分考虑到患者的耐受性，在进行操作时轻快、温柔，让患者感觉舒适，最大程度减轻患者的痛苦与思想负担，也是优美。为患者营造一个美好舒畅的护理环境，用自己友善的语言、表情和娴熟机智的动作让患者在视觉上感到整洁美观，听觉上宁静恬淡，情感上备受关怀，均是优美。

## 二、崇高与护理

崇高是一种雄壮、刚性的美，通过对象粗犷、博大的感性形态，劲健的物质力量和精神力量，雄伟的气势，给人以心灵的震撼，使人惊心动魄，产生敬仰、赞叹的情怀。崇高在护理工作中主要展现在精神上。南丁格尔在克里米亚战争中将个人的安危置之度外，以人道、博爱和奉献的精神为伤兵服务，当地士兵亲切地称她为"提灯女神"，此为崇高。5·12汶川地震、2020年初新型冠状病毒肺炎疫情，在突如其来的灾难面前，医务人员没有选择逃避，而是迎难而上，临危不惧，与"死神"赛跑，此亦为崇高。

## 三、喜剧与护理

喜剧中的幽默可以帮助护理人员化解临床中某些紧张的氛围，建立和谐的护患关系。护理人员的社会接触面较广，涉及的人和事多而复杂，必要时可适当运用喜剧中的幽默来化解矛盾，缓和关系。护理人员若能掌握幽默的技巧，可使周围的人际环境气氛和谐、关系友善，如儿童医院的"小丑医生"进行的幽默疗法，用他们真诚的眼神、和蔼的微笑、幽默的语言、夸张的动作，去逗那些久病卧床的孩子们开心，为患者和家属轻减了痛苦，从而提高医疗效果。

【思考题】

1. 收集一组具有崇高特征的审美对象和一组具有优美特征的审美对象，结合审美体验总结崇高、优美的不同审美效果（审美作用），写成一篇 500 字左右的文章。

2. 请欣赏戏剧《哈姆雷特》，体会悲剧的本质与特征。

3. 通过欣赏卓别林的喜剧电影《摩登时代》，请说出该剧揭示了什么社会现象？想表达美的什么本质？

# 第四章
# 人体美与护理

扫一扫，查阅本章数字资源，含PPT、音视频、图片等

人体是世间"最自由、最美的形象"。这不但体现在人体各部分之间的和谐与优美，符合形式美的法则，而且体现在通过外在的形象表现出来的人体内在的生命力，更体现在通过表情、姿态和动作显现出来的人的涵养、气质和风度。护理人体美是从护理的层面对人体之美进行探讨，将美学原理运用于护理服务的领域，紧紧围绕着由人生命的开始到生命的终结进行的护理实践，为人体健康增色，是维护、修复、再造、促进人体美的系统工程。该工程塑造了身心健康的个体和群体，并因此而产生的护理审美决定了人体美作为护理审美对象的核心地位。

## 第一节　人体美的基本要素

人体美是指将人体作为审美对象而审出的美，是指人体在形态结构、生理功能、心理过程和社会适应等方面都处于健康状态下的协调、匀称、和谐与统一，是人的自然美和社会美的高度统一。

人体美可分为广义的人体美和狭义的人体美。广义的人体美包括人的相貌、体形、神态、体态、气质、风度的美，身心健康的生命美，以及文化素养、品格修养乃至服饰的美，等等。狭义的人体美，主要从形态上特指人的形体和容貌的美。人体美与其他美的事物一样，都必须遵循对称、匀称、节奏等形式美的法则。狭义的人体美主要指人体的线条美、色彩美和结构美，是组成人体美的三大基本要素。

### 一、人体线条美

线条是构成人体视觉形象最基本的要素，是表现人体美最直接、最明确，最富有概括力的部分。人们通常用"体格魁梧、棱角分明"和"身材苗条、胸部丰满、腰肢纤细"等字眼来形容男性和女性的体形美，而这些都是通过各部分的线条来反映的。人体的线条除了可以反映人的形体之外，还可表达人的情感。因此，人体的线条美是人体美的重要组成部分。

人体的线条由直线和曲线共同组成，刚柔相济，变化十分丰富。男性人体直线较多，体块分明，表现出阳刚之美；女性人体曲线起伏，线条柔和，体现出阴柔之美。

由于人类的进化，直立行走，手脚分工，肌肉和骨骼的协调运动等，人体形成了多样而趋于统一的曲线美。如恰到好处的眉毛、炯炯有神的明眸、忽闪张合的睫毛和眼睑、挺拔的鼻子、宽宽的额头、高高的颧骨、端庄的下颏、柔软的嘴唇等，无不蕴藏着曲线之美。各种线条协调组合，构成一张生动的面孔。

人体的曲线富于美感，还在于它具有强烈的动态感。我国古代美学家曾把人体曲线美喻为

"宛若游龙"。双眉的舒展，眼波的流转，嘴唇的张合，胸腹部的起伏，以及躯体和四肢的运动，都充分展现出动态的曲线美。

人体曲线美可唤起人们情感上的波动，给人以愉悦、联想和满足。表情丰富的面容，灵巧自如的双手，浑圆舒展的臂膀，修长健美的双腿，苗条又不失丰满的身材，无不给人以美感。

人的形体既然都是由曲线勾画的，那么，为什么还有美丑之分呢？问题在于组成某一形体的曲线是否具有其内在的美学规律，以及曲线组合是否协调。只有符合美学规律的曲线才能使人产生美感，而杂乱无章的曲线则是一种干扰。在人体上有一条十分重要的美学线，即背、腰、臀连续的"反向双曲线"，有人称为霍格斯线。该曲线呈"S"形，给人以柔美和平衡之感。此线为人体侧面观时最具魅力的线条，许多人体摄影作品均热衷于表现这条曲线。但臀部过于肥大或腰部太粗都会破坏这条曲线，使正"S"变为倒"S"，则平衡丧失，美感大打折扣。

## 二、人体色彩美

色彩美是视觉感官所能感知的美，不同地域环境的人体肤色和毛发，五颜六色的人体彩绘，灵活多变的美容技术，都会给人以美的感受。

人体的色彩可以分为人体的天然色彩和装饰色彩两部分。

### （一）人体的天然色彩

人体的天然色彩主要表现在皮肤和毛发上。

**1. 肤色**　人体的肤色受地域和气候环境的影响，形成了白色、黑色、黄色、棕色、红色等多种颜色，将人类分为白色人种、黑色人种、黄色人种和棕色人种。肤色能反映人的健康状况和精神面貌，健康人体的肤色在光的作用下，富有诱人的魅力。人的面色红润、容光焕发会给人以充满活力的美感，面色苍白、精神萎靡只能给人以病态之感。

此外，人体肤色一般还可从水色、血色、气色三方面来进行评价。例如中国人对人体色彩的审美要求是：在水色方面，皮肤要滋润、柔软、细腻、光洁；在血色方面，要外观红润，微泛红光，黄里透红；气色实际上是精神状态在容貌上的表现，如喜悦、满足、安闲等。具有好的水色、血色、气色的人，往往会显得精力充沛，光彩照人，会给人一种美感享受。

肤色的深浅是由毛细血管的密度、血流量和皮肤所含黑色素的数量及分布状况决定的，其中黑色素最为重要。人体的肤色、发色和眼色都是由黑色素决定的。当黑色素主要集中在表皮生发层时，皮肤呈褐色；若黑色素延伸至颗粒层时，则为深褐色。反之，如果生发层所含黑色素少且分布分散，则皮肤颜色浅。在阳光照射下，黑色素在含酮的酪氨酸酶的氧化作用下易使皮肤变黑，故皮肤颜色与阳光照射关系密切。皮肤颜色还受毛细血管密度的影响，血管密度大，血流量丰富，皮肤就显红色。

此外，肤色还与胡萝卜素、胆红素的多少，以及皮肤角质层的厚薄有关。

**2. 发色**　毛发包括头发、汗毛、眉毛、睫毛、腋毛、阴毛等。毛发的颜色具有明显的种族、地域差异，如东方人的黑发、西方人的金发各有其魅力。此外，随着年龄的增长，头发会变白，这是人体因衰老而代谢功能降低，酪氨酸酶减少造成的。精神矍铄的老年人拥有一头银发实际上也是一种美。

### （二）人体的装饰色彩

人体的装饰色彩是指人体皮肤和毛发以外的，对人体起修饰和点缀作用的色彩。它包括服饰、化妆、鞋帽及佩戴物等的色彩，它是人体色彩美中不可缺少的部分。不同的颜色给人们的生理和心理带来不同的感受，因此，可以利用装饰色彩帮助人们更好地塑造人体美。这里主要谈谈服饰和化妆色彩。

**1. 服饰**　服装的色彩搭配应与人体的肤色和体态相协调。由于人对色彩存在着视错觉，如白色、浅色、暖色会给人以宽大、膨胀、前进的感受，黑色、深色、冷色会给人以瘦小、收缩、后退的感受，黑色、红色、橙色还会给人一种沉重、热烈、温暖的感觉，等等。所以在选择和搭配服装色彩时，就可以利用这种感觉配置颜色，起到意想不到的美感效果。

**2. 化妆**　化妆是一门色彩技术，它能通过色彩体现人体的优点而掩饰和弥补缺陷，从而使人增加美的风采，同时也能满足个人的需要和愿望。化妆可以丰富人体的色彩美，增强人体的色彩对比度，提高人体天然色的和谐美，增添人体的魅力和美感。

在化妆中，色彩的冷暖关系在不同的搭配方式下能够产生不同的效果。暖色、冷色及其特定的化妆技巧会给人带来温柔、平和或冷郁、高傲的感觉。化妆的色彩因其表现形式又可分为高光色、阴影色和装饰色，通过不同的应用方法可以增添人体美。在面部轮廓造型中，可利用色彩的高光色与阴影色的对比、色彩的引导、线条的变化、装饰色的运用等技巧，并通过色彩的块面分割过渡、线条倾向的转移等来矫正、修饰面部的不理想部位，扬长避短，塑造人体美。

### 三、人体结构美

人体结构美是人体美最直接的表现形式。人体作为生命的载体，其生理结构美先天汇聚了几乎所有形式美的法则，符合绝大多数的美学规律，遵循和谐、统一、对称、均衡、节奏、黄金律等形式美的法则。

人体结构美包括容貌结构美和形体结构美两大类。

#### （一）容貌结构美

容貌由头颅部位的各个器官来呈现，是人体最袒露、最引人注目的部分。容貌中的五官是展示人的心灵、情感及个性的窗口。容貌之美是人体审美的核心和主要对象。容貌结构美主要包括眉、眼、鼻、耳、唇、齿、颊、颏等结构的美。

**1. 眉**　是容貌的重要结构之一。在人的面部，除了灵动的双眸外，最能传神以表现人的内心和性格特征的就数双眉了，故古人将眉称之为"七情之虹""情感之丝"。眉具有传情功能，兴奋高兴时喜上眉梢、眉飞色舞，失落郁闷时愁眉苦脸，胜利骄傲时扬眉吐气。眉犹如眼睛的框架，两者关系好似画框与画面的关系，好的画需要相宜的框架来衬托才会熠熠生辉。同样，粗细适中、浓淡相宜、线条优美的双眉对于顾盼神飞的双眸来说，就像绿叶之于牡丹，衬托得双眸更加明媚迷人，使整个面部轮廓显得明晰而和谐，使容貌增添风采。

**2. 眼睛**　是容貌的中心，是容貌美的重点和主要标志之一。人们对容貌的审视，首先从对眼睛的关注开始。一双清澈明亮、妩媚动人的眼睛不但能增添容貌美，使之更具魅力和风采，而且能遮去或掩饰面部其他器官的不足和缺憾。"画龙点睛"这句成语体现了眼睛的美学重要性。眼睛的形态、结构比例如何，对人类容貌美丑具有重要的影响，因此美学家称人的双眼是"美之窗"。眼睛美包括眼的形态结构之美和眼神的动态之美。眼睛形态结构包括眼睑、眼球、睫毛、眼型等。眼神能表达人的心灵信息及内心情感，明眸善睐、回眸一笑、眉目传情均是形容眼睛之美。只有两者的和谐统一，才能真正表现出眼睛美的全部内涵。

**3. 鼻**　凸出于面部的最前端，与相对凹下的眼睛相互烘托，增强颜面部的立体层次感。因其位于面部中 1/3，故在面部起着承上启下、联系左右的作用。鼻的形态结构、对称与否可以左右容貌的美丑。挺拔高直、端正有棱的鼻子是美的重要标志。此外，鼻的不同形态还能映衬出变化多端的形象和表情，所以鼻素有"颜面之王"的美称。

**4. 耳**　位于头颅两侧，左右各一。耳由耳郭和耳垂组成，虽然是缺乏表情和动感的器官，但又是头面部不可缺少的部分。耳郭、耳垂的形态因人而异，同一个人的左右耳亦不相同。对于石雕、木雕、泥塑的神像，那双耳朵成为庄严法相颇具表现力的部分。

**5. 唇**　是一个多功能的混合器官，是颇具色彩、表情和动感，最常引人注目的器官，也是构成容貌美的重要部位之一。唇在容貌美学中的重要性仅次于眼睛，有时甚至胜于眼睛。达·芬奇的著名肖像画《蒙娜丽莎》，其重点就在唇。由于唇是人的感情冲突的焦点，因此有人称它为"面容魅力点"和"爱情之门"。上唇皮肤与唇红交界处所呈现的弓形，连接两端微翘起的口角，形似展翅飞翔的海鸥，给人以含有笑意的轻巧美感，西方画家称之为"爱神之弓"。唇的最大优势是色彩美，一副敏感而醒目、娇艳柔美的朱唇往往是展现女性风采的特征之一。

**6. 牙齿**　是口腔的门户，呈弓形，整齐地排列于口腔之中，组成完整的牙列，行使咀嚼、语言等各种功能。古人用"笑不露齿"来形容女子的温婉、贤淑。我国最早的诗歌总集《诗经》中，就以"齿若瓠犀"来赞美女子的牙齿洁白整齐。牙齿的形态与面形协调，二者相得益彰。唇和齿位置相近，人们常用"唇齿相依""唇亡齿寒"比喻关系密切，相互依赖。

**7. 面颊**　占据面容的大部分，女性的"粉面桃腮"，以及"笑靥"（酒窝）成为花容月貌的重要因素。

**8. 颏**　俗称下巴，上部与唇毗邻，下部为颜面之最下端，左右与颊部相延续。颏与鼻、唇一起决定着面部的侧貌突度及轮廓。颏的高度、突度及大小对面部下 1/3 的高度及宽度乃至整个面型都有着至关重要的影响。在一定程度上，颏部的外形轮廓还可反映出人的个性特征和气质。一些公认漂亮的面庞就是以微微突出的颏为其鲜明特征之一，有人称之为"现代人类的美容特征"。

### （二）形体结构美

人的形体结构美主要包括头部、颈部、肩部、胸部、腰部、臀部、四肢等部位的结构美。

**1. 头、颈、肩**　头形卵圆或椭圆，前额扁平微突，面形端庄周正；颈呈圆柱，曲线流畅，润滑而有弹性，均被视为美。男以双肩对称为美，女以溜肩圆润为美。

**2. 胸部**　胸廓近似于圆锥形。胸廓饱满，胸大肌发达，显现出男性的伟岸之气。乳房丰腴挺立，皮下脂肪丰富，肌肤细腻而有弹性，体现出女性的特有魅力。

**3. 腰部**　腰部呈扁圆筒形，扭转屈伸自如。男性腰部结实饱满、充满力度，蕴含着刚柔相济的力量；女性腰部纤细苗条，与胸部、臀部一起构成婀娜体态，形成动人的节奏和韵味。

**4. 臀部**　臀部似两个对称的半圆球，浑圆后凸，丰满而有弹性，其轮廓弧线微微上行，与腰部、大腿形成人体最具魅力的曲线。女性臀部皮下脂肪较多，臀围一般略大于男性。

**5. 四肢**　双臂均呈圆棒状，上臂至肘过渡的曲线自然顺畅；手部大致呈菱形，手指修长而灵巧，指甲红润光洁；双腿皆为柱形，上粗下细，主要由股四头肌和腓肠肌勾勒出腿部优美的线条；足部呈三角形，因足弓结构大大美化了人的脚形。

## 第二节　人体美的基本特征

大千世界，物种万千，作为审美的对象是很多的，可以是名山大川，可以是江海波涛，也可以是一只飞鸟、一朵白云、一缕清泉、一株古松，这些都可以使人领略各种各样的美。而人乃是美中之至美，人把自身作为审美对象，既是审美的主体，也是审美的客体。作为主体，人可以分辨出美丑；作为客体，人是内在美与外在美、自然美和社会美的统一整体。

著名的美学家和画家达·芬奇精确地研究了人体美的比例后认为，人体是完美的东西，而人体的比例又必须符合数学的某些法则才是美的，人体的各部分也要与圆形、正方形、三角形等完美的几何图形相吻合。

美的人体以其严格的对称、精妙的比例、流畅的线条、微妙的起伏、和谐的色彩，以及美妙的节奏成为的集合体。所以说，人体美是最深刻、最动人、最均衡的一种美，是自然美的最高表现形态。

人体美除了具有其他美的事物普遍特征外，还具有自身独特的美学特征。人体美的基本特征是指人的审美价值。人体越符合美的规律就越美，审美价值越大。人体的美学特征包括以下三个方面：

## 一、和谐统一的整体

人体的整体性是指人生理的、心理的、精神的、社会的和道德的各个部分之间是一个统一的整体，彼此有机联系、相互制约。人体各部分之间越和谐统一，整体感就越强，更能产生美感。人体的有机构成是多样复杂的，体现在以下方面：首先，体现在整体的完整性之中。人体的各形态结构和功能是协调统一的，无论哪一方面受到破坏，均会损害人体的完整性。疾病往往是对人的容貌与形体的破坏，这势必破坏人体的完整性，也破坏了人体美。其次，表现在整体的形态和线条上。人体各部分都不是孤立地存在，而是按适当的要求构成整体，形成符合形式美法则的自然线条和形态，体现出整体的曲线美，例如双肩对称、男宽女圆就是整体曲线的一种表现。其三，表现在整体的一致性上。这就要求人体的整体与局部、生理和心理、机体与环境相协调。人体内在美受生理、心理条件的限制而因人而异，人体外在美则受经济、习惯、文化修养的影响。人体美要求内外、形体各部分之间的协调一致，窈窕淑女与明显的形体曲线在一起是协调一致的，英俊少年与健壮体形在一起也是协调一致的，反过来则破坏了人体整体美。

## 二、均衡匀称的形态

### （一）人体比例美

人体比例是指人的整体与局部、局部与局部之间的数学关系。比例是实现人体框架各部分和谐的根本。被誉为"中国古代四大美男"之一的宋玉所谓"增一分则太长，减一分则太短"就是指这种比例关系。我国早就有面部的"三庭五眼"及身材"立五、坐七、盘三半"等反映人体各个器官之间和各个部位间的比例关系的口诀流传。人类从长期的审美实践中认识到"黄金分割"是衡量人体各部分比例恰当与否的最基本标准。人体结构比例中有 18 个"黄金点"，15 个"黄金矩形"，6 个"黄金阶数"和 3 个"黄金三角"，它们是构成人体比例均衡的最基本的参数。如头部是身高的八分之一，肩宽是身高的四分之一，平伸两臂的宽度等于身长，乳房与肩胛骨在同一水平上，大腿的正面厚度等于脸的宽度等。又如脸部的长宽比、躯干的长宽比、乳房所在位置之上下长度比、脐之上下上下长度比等比例关系都是所谓"黄金值"0.618∶1 的近似值。

有关人体比例关系的研究从古至今都在不断地探索之中，由于东西方人种的差异，迄今为止并无绝对统一的人体比例标准，但较有影响的人体比例学说有达·芬奇的人体比例学说、弗里奇的人体比例学说、巴龙通的人体比例学说和阿道夫·蔡辛的人体比例学说（即黄金分割率）等。

## （二）人体对称美

人体形态一般来说是镜像对称，其特点是对称的双侧有高度的一致性，就如同镜面反射出的物像与现实的物体完全相同一样。人体的外形构造基本上是一种镜像平衡。除部分脏器外，人体形态构造在外部形态上是左右对称的，面部以鼻梁为中线，左右两眼、两眉、两耳相对称；嘴唇、牙齿是对称的；胸部以胸骨为中线，两侧胸廓是对称的；以脊柱为中线，左右两肩、上肢、下肢、肾脏是形态对称的；还有大脑半球、小脑、脑干也是对称的。容貌镜像平衡的破坏往往影响容貌美。当然，对称并不是说完全一致，而是基本相同。在现实生活中完完全全的左右一致是不存在的，正如美国学者戈尼研究人面部平衡时指出："虽然面部的基本平衡是令人向往的，但实际上所有的脸上绝对找不到完全的平衡。"除形体对称外，人体对称还需从整体上审视，如身材与容貌匀称协调，姿态动作和谐优美，气质端庄大方等。内外兼修方能体现出人体美。

## （三）人体体形美

体形是指身体外形特征和体格的类型。体形美不美，归根结底是一个身材问题，身材是体形概念的集合。身材的构成内容具有多元性，是评判人体的综合性指标，内容包括身高、骨骼发育、肌肉发达程度、皮下脂肪储积量。健美体形和身材的基本标准是：

1. 骨骼发育正常，关节不显粗大。
2. 肌肉发达匀称，皮下脂肪适量（即符合中间体形）。
3. 五官端正，与头部配合协调。
4. 双肩对称，男宽女圆。
5. 脊柱正视垂直，侧视弯曲正常。
6. 胸廓隆起，背面略呈"V"字形。
7. 女性乳房丰满而不下垂，侧面有明显曲线；下腰紧而圆实，微呈圆柱形；腹部扁平。
8. 男性腹肌垒块隆起，臀部圆满适度，腿长，大腿线条柔和，小腿腓侧稍突出。

人越接近这些标准，且比例匀称，即可谓体形美和身材美。

## 三、饱满充盈的活力

人是有生命的个体存在，只有生机勃勃、富有生命力的人体才能展示出人体美。毫无生气或行将就木的人体是谈不上美的。

### （一）健康是使生命充满活力的基础

饱满充盈的生命活力是建立在健康基础之上的。过去曾有人欣赏病态美，如"楚王好细腰，宫中多饿死"，但靠饥饿、束腰追求"细腰"，易引发一系列疾病。骨瘦如柴，病容消瘦，则毫无美感可言。而今"以健康为美"已成为时尚和主流，人们逐渐认识到过胖或过瘦都不能视为健康。过胖易致高血压、高血脂、糖尿病等，过瘦则易造成营养不良、体力弱、抵抗力差。因此，过胖或过瘦的人群由于生活质量和生命质量的下降，必然缺乏生命的活力。

### （二）饱满充盈的活力是人体健美的保证

人与自然一样，有生长、转化、消长各种形式，表现为生、长、壮、老、死的生命过程。人体在不同的阶段，容貌形体必定会发生一些变化，但只要身体健康，充满生命的活力，那么在生命的各个阶段都会表现出特有的生命自然之美，如小儿活泼好动、青少年朝气蓬勃、中年人成熟稳健、老年人安详平和。因此，饱满充盈的生命活力是人体健美的保证。

当代人不仅满足于生理健康美，而且追求力量美，追求身体的力量、速度、耐力、平衡能力、定向能力、柔韧力、协调性、灵活性、适应性，追求人体美的质感、量感、光感、立体感、雕塑感。因此，具有风采的、富有生命活力的现实人体美成为现代人体审美的主要内容。

### （三）人体的健美是强大生命活力美的外在表现

人的生命活力所推动的人的一切行为活动是人有意识的自由自觉的活动。这是人的生命活动区别于动物生命活动的"类"的特性，是具有美的创造性意义的社会实践。可见，任何社会实践都是人的生命活力的全部特性的体现，它包含着人的生命活力美感的全部信息，也包含着自然生命力的全部信息。

健美是最佳的一种人体美形式，它集健康、美感、活力、强壮于一体，是人们所追求的一种人体美。人体美之所以能给人以美感，就在于人们接受了人的生命活力这个本质所反映出来的那些和谐的信息。因此，人体的健美就是强大生命活力的外在表现。健美的人体，就是人的生命活力美所培育的一朵健美生命之花。

## 第三节　人体美与健康

### 一、人体美的解剖学基础

健美的人体是以正常人体的形态结构和功能为基础的。各系统、器官形态结构和功能是一个有机的整体，它们互相联系，又彼此制约，共同维持着机体的平衡。如运动系统的骨、骨连结、骨骼肌，以及头颅、脊柱是构成容貌美、体态美、动作美和曲线美的基础。若骨骼发育异常、肌肉萎缩，则很难有矫健的步伐、优美的动作。神经系统的运动神经又支配着肌群的协调和平衡，是人体动作协调美的基础。如果运动神经受损，相应肌群会出现运动障碍，难以完成各种动作。皮肤是人体最大的器官，它的色泽、质感直接影响着人体美。皮肤细薄，富有弹性，肤色清雅，颜色明淡，皮脂汗腺分泌正常，色素分布均匀是健康皮肤的重要评价依据。

中医的五脏六腑学说虽然指的是功能性的实体，但也建立在一定的解剖学基础之上。五脏六腑通过十二经脉与皮肉筋骨、五官九窍及四肢百骸形成一个有机的整体。脏腑对形体、组织、器官形态和功能的正常与否起着决定性的作用。脏腑功能的盛衰决定着形体、容貌的荣枯。

### 二、人体美的生理学基础

人体生理学是研究正常人体生理活动规律的科学。人体作为一个整体，各系统、各器官的生理活动协调，是生命活动的基础。只有人体各系统、各器官的生理功能健全，才会有健康的人体；有了健康的体魄，才会有人体的美。如果人的生理功能异常，必然会影响人体美。

神经系统在人的生命活动中起主导作用，是人体功能的主要调节系统。它调节和控制着各器官的生理功能，只有各系统、各器官之间的配合、协调和统一，才能适应体内外环境的变化，维持正常的生命活动，为人体美提供保证。任何环节出现功能异常，均会影响神经系统所支配的组织器官，从而损害人体美。如面神经麻痹不能正常支配面部的表情肌，则会出现口眼歪斜，影响人体美。

血液在心血管系统内循环流动，起着沟通内外环境和联系机体各部分的作用，血液中红细胞、血红蛋白，以及红细胞含氧量的多少决定着血液的颜色。血液的颜色又直接影响皮肤的色泽，决定着肤色的美与不美。若血红蛋白数量多，红细胞含氧量多时，血液呈鲜红色，人的皮肤会显得红润，充满活力；反之，若血红蛋白数量少，红细胞含氧量少时，人的皮肤会略显苍白青紫，给人以不健康的病态之感。

内分泌系统的功能对人体美的影响极大。若内分泌代谢紊乱，会对人体造成异常影响。例如：幼年时脑垂体生长激素分泌过多或过少，则会出现"巨人症"或"侏儒症"。成年后脑垂体生长激素分泌过多，则会患"肢端肥大症"。这些都会影响人体的容貌形体美。甲状腺素具有维持新陈代谢、调节体温和促进生长发育的作用。人出生后的 4 个月内，若甲状腺素缺乏，就会出现智力迟钝、体矮，上下身长度不成比例，牙齿发育不全的"呆小病"；如果甲状腺功能亢进，则会出现消瘦、眼球突出、疲乏、多汗等；若甲状腺功能减退，就会出现苍白、水肿、唇厚、舌大、表情淡漠等。肾上腺分泌的激素起着调节水、盐、糖代谢的作用，对第二性征和身体发育也有影响。肾上腺功能亢进（库欣综合征）就会出现水牛背、满月脸、腹大、女性长胡须等，肾上腺功能减退（阿狄森综合征）则表现出衰弱无力、面部色素沉着。性腺分泌性激素，能促进生殖器官和第二性征的正常发育，增进男性的阳刚之美和女性的阴柔之美。若内分泌失调，雌激素水平增高，易引起黄褐斑等；雄激素水平增高则易出现早秃、脂溢性脱发等。凡此种种，可见内分泌系统功能的异常均会影响人体美。

中医认为，五脏功能的活动是人体生命活动的基础，可直接影响人体容貌和形体美。如"心，其华在面，其充在血脉，开窍于舌"；"肺，其华在毛，其充在皮，开窍于鼻"；"脾，其华在唇，其充在肌，开窍于口"；"肝，其华在爪，其充在筋，开窍于目"；"肾，其华在发，其充在骨，开窍于耳及前后二阴"。五脏的功能失调则会出现五体、五华的功能异常，影响人体容貌形体美。

此外，五脏的功能活动与人体的情志关系密切。如"心藏神，在志为喜"，"肝藏魂，在志为怒"；"肺藏魄，在志为忧"；"脾藏意，在志为思"；"肾藏志，在志为恐"。五脏对情志功能的调节失调则会影响人体情绪变化，甚至出现精神失常，极大地影响着人体美。

### 三、人体美的生物化学基础

生物化学是运用化学方法研究人体物质代谢规律的科学。构成人体美和参与新陈代谢均离不开糖、脂肪、蛋白质、水，以及各种无机盐、酶、维生素、激素等物质。

糖是生命活动的重要能源，随时提供人体所必需的热量；蛋白质是组成人体一切细胞、脏器、组织的主要成分，是生命的物质基础和存在形式；脂肪供给人体能量和脂溶性维生素；水调节体温，输送各种物质并维持人体内体液渗透压的平衡；钾、钠、钙、镁、铁、磷酸、硫酸、碳酸、盐酸及各种微量元素构成人体的必要成分，参与生理功能的调节；酶是体内化学反应的催化剂；维生素通过酶来控制人体代谢；激素能促进反应物质通过细胞膜或影响酶的合成及活性来实现对代谢的调节。

在生命的新陈代谢过程中，任何物质一旦缺乏或紊乱，人体就会生病，从而影响人体美。如糖代谢紊乱引起糖尿病，则会出现消瘦；蛋白质缺乏则肌肉瘦削，皮肤易出现皱纹；脂肪代谢失常，使皮脂腺分泌旺盛，易出现痤疮、脂溢性脱发等；水的代谢紊乱易出现水肿、脱水等。维生素 A 缺乏易引起皮肤粗糙、夜盲、眼干燥症；维生素 D 缺乏，儿童会出现佝偻病，成人则出现骨软化病；维生素 C 缺乏和铜离子过多易引起色斑。可见，人体美也有赖于生化系统的正常运行。

中医就生化物质对人体美的影响也有类似的阐述。它是从五味入五脏的角度来认识的，如"酸入肝，苦入心，甘入脾，辛入肺，咸入肾"。五味调和则五脏平和，"骨正筋柔，气血以流，腠理以密"，人体才能保持健美。反之，若"多食咸，则脉凝泣而变色；多食苦，则皮槁而毛拔；多食辛，则筋急而爪枯；多食酸，则肉胝胎而唇揭；多食甘，则骨痛而发落"，从而出现各种损美性疾患，影响人体美。

## 四、护理实践对人体美的维护

古人云"皮之不存，毛将安附"。健康是人体美的基础和前提，离开了健康，一切美均无从谈起。同时，人体美又是健康最直接的体现，健康的人体美说到底就是生命美。生命美体现了血、肉与情感、思维、伦理相结合的一种高层次美，即生理、心理、社会适应性的协调、统一的健康之美。

### （一）人体美与生理健康

**1. 生命是人体自然美的载体**　生命是形神协调、天人合一的和谐统一状态。而形和神正是构成人体美的两大要素，只有生命美才能展现人体美，人才能从事各种展示人体美的体育、艺术活动，才能展示出生命价值和光彩。

**2. 健康使人体美增色**　一个健康的机体必须具有健全的组织结构和功能活动，以适应人体内外环境的变化。健康者因之而具有充沛、蓬勃的生命力，表现为骨骼健全、肌肉发达、面色红润、眼神炯炯、坐立挺拔、步履矫健，充分展现出人体美。

**3. 神气是人体美的灵魂**　人的神气对人们的日常生活有较大影响，是影响人体美的重要因素。一个精神萎靡不振，缺乏生活和工作乐趣或双目呆滞的精神失调患者，即使容貌形体漂亮也会丧失美的感觉。

**4. 疾病和衰老使人体美减色**　疾病使脏腑的结构或功能发生异常，从而损害人体美。例如脾胃虚弱，气血化源不足，机体失于充养，出现精神疲惫、面色萎黄、口唇色淡、形体消瘦、肌肉松弛无力等；肝肾不足者则见腰膝酸软无力、难以久站久立、脱发、牙齿松动、眼圈发黑、形容憔悴、面色晦暗、皮肤干燥等损美性改变。人在进入衰老期后，五脏功能逐渐衰退，出现"失强"的衰老征象，如背屈肩随、转摇不能、屈伸不能、行则偻附，同时视物不清、耳听不明、皮肤松弛、皱纹横生，使原有健美的体形失色。

**5. 死亡使人体美消失**　死亡是生命活动的终结。即使是一个天使般的美人，其死后也绝无美感可言。因为随着生命的消失，原有的生命活动中所呈现出的人体美也就随之消失。

### （二）人体美与心理健康

心理健康可直接影响人体美，因为人是一个有机整体，其生理、心理及各系统、各组织间互相联系、互相影响。心理健康是身体健康的必要条件和根本保障，心理健康与否对人的整个躯体活动起着至关重要的作用。

大量的研究和实践也表明，心理活动对人体各器官、系统具有重要的调节作用，对人的日常生活、疾病过程等均可产生较大的影响。健康的心理能调动人的潜能，增进人体身体健康和抗病能力，有助于人体美的恢复。不健康的心理则会对人体产生不利影响，人的生命价值和人体美就会减色。

健康的心理应包括智力正常，有安全感，情绪稳定、心情愉快，意志健全，自我概念成熟，适应能力强，恰当的现实感，人际关系和谐，行为调节、反应适度，心理特征与年龄相符等十个方面。为了增强人们的身心健康，有利于人体美的维护，医护人员应从这十个方面积极地为护理对象创造生理性审美环境、心理性审美环境和社会性审美环境，促使其保持和恢复健康的心理，以利于疾病痊愈和人体美的恢复。

### （三）护理实践就是对人体美的维护和促进

护理学是为人的健康服务的，它的研究领域、工作内容和范围都离不开"人"这一特定对象。在护理审美的诸多对象中，人体美是护理审美对象研究的核心，其他范畴皆以此为出发点和终极目标，这也是由护理美学这门学科的性质所决定的。

护理学研究的重点是如何护理整体的人。护理工作根据人们不同的健康状况，采取不同的护理方式。对于健康状况良好的人来说，护理的任务是保持其健康或促使其更加健康，即保持或促进人体美；对尚未有健康问题，但处在危险因素中的有可能出现健康问题的人来说，护理的任务是预防疾病，即防止疾病侵害人体美；对出现健康问题的人来说，护理的任务是协助其康复，即恢复人体美；而对病情危重或生命垂危的人来说，护理的任务则是尽量减轻其痛苦，维护其尊严，使临终者能安然地度过人生最后的旅程。最后对死者进行尸体料理，使尸体清洁无味、五官端正、肢体舒展、姿势良好。从人生命的开始到生命的终结，护理工作主要是围绕人体进行的，维护人体美成为护理实践的核心。

护理的目标说到底就是为了人的健康，而人体美是健康最直接的体现。因此，人体美的维护和促进必然成为护理实践的最终目标，且贯穿于人的整个生命过程之中。

从帮助产妇和新生儿开始，人体美作为护理审美目标就出现了。如在产妇产后的一般护理中，乳房护理和会阴护理不仅关系到婴儿的哺育和母体的康复，而且关系到日后母亲人体美的恢复。新生儿一出生，就要立即清除其鼻腔及口腔中的分泌物，给正常新生儿清洗身体，除去胎脂，彻底清洁皮肤的皱褶处及臀部，显出正常的红润肤色，初步展露人之初的人体美。

同样，对于机体结构功能有损害的婴幼儿、学龄前儿童、学龄儿童、青少年、成年人、老年患者的身心护理，无不以人体美作为护理审美实施的目标。在实施整体护理的过程中，护理人员必须考虑如何护理才对服务对象的健康有利，从各个方面帮助服务对象，并选择与治疗、保健、康复有关的最佳协助方案，从生理、心理和社会适应性等方面给予服务对象最为合适的照顾，从而获得最佳的护理效果，重现人体美，以达到护理实践的目标。

在医疗护理实践中，预防疾病和促进健康以维护和促进人体美是医护人员的天职。因此，人体美就成为评价医护人员工作成效的一个重要标尺。护理实践的有效与否取决于人体美的恢复程度。

美国护理学会在 1979 年制定了八项护理实务标准，内容如下：

标准一：有系统且持续地收集与患者健康状况有关的资料。

标准二：依据对患者健康状况资料的分析，确定护理诊断。

标准三：依照护理诊断拟定护理计划，其中包含护理目标。

标准四：护理计划包括护理问题的优先次序及达成目标的措施。

标准五：提供促进、维持和恢复健康的护理活动。

标准六：护理活动以协助个人发挥其最高的健康潜能为宗旨。

标准七：健康目标的达成，取决于护理人员和服务对象双方的配合与努力。

标准八：需不断地评估健康目标是否达成，并据此调整和修正优先次序及护理计划。

符合或达到这些标准的护理往往能使护理对象恢复身心的健康与和谐，或达到更高的健康水平，恢复和重现人体美。所以说，护理实践就是围绕着维护和促进人体美而展开的，并以维护和促进人体美为最终目的。

**【思考题】**

1. 简述人体美的生理学基础。
2. 简述中医五脏六腑学说对人体美的启示。
3. 简述护理人体美与生理健康、心理健康的关系。

# 第五章
# 护理审美与护理美感

护理审美和护理美感是护理美学理论体系中一个重要的有机组成部分，也是护理美学研究中的一个热点问题。在护理实践过程中，若没有对美的客体的体验与感受，就无从知道美的存在。正如法国雕塑大师罗丹所说："对于我们的眼睛，不是缺少美，而是缺少发现。"让护理人员在护理实践中拥有一双发现美的眼睛，是整个审美活动中值得研究的课题。

扫一扫，查阅本章数字资源，含PPT、音视频、图片等

## 第一节 审美与护理审美

### 一、审美与护理审美的概念

**1.审美** 所谓审美，就是人（审美主体）通过感官对审美对象（审美客体）进行体验与感受，并从中获取精神享受和启迪。审美是主体与客体相互作用的产物。审美的形成来源于人们的社会实践，是审美情感、认识及能力的总和。

**2.护理审美** 护理审美是护理领域中的审美活动，是客观的护理美在人们头脑中的能动反映，是人们在参与护理实践的过程中，逐步形成的审美情感、审美意识和审美能力的总和。护理审美有特定的审美目标，即把维护人的身心健康、促进人的身心舒适作为护理审美的最高目标。

### 二、审美关系与护理审美关系

**1.审美关系** 审美关系是由审美主体、审美客体和审美实践三要素构成。

（1）审美主体：人类的一般主体并不等于审美主体，只有当一个主体（人）面对特定的审美对象，能够与其发生审美关系，并且具有"美感定型"时，这个主体才能成为审美主体。

审美主体以自己独特的审美心理结构方式感知审美对象。其中，审美心理结构是指以情感为核心，包括感觉、知觉、表象、联想、想象等因素综合形成的结构系统。这种动态结合的心理结构功能具体表现为对人自身生理状态和心理状态的感知和体验。由于先天遗传和后天环境的综合作用，每个人对外界事物的感知和体验都有所不同。一个人的审美既与个人的先天气质、性格特征有关，也与其日常审美经验的积累有关。

审美主体还具有双重活动的特点，即无意识的"忘我"的活动和有意识的自觉活动。审美往往是主体进入一种情感状态，即当审美主体处于聚精会神的静观状态时，会坠入一种情感之中，一种如痴如醉、宠辱皆忘的境界；同时，在这种"忘我"的状态中，主体针对审美客体也在进行积极的思考，即有意识的自觉活动。这种情感上的"忘我"与意识上的自觉活动，使审美成为一种脱离了自我，同时又发现自我的活动。

审美主体对审美客体的感知是对自己本质的一种特殊的肯定方式和享受方式。在审美活动的主、客体相互作用中，主体体验美感享受。"对于没有音乐感的耳朵来说，最美的音乐也毫无意义。"（马克思.1844年经济学哲学手稿//马克思恩格斯全集.北京：人民出版社，1979）因此，劳动者发挥自己的劳动能力，这是一种肯定和满足；艺术家创造艺术品，抒发自己的情感，也是一种肯定和享受；欣赏者欣赏艺术作品，满足自己的精神生活需要，同样是一种肯定和享受的方式。

（2）审美客体：主体所感知的审美客体只能在审美关系中。离开审美主体，便没有客观存在的审美对象。审美主客体不是实体性的概念，而是一种关系型的概念。客体成为主体的审美对象，取决于客体具有的审美属性及主体具有欣赏这种属性的能力；审美客体不单纯是客观存在的事物，而是被主体内化了的一种存在。审美主体对审美对象的知觉，既内含审美对象的本质，也内含主体的本质，既是主体心理的内在结构，又是客体的外在结构。例如著名美学家朱光潜谈对一棵古松的三种态度，木商看到实用性，植物学家看到科学性，而画家看到的是具有美感的。（摘自朱光潜《谈美》，有删节）

（3）审美实践：审美主体与审美客体的关系是一种相互建构的适应关系。主体的审美感受来源于外部世界的审美实践活动，人类审美实践的水平有多高，就能在多高的水平上建构自己的审美心理结构。与此同时，审美主体又是活跃的、能动的，不断地推动着人类的审美实践活动。人类的社会实践不只是美的基础，也是美感的基础。人类在"人化自然"的基础上也在改造着自身。劳动实践造就了客体的审美价值和主体的审美心理结构，在生产劳动中，人们一方面创造了客观的审美对象，另一方面又创造了审美主体，同时造成双向进展的人化自然。在原始社会，最初的审美对象往往是劳动工具，如精致的石器、骨器等；或者是劳动对象，如狩猎来的动物、饲养的家畜；或者是劳动成果，如用来做装饰品的兽皮、象牙、羽毛等。可见，人们最初的美感主要建立在社会实践中对规律的把握，对自然秩序的感受。对于审美主体来说，其审美心理结构是在漫长历史发展中逐渐形成的，并随着社会实践和审美活动的提高而不断提升。如匈牙利的贝拉·巴拉兹在《电影美学》中写道，当导演利菲斯第一次在好莱坞电影院里放映特写镜头时，观众突然看到一个"被割断的"人头出现在屏幕上，曾发出恐慌的叫声。而经过电影艺术的不断发展和欣赏水平的逐渐提高，人们已经提高了理解能力和感受能力，对于现代电影中的时空交错、意识流等新的手法和技巧都能接受并产生审美感受。可见，审美实践活动是一个从低级的有序转化为无序，进而又走向更高级的有序的过程。

**2. 护理审美关系**　护理审美关系由护理审美主体、护理审美客体和护理审美实践三要素构成。其中，护理审美主体处于主导地位，是最活跃、最重要的因素；护理审美客体是具有护理审美性质的对象，是护理审美关系产生的基础。

（1）护理审美主体及其特征：护理审美主体是受社会文化和护理审美意识所支配的人，是按照护理美的尺度有意识地对人或物实施护理美或评价护理美的人。护理审美的主体既可以是护理人员、医护管理人员，也可以是患者、家属、公众等。护理审美主体是在特定环境下进行审美的人，需要具备一定的基本特征和审美素养。

护理审美主体必须是具有一定的护理审美能力的人。充当护理审美主体的人，应当对护理实践有基本的认知经验，并且具有基本的感受能力和鉴别能力，能够感受到护理过程中的美，并且能够判断护理质量的高低。

护理审美主体必须是具有一定的护理审美需求和审美理想的人，这是主体具有护理审美意识的重要条件。只有具有一定的审美需求的人才会关注护理实践中的美学内容，只有具有审美理想的人才会对审美客体做出评价，产生审美感受。

护理审美主体也是在护理审美过程中表现出个性化特征的人。不同的护理审美主体，会产生不同的审美需求、审美趣味、审美理想。如对于护理人员来说，她们掌握专业化的护理知识和操作技能，在审美过程中比较关注护理知识的运用情况、操作技能的准确熟练程度，因此，其审美情感的产生常常与高质量的专业操作有关。而对于患者及其家属来说，除了对护理实践中的技术操作进行审美，他们还会专注于护理人员的表情、语言、态度及护理环境的质量，如果在这些方面感到满意，就容易产生美感，有利于构建和谐护患关系。

（2）护理审美客体及其特征：护理审美客体指护理审美活动所指向的对象。护理审美客体既可以是人，也可以是医疗器械、家具物品、人际关系、自然环境、病房、媒体、书籍等自然客体、关系客体或者精神客体。医疗、护理、预防、康复、保健等活动中涉及的人或事物都可能成为护理审美客体，如护理人员的仪容仪表、护理技术、护理环境及与患者沟通的状况。护理审美客体不单纯是某个客观事物，而是被审美主体内化的一种认识对象。如对于患者来说，护士一句热情的问候就可能成为患者的审美客体，并使患者产生美好的感受，这是患者主体希望护士对自己尊重、关心的心理期望的结果。因此，护理审美客体是主体内心期望的外在对象。

护理审美客体成为审美对象的重要特征在于它具备护理美的性质。护理美是护理美学的重要范畴，其本质上是在维护人体美和人的生命活动中体现出来的综合美。因此，作为护理审美客体，要具备以维护人体美和生命美为宗旨的基本护理美学特性。

此外，护理审美客体还具有多样性的特征。由于护理审美主体所掌握的护理美学知识的拓展，以及认识、创造护理美能力的提高，护理审美客体的数量和范围也在不断增加，呈现出丰富多样的特点。如随着现代护理理念的发展，护理审美主体认识到护理工作的范围已经由医院扩大到家庭和社区，从而产生了对家庭和社区环境的审美要求。因此，社区内鸟语花香的自然环境、防尘防噪声而又造型美观的仪器设备、社区护理人员的沟通技巧等都进入了护理审美客体的范畴。

（3）护理审美主体与客体的关系：审美主体、客体是一种关系型的概念，二者是一种认识与被认识的关系。护理审美主体是指具有一定护理审美意识并懂得从事护理审美活动的人，而审美客体可以是具有护理审美性质的事物，也可以是参与护理实践活动的各类人。护理审美主体与护理审美客体在审美体系中是对立统一的关系，彼此相互依存、相互建构、相互影响。

护理审美主体的美感来源于护士准确、省力、高效的护理操作，来源于护士整洁优雅的衣着外表，来源于护士对患者关心体贴的问候和照顾，来源于医护、护患之间的融洽氛围，来源于温馨整洁的护理环境，甚至是人性化的物品摆设。而这些导致美感产生的客观存在都可以作为审美客体。可见，护理实践中的任何环节都是审美主体与客体存在的基础。在护理实践中，护士与患者之间的关系是最重要的一种审美关系，从护理美学的角度来说，护理人员与患者之间应当是一种亲切自然、和谐美满的审美关系，护理人员对患者尊重关爱、呵护有加，患者积极配合诊疗护理、体谅和信任护理人员，护患双方都在护理实践中感受到和谐、轻松的气氛。没有护理审美主体，审美客体也就无从存在，而二者的和谐共处是审美关系成立的重要基础。

护理审美的主体、客体角色可以相互转化。如对于中医科护士来说，当她对患者进行针灸、点穴、中药热敷、按摩等护理操作时，她对护理操作过程中在患者皮肤上可能留下的操作痕迹是否美观、敷料和胶条粘放位置是否合理的评判，甚至对患者面对疾病时的积极心态的欣赏，都构成了护士与患者之间的审美关系。此时，护士作为审美主体，而患者作为客体。与此同时，护士也处于被观察的地位，患者会从审美的角度观察护士操作时的姿态、面容仪表，以及表现出关爱或耐心的态度。这时，护士成为审美客体，而患者成为审美主体。因此，在护理实践中，审美主体、客体的关系是多重的，可能在同一时间、同一地点有多个审美主客体关系的发生，也会出现角色相互转化的现象。

### 三、审美与护理审美的社会学特征

**1. 审美的社会学特征**    美是一种社会现象，它源于生活，又高于生活。审美活动与人类的社会生活也是紧密联系在一起的，它伴随着人类生产劳动的社会历史进程而出现，是人类实践活动的一部分。因此，它的社会学特征主要表现在以下几个方面。

（1）审美的民族性：民族是历史上形成的有共同语言、共同地域、共同经济生活，以及表现于共同文化基础上有共同心理素质的稳定共同体。不同民族在审美习惯、审美趣味、审美情调上存在着差异。为此，世界上的每一个民族都在不同程度上保留和发展着本民族的美学思想，如各个国家、地区、民族中那些风格独具的建筑艺术、音乐、舞蹈、绘画、服饰及民间的风俗、礼仪等，无不体现着本民族的审美特点。

（2）审美的阶层性：阶层既是政治的划分，也是经济的划分。在不同的社会阶层中，审美主体在鉴赏和评价审美对象时会做出不同的审美评价。社会各阶层人的立场、观点及审美标准是不同的，这是由于他们的审美需求、审美理想、审美标准、审美观点、审美能力、审美情感，以及所处的社会文化环境、民族习俗、宗教信仰、审美修养、职业等不同而造成的。当然，不同的阶层也有共同的审美要求，也不能把审美的阶层性与审美的共同性绝对地对立起来。

（3）审美的时代性：不同的国家、不同的民族有着不同于他人的审美意识与情趣，即便同一国家、同一民族，在不同的时代也有着不同的审美标准。曾经，堪称中国"一绝"的"三寸金莲"被视为女性最有魅力之处，但是，以"健康为美"的现代观念来看，这是对女性身体的摧残；工业时代，烟囱、隆隆的机器声是人们赞美的对象。审美内容、审美形式、审美观念及标准是随着时代的发展而变化的。

（4）审美与社会文化发展的适应性：人类总是生活在一定的文化环境之中，不同的民族、地域和时代拥有不一样的文化，人类的审美会受到这些文化的影响乃至制约。

**2. 护理审美的社会学特征**

（1）护理审美的民族性：护理审美的民族性是指护理人员在具体实施护理的过程中，应根据不同民族的审美特性而因人施护，尤其注意不同民族在礼貌用语、语言习惯、生活习惯等方面的文化差异及个体差异，同时还应尊重他们的宗教信仰、风俗、忌讳及价值观。例如欧美国家信奉基督教，禁忌"13"，因为这个数字与耶稣殉难日联系在一起，被认为是不祥之兆，因此，在安排床位时应尽量避开这些数字。当然，由于人类有着共同的人性要求和审美追求，所以护理审美的民族性也不是绝对的，比如对于和平、健康的渴望，是每个民族的共同追求。因此，护理审美的民族性也在不断地更新变化，它需要在保持原有民族审美传统的同时，同世界和时代的健康审美思潮相融合，并吸收各国护理审美的养分，丰富和发展本民族的护理审美。

（2）护理审美的阶层性：护理审美的阶层性是指护理人员在提供护理服务时需要考虑患者因阶层的不同有着不同的世界观和审美观。面对有医学背景的人可以用医学术语，而没有医学背景的人则需要用通俗的语言解释医学术语，否则患者很难对护理人员的工作做出正面评价。

（3）护理审美的时代性：护理审美经历了从简单的清洁卫生照顾到以疾病为中心、以患者为中心、以人类的健康为中心的发展历程，体现着不同的时代特色。人们在贫穷时，只需有医有护；温饱时，除了有医有护外，还要求就近、省时、省钱；小康时则要求好医好护，且不满足于单纯的身心护理，还要求得到健康信息和保健指导；富裕时更是要求健康长寿，要求高质量的护理和高水平的生活质量。

（4）护理审美与社会文化发展的适应性：不同历史时期的文化直接影响着护理审美。美国护理专家莱宁格倡导的多元文化护理使护理审美达到了一个更高的境界。我国护理专家林菊英于1992年在引进多元文化的理论和跨文化护理的概念后也指出，应为不同文化的人提供共性和个性的护理，以维持健康，促进健康。随着社会文化的发展，护理审美意识、审美理想、审美活动的内容与方式均发生了变化，医院环境园林化、病房家庭化、饮食科学化、语言文明化等使患者在住院期间能处处受到美的感染而产生愉悦的心理，从而利于患者康复。现代科学技术的发展，也为我们创造出了许许多多新的审美形式，展示出更多的审美内容。通过电子计算机监测患者的各种化验检查，监控全病房的病员情况，以及进行护理资料的信息处理；通过心电监护仪、CT等仪器的使用，使危重患者的死亡率大大下降；通过网络的开发，使护理远程教学得以实现；通过各种现代传媒或载体，也使得更多的医学基础知识及教育内容在大众日常生活中得以迅速传播。除此之外，护理人员的仪表美、仪容美、礼仪美、语言美、心灵美，护理专业的艺术美、创造美及技艺美、安全美等也都必须与社会文化的发展相适应。

# 第二节　美感与护理美感

护理工作的劳动过程就是美的创造过程，利用美感的生理效应、心理效应使人在生理上、心理上达到最愉快的状态，促进康复。南丁格尔曾有过这样精辟的论述："护理是精细艺术中最精细者。"护理艺术通过护理人员美的形象展现出护理专业独特的美感与审美特点。

## 一、美感与护理美感的概念

**1. 美感**　美感是审美活动的产物，其概念有广义和狭义之分。狭义的美感指的是审美主体（审美者）对于审美客体（审美对象）所产生的美的主观体验或心理反映，即审美感受；广义的美感是指"审美意识"，它包括审美主体所反映的审美意识的各个方面和各种表现形态，如审美趣味、审美观念、审美能力、审美理想、审美感受等。其中，审美感受是审美意识的核心，也是审美意识中最基本、最主要的形式。

**2. 护理美感**　护理美感有广义和狭义两个概念。广义的护理美感指的是护理审美意识活动的各个方面和各种表现形态，包括护理审美趣味、护理审美能力、护理审美观念、护理审美感受、护理审美理想等。狭义的护理美感指的是护理审美主体在护理审美活动中因美的事物或行为而产生的有利于身心健康的审美感受，这是由护理审美对象引起的护理审美主体的一种特殊的心理状态。我们这里所讲的护理美感主要是指狭义的护理美感。只有当护理审美主体、护理审美客体和护理审美实践共同存在时，才会产生护理美感。

## 二、美感与护理美感的本质

**1. 美感的本质**

（1）美感的认识论本质：美感是接触到美的事物时引起的一种心理感受，是一种赏心悦目、怡情悦性的心理状态，是对美的认识、欣赏和评价。因此，美感在本质上是一种认识活动，它和其他的认识活动一样，都具有一个从感性认识到理性认识的发展过程，都具有认识世界和改造世界的特点。然而，它又不同于一般的认识活动，这种认识活动是潜藏在情感活动之中的，情感体验贯穿于美感认识活动的全过程，知觉、想象、理解等认识因素都暗含在对感性的具体形象的感受之中。例如，对于同一审美对象来说，不同的审美者会产生不同的审美感受，而同一审美者在不同的时间也会产生不同的审美感受，其原因就在于美感认识活动具有强烈的情感性。

（2）美感与美：美感和美都来源于人类的社会实践，它们是人类在社会实践过程中形成的审美关系的两个方面。美是客观事物的审美属性，是客观的，是普遍存在的；美感则是以美的存在为前提条件的，是对美的事物的能动反映，其形式是主观的，而内容是客观的，它只存在于人类所特有的审美活动中。

（3）美感与快感：美感不同于一般的通过五官感觉得到的快感，它是以感官的生理反应为基础，由快感进化而来的。一般来说，杂乱无章的线条，纷繁嘈杂的噪声，使视觉、听觉感官产生不快，因而难以产生美感。美感与快感的主要区别在于：一方面，快感是人与动物所共有的，而美感是人类所特有的；另一方面，快感的主体是无意识的，它无须认识快感的目的，而美感的主体是有意识的，它能够意识到其目的，同时使其行为符合目的。

（4）美感与满足感：美感不同于一般意义上的满足感。当人们在实际的直接物质需求方面获得满足时，能感到一种愉快，但这并不是美感。马克思说："贩卖矿物的商人只看到矿物的商业价值，而看不到矿物的美的特性。"可见，物质生活上的实用满足同精神生活上的审美满足是两个不同的领域。黑格尔认为：人们通过利用以至消灭客体的存在，都能获得快感和满足，而美感却让对象"自由独立存在，对它不起愿望，把它只作为心灵认识方面的对象"。因此，美感总是力图摆脱各种单纯的、狭隘的生理需要和实用满足，旨在激励人们的思想、情感和意志。正如现代体育中的攀岩运动，它既不能使人获得任何的生理快感，也没有丝毫的实用性满足，相反，还可能带来生命危险，但却有许多人热爱它。其原因就在于人们能从它的惊险无畏中获得精神上的愉悦，从中看到自身的勇气和力量，体会人生的真谛，从而获得极大的美感。

**2. 护理美感的本质**　护理美感是护理审美主体对护理审美活动中存在的美的事物、美的行为、美的理念及美的操作手段等带有情感性、实践性的认识。护理美感表现为审美主体在护理审美过程中对美的事物的主观反映，无论这种反映是否正确，它总能在客观上找到护理美的存在。护理美感的内容是客观的，它以护理美为前提，即护理美感是客观护理美的一种反映，属于审美认识论的范畴。

### 三、美感与护理美感的特征

#### 1. 美感的特征

（1）美感的直觉性：美感的直觉性是指审美者在接受审美对象的刺激后，无须通过理智思考和逻辑思维，即刻就能把握与领悟美的特性。即在审美主体接触审美对象的一瞬间，美以它特有的感染力吸引、感动审美主体的心灵，使审美主体整个身心沉浸在审美愉悦之中，专心于对美的体验和感受之中。例如在听歌时，也许并没有听清歌词，但那动听的旋律早已在不知不觉中唤起了我们的美感。值得强调的是，虽然美感是人们直接感受形象而产生，并由形象直接引起，但美感中包含着深刻的理性内容，单凭直觉是不够的。因此，美感的直觉性还包含着将美感的理性内容深藏在外露的形象之中，即将理性认识潜藏、沉淀在对美的感性形象的品评与体验之中。

（2）美感的愉悦性：美感的愉悦性就是指审美主体在对审美对象进行审美时所产生的一种精神上的满足、愉快和喜悦的心理状态。人们对美的追求是一种积极的精神需要，是人们精神生活日益丰富的表现。当我们面对美的事物时，从美的事物中能够直观感受到人的自由创造的力量，体验到人的智慧和才能。人在审美过程中会产生一种情感上的愉快和舒畅，会觉得自豪、兴奋。

无论是自然美、社会美、艺术美还是科学美，所获得的审美感受总是带有精神的愉悦。比如我们欣赏一幅美丽的图画，聆听一首动听的音乐时，所感受到的精神上的愉悦远远超过了物质上的满足。美感的愉悦性是理智、意志、情感的统一。正是人的理性认识和情感在美感活动中的和谐统一，才使美感具有了震撼人心的力量，才使美感对人的精神世界产生深刻的影响。

（3）美感的功利性：美感作为一种特殊的心理表现形式，是有社会功利目的的。美感的功利性来源于美的对象的功利性所表现的社会生活内容。原始人萌芽状态的美感比较明显地体现着社会功利内容。如他们喜欢用某些动物的皮、爪、牙等装饰自己，原因是他们认为佩带这些有力的兽类身上的东西，是战胜这些兽类的标志，可以显示自己的力量、勇敢和智慧，谁能战胜力大的东西，谁就是勇士，从这里可以看出明显的社会功利性内容。现代人由于在很大程度上摆脱了原始人的那种狭隘的功利观念的束缚，从表面上看，美感的内容似乎失去了社会功利色彩，而实际上，美感的功利已在漫长的岁月中沉淀，溶化在美感带来的喜悦、爱好和兴趣之中，成为美感的潜在的内容。普列汉诺夫指出："不过功利究竟是存在的，它究竟是美的欣赏基础。如果没有它，对象就不会显得美了。"鲁迅先生也说："享乐着美的时候，虽然几乎并不想到功用，但可由科学的分析而被发现。所以美的享乐的特殊性即在那直接性，然而美的愉悦的根底里，倘不伏着功用，那事物也就不见得美了。"可见，美感的功利性是潜伏的，它蕴含在愉悦之中。美感的功利性包括两个方面的含义：一是美感的社会功利性。即美感可以使人们将愉快的体验化作精神动力，并应用到认识世界、改造世界的实践中，形成推动整个社会前进的强大动力，从而提高社会的物质条件，改善社会的精神风貌。二是美感的个人功利性。即美感不仅给人以赏心悦目、心旷神怡的喜悦，使人的身心得到更好的娱乐和休息，而且就在这种喜悦中能给人以精神上的影响，提高人的思想境界，丰富人的情感和情操，使人受到潜移默化的教育，进一步激起为美好生活理想和改造环境而积极奋斗的热情。

**2. 护理美感的特征**　护理美感是指人们在护理审美实践中产生的一种有利于身心健康的愉悦的情感。在护理美感的形成过程中，它除了具有一般美感的特点之外，还有着自己的特征。

（1）护理美感主体的多样性：护理美感的主体可以是护理工作人员，也可以是患者，因此，主体的功利性应从护理工作者和患者两个方面来分析。对于护理工作者来说，正确地执行医嘱、美好的护理形象、舒适的护理环境、完善的护理设施等，既与护理工作任务的完成密切相关，又与护理工作者的个人形象紧密相连。因此，护理工作者所进行的护理和一般的供欣赏的艺术作品截然不同，在护理美感形成的过程中，护理工作者总是以最大的努力促成美感的实现。这种主体功利性是护理美感不同于其他美感的一个重要表现。患者在接受护理的过程中，将与护理有关的各种事物、现象纳入审美评价之中，通过直接或间接的方式对护理环境、护理手段、护理过程、护理人员，以及护理人际关系等做出美与不美的评判。这种美感之中夹杂着患者的主观喜恶，也充分体现了护理美感的主体功利性。

（2）护理美感的社会功利性：护理行为是一种社会现象，它依赖于社会，并受社会制约。而护理的对象也是一种社会存在，因此护理美感关系着整个社会的利益。护理工作是一项预防疾病、挽救生命、增进健康的人类社会的崇高事业，整个护理过程就是战胜死神、战胜丑恶、发现美、褒扬美和创造美的过程。2020年的春天，全国约有2万名医务人员驰援武汉，他们挺身而出，承担起抗击疫情最艰巨的社会责任。在这个过程中，护理工作者始终调动了自己的全部情感和能力，来维护护理美的圣洁，并在对护理美的感受中向社会展现护理美的真谛，昭示护理美的价值，使人们为护理美而陶醉，从而追求更加美好的人生境界。

（3）护理美感是在护理审美主体、客体的互动中孕育产生的：就审美的主客体而言，护理审美活动和一般的审美活动不同。一般审美活动大多表现为审美主体反映审美客体，其中主体是积极、主动的，客体是消极、被动的。而在护理审美活动中，审美的主体、客体可以都是人，护理工作者在护理活动中可以从患者那里获得愉悦的审美感受，患者也可以从护理工作者身上感受到美，他们都是积极的、主动的，同时又是相互影响、相互作用的。

## 第三节　护理审美和护理美感在临床中的运用

由于职业的特殊需要，护理人员必须提高对护理美的认识，增进对护理美的心理与行为体验，热切地向往美、追求美和热爱美，在理论和实践活动中不断地探索美和创造美。

### 一、护理环境营造中的审美活动与美感

环境是指围绕在事物周围的一切客观条件，是人类生存的空间依托。南丁格尔认为"环境是影响生命和有机体发展的所有外界因素的总和"。医院环境是一种特殊的环境，有研究表明，美的环境能激发患者美的感受，促进心理情绪的良性发展，有利于人体的身心健康。护理环境不仅包括自然环境和人文社会环境，也包括与护理专业有关的治疗性环境。护理审美环境作为医学审美环境的一个组成部分，属于医学审美的范畴。因此，加强护理审美环境的建设和完善，是促进患者恢复健康、提高护理质量过程中不可缺少的环节。

#### （一）病房外环境美

病房外环境包括医疗供应保障区、行政管理区域、绿化区域、科研区、患者康复和健身休闲活动区等。随着医学模式的改变，医院的功能不断演变，由原来简单的医疗型机构向医疗、预防、保健、康复、教育、科研复合型机构转化。医院医疗服务种类和对象产生了重大变化，因此，医院外环境的建设也将随之发生变化，医院的艺术化、家庭化、庭院化、数字化将更加明显，医院外环境建设应更符合人的心理社会变化需求。医院外环境美化应注重环境设计、环境绿化、环境装饰。

**1. 环境设计**　环境设计是对医院建筑和环境的总体安排。环境设计的中心是"人"，在设计上要充分体现患者和医院工作人员的需求。医院的建设不仅要从生物学的角度考虑，更应从心理学与社会学的层次考虑，让患者感觉是在社会环境中治疗，促使他们以健康身心回归自然，回到社会。

随着社会发展和医学科学的进步，以及人们生活水平的不断提升，医院各项功能的内涵发生巨大变化，医疗服务不断扩充，科研教育的功能不断扩大，康复保健等业务逐渐增多，医疗辅助设施不断增多，物流大量增加，因此在环境设计中应充分考虑医院的功能需要。在规划上，医院建筑群的布局、造型、结构、装饰等应充分考虑美化需要，同时应满足环保、卫生学方面的要求。现代医学通信的进步要求医院在环境建设上趋于智能化、数字化，如背景音乐、电子广告牌、电子查询服务等。

**2. 环境绿化**　良好的医院绿化使环境优雅，产生良好的视觉和色彩效应。研究证明，绿色对人的心理有奇妙的镇静作用，长期处在绿色环境中，有利于人体体温、脉搏、呼吸功能的调节，并能增强人的记忆力和理解力，如体现"天人合一"思想的园艺疗法已被证实具有积极有效的自然疗愈力，对人类健康维护有着显著的作用。绿色是构成医院病房外环境美中最主要的因素。另外，绿化可以防止空气污染，增加空气中氧气的含量。

**3. 环境装饰** 环境装饰对医院环境起到锦上添花的作用。环境装饰主要表现在对环境对象的形状和色彩两个方面进行美化。医院的色彩包括标志、着装、指示牌、大厅、接待、救护等各个方面，是医院传递给服务对象的第一个信息。在诊室的布置、窗帘、工作牌、工作衣，以及建筑和环境的规划等方面，利用色彩营造出的良好医疗环境将给患者更多的身心帮助，也可使工作人员精神饱满，充满活力。

## （二）病房内环境美

病房内环境是患者接受医疗、护理、康复、生活的重要场所，内环境的美化直接关系到患者的身心健康和医护人员的工作效率。可以用美的规律创造一个适宜的病室环境，而且这种持久的、温和的美感能令人身心愉悦，激起人们对生活的热爱，增强战胜疾病的勇气。病室内环境的美化展示的是个性美、文化美、时代美。病房内环境美包括医疗环境美和人际环境美。

**1. 医疗环境美** 环境性质决定患者的心理状态，它关系着治疗效果及疾病的转归。由于疾病因素，住院患者对病室的温度、湿度、安静、安全、通风、光线、颜色等的要求与日常要求会有所不同。在日常护理工作中，需注意环境的整洁美、舒适美、色彩美、安静美、安全美等。

（1）整洁美：护理人员应为护理对象创造一个整洁的治疗休养环境。应做到物品摆放有序、用后归位；病区内墙、地面、物品要定时、及时进行湿式清扫；及时清除治疗护理后的废弃物及护理对象的排泄物。保持院区、病区、病室、床位、工作人员及护理对象的整洁，使护理对象感到舒适、安全。

（2）舒适美：每个人都需要一个适合其成长、发展及活动的空间，在设计安排空间时，应充分考虑不同阶段人群的需求，增加人文关怀。为方便操作和护理，以及保证患者的活动空间，病床之间的距离不得少于一米。病室内的温度、湿度应保持在护理对象生理上感觉舒适的水平。一般室温宜保持在 18℃ ～ 22℃，随着季节的变换，气温差别很大，应根据不同季节采取相应措施以保持室温的适宜；病室湿度以 50% ～ 60% 为宜，湿度过高或过低都会给护理对象带来生理、心理的不适。房间的朝向，一般是医护办公室朝北，病房朝南，使患者能接触更多的阳光。病房应经常开窗通风，采光应充分利用自然光，发挥阳光中紫外线的作用，净化室内空气。室内人工光源既要保证工作、生活照明，又不可影响护理对象休息。

（3）色彩美：色彩产生的美感时刻与人们的生活联系在一起，影响着人们的精神和情绪。色彩的明暗、深浅可使人产生冷暖、紧张、平静、远近、运动等感觉。色彩选用应注意利用色彩的温度感、情绪感、空间感等，通过适宜的环境颜色促使患者感觉舒适愉快、轻松安静，解除患者的忧虑、恐惧等心理，以产生良好的医疗效果。从颜色对心理的影响效果来看，绿色环境让人有清凉、安静感，还可以消除医生久视血红色产生的视觉疲劳，适用于手术室、急诊室的环境布置。灰色与蓝色有令人明朗、安抚镇静的功能，蓝绿色可令注意力集中，适用于诊疗室、五官科的环境布置，粉红色令人感觉温馨怡人，适用于产科、儿科病房的环境布置。红色具有热烈兴奋的作用，白色是一种纯洁的色彩是大多数病房的主色调。应根据病房收治对象的不同，采用不同的颜色，达到相应的审美和医疗效果。

（4）安静美：根据 WHO 规定的噪声标准，白天病区的噪声强度应控制在 35 ～ 40dB。为了控制噪声，医护人员应做到"四轻"，即说话轻、走路轻、操作轻、关门轻；病区地面应采用软性材料铺设以减少噪声；病房窗外应有一定的隔离带；护理对象休息场所的声响应控制在标准范围以内，尽量减少噪声所引起的烦躁、紧张等情绪。

（5）安全美：安全是每一个个体的基本需求。患者由于疾病变得虚弱，在日常生活中容易发生意外伤害，如烫伤、自伤、跌倒等，易产生不安全感，而护士也应具备对患者安全方面的敏锐性，掌握相关知识和防范手段。在环境建设中，应评估影响个体及环境安全的因素，采取积极的措施。如足够的床间距，床与床之间应有隔帘（使护理对象能够保留个人的隐私），在走廊上装扶手，床边使用床档，以及提供辅助器（拐杖、手杖等）、防滑垫、流水洗手设备等。

**2. 人际环境美**  一个人生活在社会上不是孤立的，总是要和周围的人形成各种各样的社会关系。在整个治疗疾病、促进健康过程中形成的护（医）患关系、医护关系、患者间关系等，是形成病房内人际环境美的主要内容。

（1）良好的护患关系：护理从本质上说就是尊重人的生命、尊重人的尊严和尊重人的权利。护士在履行职责时，要一切以患者为中心，尊重患者的生命价值、权利与人格，满足患者的身心需要。护士要通过自己的言行举止、仪表仪容、技术操作、工作态度、情绪等为患者创造一个舒适、温馨的令人愉悦的人际环境。患者在患病后应积极接受治疗，尊重医护人员的劳动和人格尊严，在治疗护理中尽力与医护人员配合。

（2）良好的患者间关系：同室患者在共同的治疗康复生活中相互联系、相互影响。患者间的互相尊重、互相帮助、互相照顾有利于患者的心理调适，解除不安情绪，增进疾病相关康复知识的沟通，增加相互间的友谊和团结。护士有责任协助建立患者间的良好关系，使患者所处的人际环境更有利于患者的康复。

（3）良好的医护关系：医护双方各有自己的专业技术领域和业务优势，医护关系的背后是诊断、治疗与护理的学科合作，两者在学术上有着相互平等的关系。医护双方要理解对方的工作特点，信赖对方的能力，站在为患者提供全程优质服务的高度，团结互助，为医院的医疗事业和患者的健康共同努力。

## 二、临床护理工作中的审美活动与美感

护理是一门实践性很强的学科，在实践过程中蕴含着美，体现着美。护理工作整体化、程序化、规范化、多样化的统一原则，使这项普通的工作表现出和谐美和节奏美。护理人员在实施各种护理行为时，应体现护理人员和护理专业所特有的美。

### （一）生活护理中的爱与美

生活护理的目的在于协助患者保持躯体整洁，维护患者自尊，满足患者基本需求，预防并发症，从而维护人体美。生活护理中，护士的每一次护理活动、每一次叮嘱、每一次微笑、每一次短暂的健康指导、每一次轻柔的触摸、每一句鼓励的话语都体现了护理人员对患者无私、深沉的爱，使患者如沐春风，加深对护士形象美的认识。

### （二）病情观察中的敏与美

护士的重要职责之一是收集患者多方面的资料，了解疾病的发生、发展及转归，为预防、诊断、治疗、护理提供依据。资料越详尽，越精确，护理计划越能切中要害并有充分的依据。护理人员通过对患者的病情、药效、手术伤口、术后效果等多方面的密切观察与监测，可敏锐地获取患者病情上的每一点细微变化。此外，护理人员对患者的心理状态亦需敏感，及时发现烦躁、易怒、伤感者，以适宜的言行、耐心细致的心理护理，使患者恢复平静，减轻精神负担和忧伤情绪，保持良好的身心状态，积极配合治疗。护理人员的敏锐观察，以及随之实施的各种护理措施，使患者感到自己备受关注，从而产生一种安全、亲切和温暖的美感，这种体验在疾病的防治

和护理中具有药物无法比拟的特殊作用。

在病情观察的过程中，还应充分体现护理工作的"真、善、美"。护理人员尊重"真"，即尊重人的健康和生命。护理人员在病情观察过程中，应做到观察方法规范，观察结果真实、准确、及时，记录清晰、准确，保证资料的可信、可靠、可用，充分体现护理工作准确、精细的审美要求。护理病情观察中的"善"，体现在护理人员所具备的高度责任感，时刻关注患者的安危，关注病情变化，工作态度一丝不苟、严谨、慎独。"美"是真与善的统一，护理病情观察中的"美"体现在护理人员诚挚、和悦、美好的语言，动作轻柔、熟练的操作，以及观察敏锐、反应敏捷、求实、求精。

### （三）护理技术操作中的精与美

护理技术美是护理工作者在护理实践中体现医嘱内容，施展技艺水平的美感表现。美是艺术之精华，精与美如影相随。南丁格尔在 1859 年就已指出，"护理是一门最精细的艺术"。精，即精湛、精细、精益求精。护理人员通过将护理技术之精与操作艺术之美融为一体，给患者以赏心悦目的美的感受。这种展现于技术之中的护理美感，可以用严谨规范、精湛娴熟、细致轻柔等作为其美感评价的标准。

**1.严谨规范**　主要体现在严格执行"三查七对"制度和无菌操作原则。护理人员在执行任何一项操作时，绝不马虎，不凭印象、经验，严格执行查对制度，既要执行医嘱，又要查对医嘱，查清后再执行。护理人员的衣着也应严格按无菌技术操作原则加以约束，操作时要戴口罩，不可佩戴戒指、手镯、大耳环、长耳坠，以免妨碍操作并增加患者的思想顾虑。指甲需及时修剪，保持清洁，不可涂指甲油，以免影响无菌操作。

**2.精湛娴熟**　精湛的技术是为患者提供服务的前提。护士在执行护理操作时沉着冷静、动作娴熟而有条理，可使患者增加安全感和信任感。要体现护理操作精湛的美，就要求护士对业务精益求精，刻苦钻研技术，熟能生巧，巧中有美。如静脉注射"一针见血"，肌内注射"两快一慢"，膀胱冲洗轻捷利落，铺床敏捷迅速等。

**3.细致轻柔**　护理人员实施每一项操作，应做到细致轻柔。如饮食护理，要细心观察患者的食欲，了解患者的喜好，耐心喂食，适当调剂；给药要细心、准确、及时；采集标本要留心异常的细微变化；对危重患者的护理要加强巡视，细致观察，及时与医生联系等。精中有细，细中有精，精雕细刻方显护理艺术之美。护理人员动作轻柔、体贴，不仅使患者感到舒适，减轻患者的痛苦和损伤，而且给人以优雅的美感。

### （四）急救护理中的捷与美

抢救危重患者是临床护理工作中一项重要而严肃的任务。护理人员应以其镇定自若、沉着稳重、迅捷准确、技术娴熟、有条不紊的工作状态，显示出临危不乱的特有职业风度美和"救死扶伤"的护理道德美，使搁浅的生命之舟重新起航，让枯萎的生命之花再度绽放。

**1.高度的责任心，严谨的工作态度**　急救护理工作处处体现一个"急"字，患者病情急、就诊时间急、诊治要求急。这就要求护理人员具备良好的医德和精湛的技术，工作中既要紧张、果断、有序，又要严守各项规章制度，并且认真准确地实施各项急救方案。护理人员以高度的责任心，主动、灵活、协调、有效地进行医护合作，保证急救效果。

**2.敏锐的观察力和果断的判断力、干练的执行力**　在抢救过程中，必须做到争分夺秒。在医生未到之前，护士应根据病情做出临床判断，当机立断，给予紧急处理。待医生到达后，立即报告处理情况，积极配合抢救，正确执行医嘱，密切观察病情变化。护士应善于捕捉细微、复杂的信息变化，不失时机地采取有效的抢救措施。

**3. 动作迅捷、思路清晰、忙而不乱、有条不紊** 在急救护理工作中，护理人员应情绪稳定，反应迅速，头脑清醒。即使工作繁重，气氛紧张，心理压力较大，也依然胸有成竹，沉着稳重。如抢救患者需快步疾走时，应注意上身保持平稳，步履紧张而轻盈，给人以忙而不乱、镇定敏捷的美感。注意创造抢救室内的医学审美环境：室内用品安置有序，抢救物品做到"五定位"，即定数量品种、定点安置、定人保管、定期消毒、定期检修；控制室内噪声，及时更换污染的衣物、床单，清除分泌物、呕吐物、排泄物；注意患者卧位和保护具的使用，确保患者舒适、安全；室内光线适宜，必要时局部用鹅颈灯照明；室内通风适宜，空气新鲜，保持清醒的头脑，使抢救工作有序地进行。

### （五）护理文书中的书写美

护理文书应用于护理工作的各个方面和环节，包括病室报告、各种护理病历及护理记录等，是护理工作中不可缺少的沟通方式。借助护理文书，可以有效地收集患者的相关资料，制定护理计划，完成有关医疗文件的整理和建档工作。护理文书应体现书写的规范、真实，具体表现在以下几个方面。

**1. 及时** 护理文件是记录患者生命体征的改变和护理人员对其进行治疗、抢救、护理等措施的依据和凭证。护理文件不允许在工作完毕很长一段时间后补记，而应及时、有效地记录，以避免护理文件的记录内容与患者的客观事实之间出现偏差。

**2. 真实、准确** 真实可靠是护理文件具有客观性和法定性的重要原则。记录的准确性直接关系到治疗、抢救等措施是否及时有效。护理文件书写中的错漏，轻者可以引起患者不必要的痛苦，重者可能致伤、致残，甚至危及患者生命。护理人员身系患者的安危，必须有高度的责任感。护理文书的书写一定要力求确切，不追求语言的艺术化，在内容上要绝对真实、客观，不可虚构。在书写中不允许使用"大概""大约""可能"等语义模糊的词语，注意用准确、平实的词语来陈述病情。

**3. 完整** 护理文件作为一种专业性记录，完整性是其最基本的要求。绝不允许出现漏记、丢失现象。护理人员应连续地、全面地、动态地观察和记录患者在住院期间的整个身心状态，在记录患者生理变化的同时，还应注意观察和记录患者的心理活动、患者对疾病的认识及社会支持系统的影响等。

**4. 连贯** 护理人员在记录患者病情发展的过程中，应将病情发生变化的时间、症状体征、如何演变、采取了哪些治疗和护理措施、效果如何等进行连续、完整地记录，而不是断断续续、支离破碎地记载。

**5. 简明扼要** 简明扼要是一切文件所必需的条件，对护理文件则更为重要，这是由护理工作的性质决定的。具体是指语言精练、表达明确、重点突出、详略得当，从宏观上要求对护理记录对象主要的病情变化、护理工作重点做详细、清楚的交代，次要的则简略书写，使记录的篇幅不长，但重点突出，各项问题无遗漏。从微观上，要求对每个患者能抓住本质性的情况进行记录交代，做到记录简洁、重点突出。

**6. 应用医学术语** 护理作为一门应用科学，有着约定俗成的专业术语，这些术语有高度的精确性，同时又是高度抽象化的，其结构紧凑，避免了使用普通词语所出现的概念不准确、语言冗长累赘的毛病。在护理文件中，要求使用专业医学术语表述病情和治疗情况，以便于医护人员参考，不得使用俗语和地方口头语。另外，还要务求语句通顺、语义准确、语法规范，使护理文书科学化、规范化，体现科学的特点和性质。

**7. 字迹清晰** 字迹应工整、端正、清晰，易于辨认和理解，避免涂改及错别字。署名处要求书写记录者签全名。

### （六）健康教育中的健与美

健康教育是一种增进健康的有计划、有目的、有评价的教育活动，是以健康为中心，为改善住院患者及其家属、社会成员的健康相关行为所进行的教育活动。其中，患者健康教育是健康教育中的重要组成部分，贯穿于医疗、预防、护理和康复等全过程。通过健康教育，有助于患者主动地参与和配合医疗护理活动，更好地促进其身体和心理方面的康复和转归。

**1. 因人施教** 由于受年龄、职业、文化等因素影响，患者对教育内容的接受能力不尽相同。如果用文字资料进行宣教，对老人、儿童、未受教育者和有视听缺陷的人就不适宜。因此，应根据患者的不同特点因人施教。

**2. 按需选择** 根据自己的需要去学习是患者的愿望，护士应对患者的学习需求进行评估，根据评估结果选择相关的资料，提高患者学习的主动性和积极性。

**3. 鼓励参与** 健康教育是护士与患者教与学的互动过程，成年患者具有较强的独立意识，通常希望按照自己的愿望去选择学习内容和学习方式。对不能参与教学的患者，应以患者家属为教育对象，尤其对需要进行居家护理的患者，如居家护理中预防压疮的护理、气管切开后患者的护理、留置尿管患者的护理、鼻饲患者的护理、佩带人工肛门的患者的护理、伤口换药和家庭全胃肠外营养（TPN）护理等，更需要家属参与健康教育过程，以便帮助家属掌握居家护理技术，为患者做好家庭护理。

**4. 理论与实践相结合** 患者通常渴望将所学到的知识即刻付诸实践，护士可制定短期的较容易实现的目标并帮助患者进行实践。如果短期目标能得以实现，则无论患者还是护士，都会对讲授的内容充满信心。

**5. 有序安排** 护士应灵活有序地掌握宣教时间，将计划的落实穿插在与患者交往的每一刻中。如在进行治疗和护理操作过程中，可进行相关知识的教育；利用非治疗和护理的间隙，对患者进行系统的健康教育。此外，对患者宣教时间的安排因人而异，一般住院患者的宣教时间宜安排在午睡醒来后或活动前，对危重患者则应安排在病情稳定时或恢复期。

**6. 环境适宜** 环境是提高患者学习效率的重要因素。健康教育最好在专门的场所进行。光线良好、安静、整洁的场所有助于提高患者学习的效果。此外，宣教者还应与患者建立良好的教学关系，取得患者信任，给患者创造一个温暖、舒适和安逸的学习氛围。

### （七）临终关怀中的善与美

每一个人都有生命结束的日子，都将面临死亡。在即将离开人世的时候，他们求生欲望强烈，内心矛盾突出，表现为多种异常心理状态，如恐惧、愤怒、抑郁等。他们更需要人世间的温暖，社会的尊重，精心的照料和亲友们的依恋。除家人外，护士是临终患者获得支持的重要来源。置身于这些身心处于特殊状态的患者之中，和他们朝夕相处到最后时刻，护士应让临终患者感受到护士是他们的依靠。护士通过敏锐的评估，提供适当的支持，满足患者的需要，如缓解疼痛、保存精力、促进舒适、保持平静的心态和生命的支持等。应以自己美好的心灵和爱的力量温暖每一颗心，让患者不仅得到良好的护理，还能得到人间真情的滋润，让患者感受到临终照顾中的人间真情美。

护理工作是集真、善、美于一体的创造性劳动，尤其在临终患者的护理中，要把技术、伦理和情感融为一体，最大限度地实现真、善、美三者在护理工作中的和谐统一。护理人员向临终患者提供无微不至的照料与护理，向患者及其家属讲解生与死的客观规律、临终阶段提高生命质量的重要性，耐心倾听患者的诉说，稳定患者及家属的情绪，帮助患者战胜死亡前的痛苦、恐惧和孤独感，努力为患者创造一个有意义、有尊严的医疗环境，让患者平静地面对生命的最后时刻。在这项特殊的护理工作中，护士的善良无处不在，体现了护理人员的职业道德美与人性美，这必将会赢得临终患者与家属的信任与尊重。护理人员对临终患者付出的辛劳，必将转化为创造护理艺术美的欣慰之感，达到一种崇高的善与美的境界。

### 三、护理管理中的审美活动与美感

世界卫生组织给护理管理下了这样的定义："护理管理是发挥护士的潜在能力和有关人员及辅助人员的作用，或运用设备和环境、社会活动等，在提高人类健康这一过程中系统地发挥这些作用。"实践证明，护理管理既体现了科学性，又体现了艺术性，是科学性和艺术性的统一。在护理管理过程中，管理者是作为一种自由创造的主体而存在的，目的是制定管理目标，实施管理程序。此时，护理管理者是审美主体，被管理者、管理的程序和制度、管理的物品及环境等可被看作是审美客体。由于审美主体和审美客体的相对性，也可以把护理管理者作为审美客体来进行研究和评价。因此，护理管理中的审美活动是包括护理管理者本身及解决护理管理中普遍性问题的审美活动。

#### （一）护理管理者的审美活动

当护理管理者作为审美客体存在时，其自身素质、人格魅力、领导艺术、管理程序等则成为护理人员和患者等审美主体所感知和评价的审美内容。护理管理者优良的心理素质，宽广的心胸，高度的事业心和责任感，公正廉洁、严于律己、宽以待人、以身作则的精神，丰富的管理知识和较强的业务素质，有效的沟通方式，灵活的管理艺术，以及整洁得体、文雅大方的外部形象，都可以给被管理者以美的感受，能鼓励和激发护理人员的工作热情，帮助患者建立良好的心态，从而更体现出护理管理中所蕴含的美及美的效能。

因此，作为护理管理者，应有意识地不断培养和提高自身素质，强化个体的人格魅力，不断学习先进的管理知识，借鉴国内外丰富的管理经验，掌握和运用适宜的沟通技巧，学会灵活地使用聆听、交谈和批评的艺术等，在护理审美实践过程中更好地创造美、体现美。

#### （二）护理管理中普遍性问题的审美活动

护理管理中普遍性问题的审美活动主要包括护理人员的管理、患者及家属的管理、环境的管理等内容。

**1. 护理人员管理中的审美活动**　护理管理的特殊性之一就是护理人员普遍参与管理过程，因此，要加强护理人员的管理，才能确保管理目标的实现。通过护理管理，使护理人员树立高尚的道德情操及人道主义精神，培养高度的责任感和科学严谨的工作态度，加强"慎独"修养，自觉执行各项管理及操作规程。加强护理人员自身素质的建设，不断提高专业护理知识及掌握娴熟准确的护理技能，树立良好的护士形象，做到仪表端庄、举止大方、表情真切、语言文明、语调适中、态度端正、行为有度，从而使患者感到亲切、信赖、安全、尊重，并能充分配合护士的工作和管理。

**2. 患者及其家属管理中的审美活动**　医院的服务定位应是以人为本，无论是在医院的环境建设上，还是在服务理念上，以及在医院的规章制度上都应体现以人为中心的管理思想。在管理过程中时刻牢记"患者的需要就是护理服务的宗旨"，从而真正地为患者提供人性化的服务，提高护理质量。

**3. 医院环境管理的审美活动**　管理者要重视医院环境美的重要性，加强医院环境美的建设。按美学观点，一方面要将医院环境尽可能安排得舒适、整洁、安全、美观、布局合理、空气清新、卫生设施洁净、医疗设备完好，以及对色彩、声音、光线、气味、温度及湿度等的管理符合标准。另一方面，管理者要注意医院社会心理环境的美化，有意识地培养护理人员的高尚道德情操，与医院内其他专业人员保持和谐的人际关系，努力为患者创造舒适的休养环境。美的医院环境，不仅能使医务人员精神愉快、提高工作效率，而且也有利于患者良好心态的建立和身心康复。

总之，护理管理审美实践要以美学的基本理论为指导，结合护理管理工作的实际和目标，调控护理管理过程中的各个环节和内容，将他律性与自律性、被动性与主动性、原则性与灵活性融为一体，以体现护理管理的本质，达到外圆内方、外宽内紧、外柔内刚的管理艺术境界。

## 四、护理伦理中的审美活动与美感

护理伦理学是以伦理学的基本原理为指导，研究护理道德的一门独立学科。护理伦理学对于护理道德原则和规范的确定，以及对护理行为的评价，都离不开对审美观念和审美判断的理解。护理美学本身就是进行护理道德教育的一种很好的工具，它要求护理人员有健康的审美观点和崇高的审美理想，要求美要以善为基础，以真为依据，并最终实现真、善、美的统一。

### （一）关怀照顾中的审美活动与美感

关怀照顾指在护理服务中护士提供关怀照顾给患者，关怀照顾患者的健康、尊严和权利，在关怀照顾中需要提供信息、咨询、药品、技术和服务。关怀照顾是护理伦理学四个基本概念之一，被认为是护士角色中基本的、不可缺少的要素。护理伦理的核心内容就是在护患关系中探索护理关怀照顾。护士对患者的关怀照顾应该是一种自觉的道德情感。超越"关怀照顾"所表现出的审美体验，主要是社会性的。个体的道德自觉和审美的自由在这里相互沟通，和谐统一。作为人的审美精神品质，它展示着人的崇高和生命的意义，以道德关怀超越对人现实生命的物质关怀，又以审美的自由超越一般的道德关怀，展示对人生命的终极关怀。

### （二）护理道德人格中的审美活动与美感

护理道德人格是从护理伦理学角度理解的人格，指个体在一定的生理和心理素质基础上，在护理职业活动中形成和发展起来的比较稳定的行为倾向和生活态度。人的善恶观念不是天生固有的，而是后天形成的。人性向善需要外部力量来驱动，这种外部推动力量之一就是道德规范。当人们自觉奉行道德规范，并以此作为为人处世的最高准则时，具有外在约束力的道德规范就内化为人的美德，此时，道德就具有了审美属性，称之为道德美，道德美最集中的表现是人格美，护理人格美则体现为护理人员在临床工作中展示的职业素质和业务素质。

## 五、护理法律中的审美活动与美感

护理法是指由国家制定的，用来规定护理活动（如护理教育、护理管理、护理科研、护理服务）及调整这些活动而产生的各种社会关系的法律规范的总称。每个合格的护理人员不仅应该熟知国家法律条文，而且更应明白在自己实际工作中与法律有关的潜在性问题，以便自觉地遵纪守法，必要时保护自己的一切合法权益，维护法律的尊严。当我们强调法律之庄严的时候，却忽视了同样重要的法律之"美"。法律之"美"分为形式之美与实质之美。形式之美包括法庭的庄严之美，判决的神圣之美，法律条文的规则之美，语言的畅顺之美、严谨之美，法官的人格之美、理性之美等。法律内在的实质之美是法律之美的关键，为法律之美的第一要素，法律运转的过程是美的，就能够保证最终达到过程与结果的统一，使得良法在生活中得以最终形成，实现以良法而达到善治的飞跃。

【思考题】

1. 谈谈美感与护理美感的本质区别。
2. 请用自己的理解说明在临床护理工作中运用护理审美与护理美感的意义。

扫一扫,查阅本章数字资源,含PPT、音视频、图片等

## 第一节　概　述

良好的职业形象离不开仪容之美。仪容是一个人自然的外观容貌,是形成优美礼仪形象的基本要素。

### 一、仪容的内涵

#### (一)仪容

仪容,通常指人的容貌,是人体审美的核心部分。它是由发式、面容及人体所有未被服饰遮掩的肌肤所构成。

就个人整体形象而言,仪容反映了一个人的精神面貌、朝气与活力,是传达给接触对象感官的最直接、最生动的第一信息。在人际交往中,仪容会引起交往对象的特别关注,它影响着对一个人的整体评价。

#### (二)仪容美

仪容美包括三层含义:

**1. 容貌的自然美**　是指容貌的先天条件,通常受制于血缘遗传,充分体现个体的自然特征。先天的美好容貌无疑会令人赏心悦目,同时也符合人的自然审美心理。

**2. 容貌的修饰美**　是指在先天容貌的基础上,进行必要的修饰,扬长避短。

**3. 容貌的内在美**　是指除外容貌的先天特征,通过后天的知识积累,培养良好的内在涵养、高雅气质和美好心灵。

所以说,真正意义上的仪容美,应当是上述三个方面的高度统一,忽略其中任何一个方面,都会使仪容美黯然失色。

### 二、仪容修饰的基本原则

人的仪容修饰不仅是个礼仪问题,也是个科学问题。护士仪容美的真谛是自然和谐,即护士的容貌应与自身的年龄、身份、职业及所处的环境等相协调,在展现个体的自然特征的同时达到锦上添花的目的。因此,仪容修饰中应注意适度性原则、协调性原则和表现个性的原则。

## （一）适度性原则

适度性原则是指修饰时把握分寸，自然适度，追求雕而无痕的效果。修饰后给人以简洁、文雅、舒展、大方与平和的视觉享受，突出人的先天气质、自然美的姿态，繁简得当。其中，选择合适的修饰用品尤为重要，如在选用化妆品时，注意化妆品的性质和用途，恰到好处地加以使用。此外，在修饰的同时注意皮肤护理和修饰技巧，修饰的最佳境界是虽精心修饰，但看起来又似自然形成。

## （二）协调性原则

协调性原则是指修饰后必须与自身的整体和外在的环境相协调，使修饰后的整体容貌呈现出美观、整洁、自然、得体、协调的一种自然美。其中，与自身的整体相协调主要指修饰后应与自身年龄、身份、职业特点等相一致。例如孩童应展现天真烂漫，少女应展现清纯可爱，中年应展现稳健成熟，而老年应展现端庄健康。由于护士职业的特殊性（经常倒夜班、工作紧张），加上岁月的流逝、年龄的增长等原因，使护士的容貌渐渐变得黯淡、憔悴或颜面生斑，因此更加需要修饰，但修饰的成分不能过分，浓妆艳抹非但不能使护士的形象美锦上添花，而且还破坏了护士的整体形象美。与外在的环境相协调则是指修饰后的容貌应与季节、场合相一致。例如，随着四季和昼夜的更迭，温度和光线也发生很大的变化，因此皮肤修饰和保养也应做相应的调整，以便能与所在季节和时间相协调。

## （三）表现个性的原则

仪容修饰一般被理解为上粉底、修眉、涂眼、涂口红等，其实这只是修饰的初级阶段。而修饰的精髓应是通过对外在的修饰，扬长避短，展现个人的性格、内在气质和人格魅力。因此，在化妆前，应确定要展现的个性和要塑造的真实形象。此后方能进行下一步的设计，包括面部肤色的调整、眉眼的修饰、发型的设计等。

### 三、仪容修饰的意义

我国有句老话"人不可貌相，海水不可斗量"，意思是不要以人的仪容仪表评价人。但是，在现在的职场上，却万万不可忽视"仪容识人"的重要性。仪容能够传递出最直接、最生动的第一信息，因此仪容礼仪在个人整体礼仪中占有至关重要的地位。日常生活中，我们往往告诫他人不可"以貌取人"，但在短期的交往中，仪容传递信息的能力却超过了语言的表达，也间接反映一个人的内在修养和品质。适度、得体的仪容给人以亲切热情、可以信赖的心理体验，也表达了对他人和社会的尊重。正如英国女王所说："好的仪容就好像一封永久的推荐书。"

对护士这个职业而言，仪容具有更加特殊的意义。就医的患者不论疾病大小，心情总是黯淡的，护士给患者的第一印象往往通过仪容传递。而在接受护理服务时，患者渴望从护士那里得到心灵的慰藉，虽然仪容缓解不了实质的病痛，但是护士端庄、优雅、恬淡、温和的仪容及乐观、积极向上的神情，无不为患者带来安全感和信赖感，激发患者积极向上的心态和战胜疾病的信心。

## 第二节　护士的仪容形象塑造

人们常说"三分长相，七分打扮"，可见仪容修饰在仪容美中的重要作用。护士注重仪容的修饰，有利于塑造良好的职业形象。因此，护士不仅要加强内在素质的培养与提高，还必须时刻不忘对自己的仪容进行必要的修饰和整理，做到"内正其心，外正其容"，展现良好的首因效应。

## 一、仪容美的基本要素

仪容包括头发、面部、手臂、微笑等。因此，发美、貌美、肌肤美是构成仪容美的基本要素。美好的仪容一定能让人感觉到其五官构成协调并富于表情，发质发型使其神清气爽、容光焕发，肌肤健美而充满生命的活力，给人以健康自然、鲜明和谐、富有个性的深刻印象。

## 二、护士仪容形象塑造的基本要求

**1. 讲究个人卫生，树立整齐利落的形象**　个人卫生主要包括面容清洁、口腔清洁、头发清洁、手的清洁、身体清洁及胡须清洁等。

**2. 注重培养个人修养，塑造仪容内在美**　真正的仪容形象塑造应该是人的内在美与外在美的统一，是个人良好内在素质的自然流露，是人的思想、品德、情操、性格等内在素质的具体体现。因此，塑造好的仪容形象要努力塑造仪容的内在美。

**3. 妆容要自然**　最高明的化妆术是经过非常考究的方法让人家看起来好像没有化过妆一样，并且妆容与人的身份相匹配，能自然表现人的个性与气质。化妆的最高境界是妆成似无。

## 三、仪容塑造的方法

### （一）头部修饰

观察一个人往往都是"从头开始"的。整洁的头发配以大方的发型，往往能给人留下神清气爽的良好印象。

**1. 头发清洁**　保持头发清洁卫生，是头发修饰的基本要求。头发作为人体的一部分，常常会被头皮分泌物、风沙、汗液等污染，如果长时间不清洗，就会产生异味，如果发生此类情况，不仅破坏自身形象，同时也易引起他人的反感，所以，保持头发的清洁卫生至关重要。清洗头发是保持头发干净、清洁的基本方法。清洗头发时应做到细致、认真，油性发质者最好每周洗头3～4次；中性发质者每周2～3次。除此之外还要经常梳理，促进头部血液循环。

**2. 头发养护**　养护头发中的"护"，是指头发的保护。要保护好头发，就要有意识地避免接触强酸强碱性物质，并防止头发长时间的暴晒。在洗头时，使用洗发剂后，会使头发的养分受到一定的损伤，致使头发干燥、分叉、断裂甚至脱落，为此，可在洗头之后用适量的护发剂，使之保持柔顺、光滑，修复受损的发质。养护头发中的"养"，是指头发的营养。要护好头发，关键在于养，要从营养调理和补充等方面入手。一般认为，辛辣刺激性食物若食用过量，将有损于头发；烟、酒对头发的损害更为严重。欲使头发保持乌黑发亮，在饮食上应多食含蛋白质、维生素、微量元素丰富的食物，尤其多吃核桃一类的坚果，或黑芝麻一类的黑色食品。同时，要保证充足的睡眠。

**3. 发型**　所谓发型，是指经过清洗、修剪和梳理后的头发，按照人们的主观意愿所呈现出的一定形状。发型不仅反映着个人修养与艺术品位，而且还是个人形象的重要组成部分，同时也是构成仪容美的重要内容。不同的发型可以表达不同的性格特点，展现不同的人格魅力。短发给人以干练、精明的感觉，长发则给人以清纯、温柔和飘逸的感觉。不论何种发型，均需与个体的整体状态相协调，即根据自身的发质、服装、身材、脸形等选择合适的发型，以扬长避短，和谐统一，增加人体的整体美。

（1）发型与脸形相协调：脸形先天的不足可以通过发型的修饰得以弥补。目前，瓜子脸是现代女性比较推崇的标准脸形，而发型的选择因个人喜好也不尽相同。为了达到视觉上的良好感受，不同脸形的人在选择发型时应注意以下几点：①圆脸女性，可利用头发遮住两颊，以减少脸颊的宽度，并建议尝试将顶部头发梳高；②方脸女性，脸形较宽，选择发型时应考虑如何从视觉上拉长脸形，让脸形显瘦、显长，建议根据额头选择不同的刘海，让刘海和发型互相配合以修饰脸形；③长脸女性，首先要避免中分线，因为这样会使脸形显得更加细长。建议在左侧或右侧做出分发线，斜向梳理，这样可使视线随着发丝的流向移向侧面，同时可选择用稍长刘海遮住额头，以弥补脸长的缺点。

（2）发型与体形相协调：根据体型特点，选择合适的发型，有助于弥补体型的不足，从整体上提升外在形象。因此，不同体型的女性在选择发型时应注意以下几点：①身材矮小者，应充分展现小巧玲珑的形象，不宜留长发，建议选择精致短发，若盘发则更利于在视觉上增加高度；②高瘦身材是比较理想的身材，但容易产生眉目不清的感觉，或者是缺乏丰满感，因此宜选择长发，不宜盘高发髻；③身材矮胖者，在发型的选择上要强调整体感觉向上，可选择有层次的短发，不宜留长波浪、长直发，并建议露出颈部，在视觉上增加身高；④身材高大者，发型的选择应努力追求大方、健康、洒脱的美，减少大而粗的感觉，以简单的短发为宜，但对直长发、长波浪、束发、盘发、中短发式也可酌情运用。此外，发型的选择还应注意颈部的特点，颈部长的人适合稍长、大波浪发型；颈部短的人建议把头发从颈部向后梳，把后面的头发梳得完整一些，让颈部暴露出来，使颈部显长。

（3）发型与年龄、职业、服饰相协调：发型可反映人的文化修养、社会地位及精神风貌。因此应注意发型的选择与年龄、服饰、职业相协调。例如，老年女性建议选择简单或大花型的短发，展现一种明朗利索、头脑清晰的姿态。职业女性则适合梳理干练、精明的发型，以展现积极乐观、充满自信的精神风貌。服饰与发型的搭配主要体现在服饰的性质上，于正式场合着正装时，宜将头发挽成低发髻，凸显端庄、优雅。而着运动装时，则建议将头发束起，展现青春活力的一面。此外，注意具有地方特色的服饰应配以合适的发型。

**4. 护士的工作发型**　在遵循基本发型选择的基础上，护士工作发型的选择还应体现护士救死扶伤、朴实高雅的职业精神。燕尾帽是护理职业的象征，因此，护士的工作发型应与燕尾帽相协调，总体上表现整洁、干练、方便、自然，既满足美观要求又体现护士的端庄、严谨。根据医院各临床科室的不同特点，护士的工作发型具有不同特点。

（1）佩戴燕尾帽时的发型：佩戴燕尾帽时，长发应盘起并佩戴网罩，头发前不过眉，侧不掩耳，后不过领；短发则不应超过耳下3cm，否则应按照长发处理。燕尾帽应戴正戴稳，距前发际4～5cm，用发夹于帽后固定，发夹颜色最好是白色或与燕尾帽同色，切忌佩戴夸张头饰。

（2）特殊科室护士的发型：手术室、ICU、供应室等特殊科室护士或进行特殊操作时，护士需佩戴圆帽或一次性无菌帽，目的是为了无菌操作和保护性隔离。普通病房男护士工作时，需佩戴圆帽，不准剃光头、留长发、梳小辫，原则上不准蓄须。无论是圆帽还是一次性帽子，佩戴时需注意将头发全部遮在帽子里，不露发际，头发前不过眉，后不外露；帽缝置于后面，边缘整齐，帽顶饱满。

## （二）面部保养与修饰

由于先天遗传等因素，我们无法要求人人都是俊男美女，但是，通过外在的仪容修饰，可以弥补先天的不足。在进行面部修饰时，应使容貌端庄、整洁、简约，并注重皮肤保养。护士容貌端庄，往往能给患者带来愉快的心情，有助于提升护士整体形象。整洁简约的妆容更能体现护士爱岗敬业、朴实高雅的职业精神。值得一提的是，在进行仪容修饰时应注重对皮肤的保养。随着年龄的增长，皮肤不可避免地发生退行性变化，但若能实施及时、正确的保养措施，可延缓皮肤的衰老，使青春常驻。

**1. 面部皮肤护理**　面部皮肤完全没有遮挡地暴露于阳光和空气中，受到紫外线、风、烟雾等侵害，因此与身体其他皮肤相比，更容易发生老化，需要每日保养、护理，才能保持健康、美丽。

面部皮肤要根据人的皮肤类型进行护理。人的皮肤按照皮脂腺的分泌情况，一般可分为四种类型，即中性皮肤、干性皮肤、油性皮肤和混合性皮肤，此外，还可见敏感性皮肤、问题性皮肤。①中性皮肤也称普通型皮肤，是皮脂和水分经常保持平衡的皮肤，也是最理想的皮肤；②干性皮肤，由于皮肤角质层水分低于10%，皮脂腺分泌量少，因此皮肤干燥，缺少油脂，此类皮肤易生皱纹和斑点，且较敏感；③油性皮肤，也称多脂性皮肤，多见于青春发育期年轻人、中年人及肥胖者，此类皮肤角质层水分正常，皮脂腺分泌旺盛，分泌物容易堆积而阻塞腺管开口处，此时对细菌的抵抗力减弱，细菌迅速繁殖，所以易出现痤疮、酒渣鼻、疖子等皮肤问题；④混合性皮肤，是指同时存在两种不同性质皮肤，为常见的一种皮肤，因其油性部位多在前额、鼻及鼻周区，呈T形分布，其他部位则属于干性或中性，故又有T形皮肤或T界皮肤之称。因此，我们在护理面部皮肤时，要根据自己的皮肤类型来选择护肤品。

面部皮肤的日常护理措施主要有以下几种。

（1）卸妆：皮肤具有呼吸和排泄的作用，当化妆品长时间附着于皮肤表面时，会影响这种作用，发生痤疮、色斑、红疹等疾病。卸妆是皮肤保养的关键一步。其中，卸妆可选择卸妆油或清洁霜，用化妆棉蘸取，均匀地涂敷在面部，待皮肤上的化妆品及污垢完全溶解后用温水冲洗，此后再使用洗面奶清洁。

（2）洁面：面部清洁不仅可以清除皮肤表面的污垢和皮肤分泌物，保持汗腺、皮脂腺分泌和排出通畅，防止细菌感染，而且可使皮肤得到放松、休息，以充分发挥皮肤的生理功能，展现青春活力。

（3）按摩：按摩具有促进血液循环、新陈代谢，增加皮肤弹性，缓解皮肤衰老，排出多余水分，促进脂肪代谢，调节神经系统和消除肌肉疲劳等功效。按摩的原则是由下向上，由内向外，按摩方向与肌肉一致，与皱纹垂直，尽量减少肌肤的位移。按摩前可用热毛巾敷面，毛孔张开时按摩能促进营养物质的吸收，加强按摩作用。

（4）敷面膜：面膜具有清洁、营养、护肤的功效。常用的面膜有硬膜、软膜，家庭自我护理应选用软膜。根据皮肤性质选择适宜的面膜。通常每周至少使用一次面膜，每次15～20分钟。

（5）上化妆水：面部皮肤老化主要源于皮肤细胞缺水，除了可以通过多喝水以补水外，还应使用化妆水从外部补水。化妆水具有较强的亲肤性，能全部被皮肤吸收，还能平衡皮肤的酸碱度，有效收缩毛孔。使用化妆棉或手蘸化妆水在面部（眼睛除外）持续轻轻拍打，让皮肤自然吸收。

（6）润肤：润肤时应根据皮肤的性质、季节和使用时间等选择合适的润肤产品，也可根据自己的皮肤问题，选择祛斑或祛痘等有针对性治疗作用的润肤产品。其中眼部皮肤是人体皮肤最薄的部位，没有皮脂腺和汗腺，且使用频率高，所以应特别保养，选用眼部专用护肤品——眼霜。使用时，取绿豆粒大小的眼霜于中指的指腹上，分别点在眼角及眼轮匝肌上，再沿着眼轮匝肌纹理的方向将眼霜展开，让皮肤完全吸收。

（7）防晒：阳光中含有较强的紫外线，过强的紫外线会引起皮肤的老化，产生日光性皮炎，甚至可导致皮肤癌，所以防晒对皮肤护理也十分重要。

**2.面部局部修饰**　为了塑造整体的护士仪容形象，在进行面部的整体修饰时，应尤其注意眉毛、眼部、鼻部、口部和颈部等面部醒目部位的修饰。

（1）眉部修饰：眉毛位于眼睛上部，虽不像眼睛一样引人注目，但是眉形是否美观、眉毛是否进行认真修理及眉部是否清洁对整体仪容非常重要。修眉的过程中应注意兼顾脸形及眉形轮廓特点，扬长避短。

（2）眼部修饰：在与人交往中，双方注意最多的地方就是眼睛。因此，要注意眼部的清洁，尽量展现双眼的清澈、干净。戴眼镜者，则应注意眼镜的选择和清洁，注意实用性和美观性。工作场合不宜戴墨镜。

（3）耳部清洁：进行整体面部清洁时，不可忽视对耳朵的清洁，尤其是耳孔内的清洁，每日进行耳垢的清洁，如耳毛浓密，应及时修剪。需注意的是，不可在工作期间进行耳部清洁，否则易造成不良影响。

（4）鼻部清洁：鼻部属于面部结构中比较突出的部位，因此在面部清洁中应认真清洁鼻部，保持鼻头清洁，同时避免当众擤鼻涕、挖鼻孔，特殊情况时用手帕或纸巾遮挡。

（5）口部清洁：口腔卫生直接关系口腔是否产生异味，护士每日与患者进行沟通，更应避免口腔异味带来的沟通障碍。主要措施是认真刷牙，定期洗牙，上班时间不食用有刺激性气味的食物，如葱、蒜、韭菜等。除了注意口腔清洁外，尚需对口唇进行保养，避免干裂、爆皮等。男士如无特殊情况，及时修剃胡须。

（6）颈部清洁保养：颈部是面容的自然延伸部分，也是容易被忽视的部位。颈部修饰应首先防止颈部皮肤过早的老化，与面部皮肤形成较大的反差对比，除清洁外同样需要保养。

### （三）手部皮肤护理

护理工作是一项技术性较强的工作，双手在这些操作技术的完成过程中常常扮演着"主角"。护士不能将指甲染色，带有颜色的指甲会刺激病人心理，引起病人的反感和不安，同时还会增加双方在护理过程中的种种顾虑。指甲应经常修剪，保持清洁。一双清洁、灵巧、温柔的手能给病人带来巨大的安慰和信心，给人以美的享受和舒适感，所以手部需要精心的呵护和保养。

1.养成勤洗手的良好卫生习惯，但次数应适当，太频繁也会损害皮肤。洗手水温以温水为宜，选择碱性小的香皂或洗手液。

2.防止和减少化学物质对手的损害。

3.注意手部防晒。

4.坚持做手部运动。

5.身边备护手霜，养成每天涂抹数次的习惯，保护手部皮肤，防止干燥。

6.注意经常修剪指甲，保持指甲的清洁光亮，不可留长指甲。

### （四）护士的职业妆

化妆是指运用化妆品和工具，按一定的方法步骤和技巧，对人的面部、五官及其他部位进行渲染、描画、整理，使之掩饰缺陷，表现神采，从而达到美容的目的。护士的职业妆应以体现和谐、自然的个性特征为原则，以皮肤护理胜于容貌化妆为原则，以职业淡妆为原则，针对自己的容貌进行扬长避短，塑造出美好的个人形象，使修饰后的整体相貌呈现出美观、整洁、自然、得体、协调的一种自然美。

**1. 化妆品与化妆用具** 化妆品包括粉底、胭脂、眼影、眼线笔（液）、眉笔、唇膏、唇线笔等。化妆用具有化妆棉、粉扑、粉刷、胭脂刷、轮廓刷、眼影刷、修眉刀、眉刷、棉签等。

**2. 化妆的基本程序及技巧** 化妆的基本程序包括洁面、修眉等。

（1）洁面：清洁皮肤是化妆的第一步。洁肤可使妆面服帖自然，不易脱妆。

（2）修眉：修眉是利用修眉用具，将多余的眉毛去除，使眉毛线条清晰、整齐和流畅，为画眉打下一个良好的基础。修眉的方法主要有拔眉法、剃眉法、剪眉法。

（3）润肤：化妆前润肤可在皮肤上形成保护膜，阻止皮肤与化妆品直接接触，起到保护皮肤的作用。润肤时通常使用化妆水和润肤露。

（4）涂抹粉底：粉底是化妆的基础，它不仅可以对整体面色进行修饰，遮盖瑕疵，调和皮肤，还可调整脸形。粉底颜色的选择应与肤色接近，若粉底颜色过白会给人"假"的感觉，像戴着一个面具；粉底颜色过深，会使皮肤显得太暗，也收不到好的效果。涂抹时由内向外、由上至下均匀涂抹，并可稍加按压，使粉底服帖。另外应注意颈部皮肤的护理与修饰，以免造成面部皮肤与颈部皮肤颜色差异较大。

（5）定妆：涂抹粉底后再涂蜜粉定妆，其作用一是增强粉底在皮肤上的附着力，使妆面保持长久；二是吸收汗液和皮脂，减低粉底的油光感，使皮肤显得细腻爽滑。

（6）涂眼影、画眼线：眼部修饰直接影响整体化妆的效果。眼影所用色彩要与整体面部色彩协调一致，可选择浅咖啡色，涂抹时注意突出眼影的层次感。涂眼影之后画眼线可以保持眼线的清晰和干净，眼线可使眼睛在视觉上变大且充满活力。

（7）画眉：画眉应使眉毛充分发挥对眼睛的修饰和衬托作用。根据眉毛的自然生长规律进行描眉，关键是选好眉头、眉峰和眉尾，体现眉毛的质感。眉色的选择要与发色基本一致或略浅于发色，一般常用的眉色有黑棕色或黑灰色，淡妆的眉色要浅而自然（图6-1）。

（8）涂腮红：腮红可以增加面部的红润感，使面色显得健康，使轮廓更加优美。标准的腮红的位置应为颧弓上，即微笑时面颊隆起的部位。腮红的颜色应根据眼影的色彩确定，淡妆一般选择粉红色、浅棕红色、浅橙红色等。腮红的描绘主要通过胭脂刷的晕染，晕染过程中坚持中心颜色深，而四周颜色逐渐变浅直至消失。

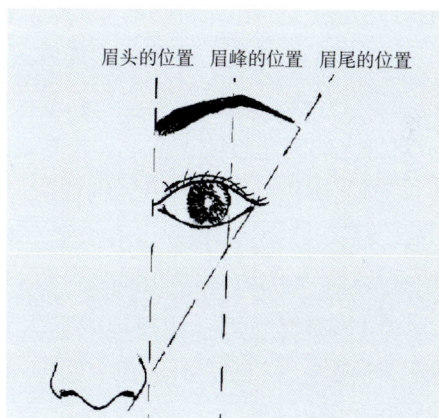
图6-1 标准眉的位置

（9）画唇线、涂唇膏：通过对唇部的修饰，不仅可以增加面部色彩，而且还有较强的调整肤色的作用。

（10）涂睫毛膏：睫毛修饰的主要内容是使睫毛弯曲上翘，显得长而柔软。主要通过夹睫毛、涂睫毛膏和粘贴假睫毛来完成。其中，涂刷时注意手要稳，一次不要涂得过多，以免睫毛粘连或弄脏眼周皮肤。因睫毛膏未干容易弄脏妆面，故放在化妆的最后一步。

（11）妆面检查：化妆后，要进行全面、仔细地检查，通过近距离、远距离观察，检查妆面的整体效果，发现问题及时修正。

**3. 化妆的注意事项** 化妆需注意体现职业特点，忌离奇出众；不能当众化妆；不借用他人的化妆品；不评论他人的妆容；不使妆面出现残缺；临睡前应彻底卸妆。

### （五）护士的表情

表情是指人的面部情态，它是人的无声语言。在人际交往中，表情最能直观地、形象地、真实可信地反映人们的思想情感。人的内心感情怎样掩盖也无法控制它从面部显露出来，人的一颦一笑、一举一动都带着内心情感的因素，如高兴时"眉开眼笑"，得意时"眉飞色舞"，愉快时"眉舒目展"，激动时"欢呼雀跃"等。现代心理学家认为，在人们所接受的来自他人的信息中有45%来自有声的语言，而55%以上则来自无声的语言，而后者又有70%以上来自于表情，可见表情在人与人的沟通中起着重要作用。在护理工作中，护士内心美好的情感，对患者和蔼的态度往往都是通过面部表情传达给对方的，可见，护士的面部表情在护士职业形象美的塑造中也是至关重要的。构成表情的主要因素是眼神和笑容。

**1. 眼神**　常言道，"眼是心灵的窗户"，它最明显、自然、准确地展示了人的心理活动。护士对患者的真诚、友善的情感往往是通过眼神表现出来的。当患者心情沉重，表现焦虑、恐惧时，护士给予温和、镇定的目光，会使患者感到安慰；当倾听患者谈话的时候，给予正视关注的目光，以表示对他的重视和爱护等。患者透过护士的眼神看到的是护士善解人意、豁达宽广的胸怀，也愿意把所有的烦恼向护士倾诉，以得到护士的指导和帮助。英国哲学家爱默生曾说，人的眼睛和嘴巴说的话一样多，而且不用字典，就能从眼睛的语言中了解整个世界。因此，我们要把握好眼语交流的方式和途径。眼语的构成，一般与注视的时间、角度、部位、方式等有关。

（1）注视时间：注视对方的时间长短十分重要。一般表示友好则注视对方的时间应占全部相处时间的1/3左右；表示重视、有兴趣，如听报告、请教问题等则注视对方的时间应占全部相处时间的2/3左右；若表示轻视，注视对方的时间不到全部相处时间的1/3；若表示敌意，注视对方的时间超过全部相处时间的2/3以上，有挑衅之意。

（2）注视角度：注视他人的常规角度有平视、侧视（斜视）、仰视、俯视等，一般常用的友好角度是平视。如果是晚辈与长辈交流可采用仰视，以表示尊重、敬畏之意。像斜视、俯视则表示对他人的轻蔑歧视，都是失礼的表现，应避免使用。

（3）注视部位：与患者沟通时，注视的部位通常是双眼。表示聚精会神、一心一意重视对方，又称"关注型注视"。在公务、社交场合一般注视的部位有额头、眼及唇部，不宜注视的部位有头顶、胸部、大腿及脚部。

（4）注视方式：注视他人的方式很多，但常规的有直视、凝视、盯视、虚视、扫视、眯视、环视等。一般表示认真、尊重、专注、恭敬的注视方式为直视和凝视，其他方式不宜采用或忌用。

**2. 笑容**　笑容是一种令人感觉愉快的面部表情，在现实生活中常常以微笑最受欢迎，最自然大方、富有吸引力、令人愉悦，是最为真诚友善的面部表情。微笑也是护理工作中不可缺少的重要内容。当患者看到护士的微笑，它是一种关怀、一种力量，就好像是一剂良药，驱散了患者心中的愁云，从而减轻了患者身心的痛苦与压力；同事之间的微笑是一种友善、一种理解，就好像是一种温润剂，使彼此之间消除了隔阂，缓解了矛盾，架起了友谊的桥梁。同时，甜美的微笑还可以使护士的相貌变得更加生动感人，给护士的形象增添魅力，使护理形象美得以提炼和升华，这就是微笑的精神效果。正因如此，在护理工作中，我们提倡微笑服务，这也是作为一名护士礼貌对待患者的基本要求。在社会交往中，有人视微笑为"参与交往的通行证"，它又被称为基本微笑或常规表情。

（1）微笑的要求：微笑的美在于文雅、适度、亲切自然，符合礼貌规范；是发自内心深处的微笑，是一种真情流露。切不可故作笑颜，假意奉承，更不要狂笑、奸笑、傻笑、冷笑。微笑最基本的要求是真诚甜美。

（2）微笑的基本方法：先要放松自己的面部肌肉，然后使自己的嘴角微微向上翘起，让嘴唇略呈弧形。最后，在不牵动鼻子、不发出笑声、不露出牙齿，尤其是不露出牙龈的前提下，轻轻一笑。

（3）微笑训练方法

①对镜训练法：端坐镜前，衣装整洁，带着轻松愉快的心情，调整呼吸至自然顺畅；静心3秒钟，开始微笑，双唇轻闭，使嘴角微微翘起，面部肌肉舒展开来；同时注意眼神的配合，达到眉目舒展的微笑面容。

②口型对照法：通过一些相似性的发音口型，找到适合自己的最美的微笑状态。如"一""七""茄子""呵""哈"等。

③含箸法：这是日式训练法。选用一根洁净、光滑的圆柱形筷子（不宜用一次性的简易木筷，以防划破嘴唇），横放在嘴中，用牙轻轻咬住（含住），以观察微笑状态。

④眼中含笑法：戴口罩或用物遮住眼睛以下部位，对镜微笑，观察自己的眼睛。

⑤互动评价法：两两相对，相视而笑，互相评价对方的笑容是否真实甜美，指出不足，继续练习。

笑容是胜利的标志，是成功的信息。微笑能给人以丰富的美感，它从内容到形式都是美的，这就是大家喜欢看到微笑的原因之一。所以，我们每个人都应该养成常露笑容的习惯，使我们的生活充满希望和美好，使人与人之间的关系更加融洽和谐。

总之，良好的仪容形象不仅会使人赏心悦目，同时可为我们的生活和事业搭建成功的桥梁。

【思考题】

1. 简述面部日常护理的步骤。
2. 简述护士职业妆的基本要求。

# 第七章
# 护士的形体形象

形体美是指以人的形体作为审美对象所表现出来的美，它包括两方面的含义：一是作为自然美的范畴，是人体在正常状态下的形体结构、生理功能和心理过程的协调、匀称、和谐的统一；二是作为社会美的范畴，充分显示出人类蓬勃向上的生命活力。具体来讲，形体美应该是身体健康、五官端正、结构匀称、比例适中、生机蓬勃、英姿焕发。形体美应该是健、力、美的结合。健康、匀称的体魄是人体美的首要条件，只有健康匀称的人体形象，才能表现出生命力的美。护士良好的形体形象是呈现护理之美的重要内容。

## 第一节　健美运动方法

护理人员是融现代科学文化与身体健美、姿态优雅为一体的自然美的结合体，而健康与美的统一可通过长期坚持健身锻炼和形体训练得以实现。

### 一、颈部运动

颈部是人体的重要部位，是连接头和躯干的桥梁，有着丰富的肌肉、血管和神经。同时也是人体比较薄弱的部位，它的健美不仅影响全身的风采，而且对人的精神和神经系统也有一定的影响，比如颈部缺乏锻炼，不仅影响美观（皮下脂肪堆积）而且还会导致颈椎病，进而使血管神经受压，出现头晕、耳鸣、失眠、颈部酸痛等症状。所以应有意加强颈部运动。

**1. 颈部伸展运动**　平躺在垫子上，两手放在身体两侧，双脚分开与肩同宽。双手握拳，将手肘顶着垫子，吸气的同时手肘用力顶住垫子将胸部往上推，头不动。双腿并拢同时抬高停留5秒钟，慢慢还原调息。注意吐气时头用力向上仰，头顶着垫子，下巴用力抬高保持2秒。

**2. 颈部前屈后伸运动**　站立或坐姿，用力低头，下巴尽量紧贴胸部，接着仰头后再低头，连做8拍。然后抬头到极限，使头尽量后仰，静止3秒。这套动作共重复做4～6遍。

**3. 颈部侧屈运动**　站立或坐姿，使头向左侧屈，还原后再向右侧屈，各做8次。

**4. 颈部旋转运动**　站立或坐姿，头向左侧旋转，用下巴接触左肩部，停留几秒钟，还原后再向右侧旋转，停留后还原，各做8次。

### 二、肩部运动

站立姿势，自然呼吸，屈肘，双手手指分别触及两侧肩部，用肘部带动肩关节做环绕运动，前后各4次。在上述动作的基础上，呼气，双肘上提，手背在脑后相碰，吸气，沉肩，如此反复，共做4次。

### 三、胸部运动

丰满结实的胸脯是青春健美的象征，它使男子显得格外魁梧强壮，女子更加丰满妩媚。通过正规的训练，可以提升腰围线，紧实胸部，改善形体曲线。

**1.扩胸运动**　站立，两脚分开与肩同宽、屈肘抬臂与肩平，掌心向下，胸前两手手指相对，然后展开，扩胸，手心向上，还原，重复做 10 ～ 16 次。

**2.上举运动**　站立，两臂垂直于身体两侧，两臂后摆与身体夹角呈15°，头稍低，然后两臂经胸前向上抬举，带动乳房上提，稍抬头，两臂向上抬举时要吸气，落下时要呼气，重复做 10 ～ 16 次。

### 四、腰背运动

腰背部的运动主要是锻炼腰背骶部软组织功能，增加腰背部的适应能力。

**1.腰背部热身运动**　站立，两脚分开与肩同宽。屈膝，塌腰，翘臀，抬头，双手置于膝盖上；上身慢慢前倾，脊椎骨一节一节地放松，到最大限度后，放松颈部，垂头；脊椎骨一节一节地展开，慢慢将上体撑起来。如此反复，共做 4 次。

**2.腰部消脂运动**　跪姿，双踝并拢，将右腿向右侧伸出，单膝跪地，身体直立，右腿伸直，脚心着地。吸气，双手平举与地面平行。呼气，右臂及躯干向右腿方向弯曲，直到右手与右脚脚背相接触；左臂同时伸展向右上方，眼睛看手指尖的方向。保持此姿势 1 分钟。最后吸气，将躯体转向正前方，收回两腿两臂，呈跪姿。再做另一侧动作。

**3.腰椎运动**　跪姿，将小腿紧压于地面，足趾向外使足背贴于垫子上，两腿分开与肩同宽。然后双手从后面扶住髋关节，吸气时打开胸廓头向后仰，稳定后双手抓住双足跟，头自然后仰，停留 30 秒钟。起身时手先扶住腰，然后缓慢起身。

**4.搭肩扭转运动**　坐在地上，双腿分开，与肩同宽，双手自然放在身体两侧，均匀呼吸。双臂向上伸展，在背部交叉，右手触左肩，左手触右肩。收腹，向右侧扭转躯干，保持此姿势 5 秒。回到中心位置，向另一侧扭转。重复 5 ～ 10 次。

### 五、腹部运动

腹部的美也是十分重要的，但长期以车代步、久坐会使大量脂肪囤积在腹部，形成我们所说的"游泳圈""小肚腩"。美的腹部应平坦紧实。松弛的腹部会使人看起来拖沓、不整洁，影响个人的形体形象。但是不正确的运动形式不但不会减少腹部的脂肪，还会造成腹部肌肉的损伤。所以一定要按照正确锻炼方式运动方可燃烧掉多余的脂肪，坚实腹部肌肉，使小腹紧实、平坦。以下是锻炼腹部的一些方法。

**1.双腿抬高法**　仰卧位，双手自然放于身体两侧，掌心向下，双腿伸直，足面绷紧，双足并拢，腹肌收缩，然后双腿缓慢向上抬起，至少应使双腿与躯体呈90°，如果有潜力可尽量使双膝贴近胸部，双足位于头顶之上。臀部翘起，然后腹肌缓慢放松，臀还原，双腿也逐渐落下还原，可连续做 20 ～ 50 次。这项运动既锻炼腹肌，又锻炼臀部肌肉，同时大腿的外侧也得到了锻炼。

**2.紧腹运动法**　坐姿，双腿并拢伸直。吸气，抬起双腿，膝部绷紧，腿部与地面角度保持在60° 左右。双手离开地面，双臂向前伸展，与地面平行，保持半分钟。最后，呼气，大腿放回到地面，放松。重复做几次。

**3.腹肌伸展运动**　跪立，呈爬行的姿势，双腿分开与肩同宽，脊柱放松，十指张开触及地面，保持双臂、双腿与地面垂直，挺起腰部，收紧下巴。吸气时，收紧腹部，将腹部下压、下沉，头尽量向后仰。呼气时，收紧腹部，将背部向上拱起，下巴尽可能贴近锁骨。重复做 30 次。

**4. 桥式运动法**　仰卧于地板或者垫子上，屈膝，双手自然放在身体两侧，双脚踩住床或者垫子，吸气抬起臀部，保持 5～10 秒。呼气，然后再将臀部轻轻放下。重复做 20 次左右。

### 六、臀部运动

臀部在健美中同样拥有不容忽视的地位。

**1. 收缩臀肌运动**　站立，两腿分开稍比肩宽。吸气，提起脚跟，脚部肌肉绷紧，挺胸收腹收臀；两手向上伸，五指分开。呼气，两手握拳下落，脚跟缓缓落下。重复几次，注意呼气与吸气时动作要慢。

**2. 间接提臀运动**　身体站立，双脚并拢，双手自然放在身体两侧。吸气，双臂向前伸展，与肩同宽。呼气，双腿弯曲下落，同时双脚脚跟抬起，直到大腿与地面平行。吸气缓缓站立。重复此动作 3～5 次。

### 七、手臂运动

手臂也是评价美体的重要环节，美丽的手臂要曲线圆润、富有弹性。如果胳膊厚实、粗壮，则给人以膀大腰圆的感觉。若肌肉缺乏弹性，给人一种松松垮垮的感觉，也会让人的自信心大打折扣。

**1. 束臂运动**　坐姿准备，吸气，右手背沿着颈部方向向上伸，右手手指朝上，同时屈左肘并抬高肘部，将左手置于左肩部。呼气，两手相扣，若不能做到双手相扣，则尽量将双手抬高至最大程度，挺胸、收腹、眼平视，保持 2 分钟。还原放松，重复另一侧。

**2. 双臂伸展运动**　站姿，双脚脚尖内扣，吸气，双手于体后相扣。呼气，上身自腰部起向前向下屈，双臂尽量向头上方伸展，头垂直于两膝之间，保持 20 秒。吸气，手及头部同时慢慢回到站姿。重复做 5 次。

### 八、腿部运动

护理人员的日常工作多在走路或站立中度过。久站会使腿部血液循环受到阻碍，出现浮肿，不仅影响了整体的美观，还影响到腿部健康。通过锻炼可以疏通经络，加速血液循环，消除水肿，同时可改善腿部曲线。

**1. 蹬车运动**　仰卧，两腿抬起，做类似蹬自行车的动作 20～50 次。

**2. 大腿运动**　跪立，两手撑放在床上或地上，然后将右腿外展 10 次，还原，再将左腿外展 10 次，锻炼大腿的内侧肌肉。

**3. 小腿运动**　站立，手扶椅背，然后脚跟翘起，做到小腿有酸痛感为止，锻炼小腿肌肉。

### 九、注意事项

1. 训练时应穿富有弹力、吸汗性强、大方得体的衣服，去除首饰、手表、眼镜等物品。

2. 运动前一定要做热身准备运动，防止肌肉、韧带拉伤。

3. 运动量因人而异。由于每个人的体质不同，对于运动的耐受程度也不同，所以运动量要根据个人情况而定。测量心率有助于更好地保持一定的运动强度。一般来说，最高心率 =220－年龄。比如说年龄为 24 岁，运动时最高心率应为 196 次 / 分。有氧运动是锻炼耐力的最好方法，同时也是较为健康的运动形式。研究表明，有氧运动的心率要保持在最大心率的 65% ～ 80%。

4. 形体训练的时间安排要根据个人的情况而定，但是要注意定时练习，形成规律，持之以恒。一般来说，练习后休息半个小时才能用餐。饭后要间隔至少一个小时方可进行训练。如果条件允许，在 16 ～ 18 时训练为最佳。

5. 运动时思想要集中，不可一心两用。应当保持环境安静，以宁静、愉悦的心情进行训练。

6. 形体训练要和建立良好生活习惯相结合。平时注意保持饮食均衡、营养全面。尽量避免食用油炸、高热量的食物，同时要保证充足的睡眠。

# 第二节　护士的形体形象塑造

人可以通过不同动作形象体现出不同姿态，从而表达不同的思想与情感，这种无声的"语言"被称为"身体语言"或"体态语言"。它主要包括表情、姿势、动作等。

心理学研究指出，人与人的沟通效果 =7% 言辞 +38% 声音 +55% 体态语言。由此可见，体态语言在人际交往中占有重要的位置。在护理工作中，护士的动作形象尤为重要。例如护士经常带着亲切、真诚的微笑，更容易得到患者的好感与信任；当护士倾听患者述说时给予关注的眼神，可表达爱护和同情；护士对患者的轻轻抚摸是一种无声的安慰，可以起到稳定情绪的作用；护士进行操作时，精神集中，动作敏捷，给人以精干和娴熟之感，使患者有信心积极配合治疗等。所以，护士应学会准确运用体态语言，从而达到事半功倍的护理效果。

护士的日常姿态主要是指手姿、站姿、坐姿、行姿、蹲姿等。护士美的姿态应该是端庄、稳重、大方而富有朝气。

## 一、手姿

手姿是人们在交往中不可缺少的动作，是人类信息交流最有表现力的一种语言。不同手姿所传递的信息称为手势语。手势语是一种动态美，若能恰当地运用手势来表情达意，可为交际形象增辉添彩。手势可分为四种类型，分别是形象手势（模拟形状物的手势）、抽象手势（表示抽象意念的手势）、情意手势（传递情感的手势）、指示手势（指示具体对象的手势）。

### （一）常用手姿

指示手势是护理工作中最常用的手姿，多用于引导来宾、指示方向。动作要领是五指自然伸直并拢，手与前臂形成一条直线，肘关节自然弯曲，一般不超过 140°，掌心斜向上方；手势运用中一般上界不超过对方视线，下界不低于腰间，左右摆动范围不要太宽，应在胸前或两侧进行；使用手势亲切自然，曲线宜软不宜硬，呈曲线滑动（欲上先下，欲左先右），避免动作快、猛、僵、冷；手势应用要和全身动作配合协调。正确地运用手势，不仅体现护士优雅的举止，还塑造护士良好的职业形象。在护理工作中常见的指示手势有六种。

**1. 横摆式**　用于介绍他人、为他人指示方向、请他人做某事等，同时配合礼貌用语"您好，这位是……""请这边走""请跟我来"等。手臂向同侧方向展开，做出相应指示动作。

**2. 屈臂式**　作用同横摆式，手臂向对侧方向展开，如护士请患者进门时，若护士站在门外左侧，则左手扶门，右手向左指示，示意患者请进。

**3. 双臂横摆式**　多用于引领众多客人的场合。双臂同时向一侧方向展开（即一手做横摆式，一手做屈臂式），在一定位置停滞，滑动曲线不可过大。

**4. 直臂式**　多用于引领较多客人前进或为其指示方向的场合。一臂向同方向略高举，前臂与上臂呈 140°～160°，侧体并配合侧行步。

**5. 斜式**　多用于"请坐""请喝茶"等接待工作中。手臂伸向前左侧下方、前右侧下方或正前下方，多配合礼貌用语"请坐""请喝水"等。

**6. 双臂速摆式**　多用于面对众多人时，"请大家坐下"的场合。双臂同时向外侧展开，并在一定位置停滞，掌心斜向上，滑动曲线不可过大，其他要领同指示手势基本要求。

### （二）禁忌手势

使用手势时，应避免出现易于误解的手势、不卫生的手势、不稳重的手势、失敬于人的手势。

## 二、站姿

站姿是所有体态中最基本的姿态，同时也是其他一切姿态的基础。护士大部分时间是站立工作的，正确的站姿不仅可给人以美感，而且有助于人体内脏器官发挥正常的生理功能。

### （一）护士站姿基本要领

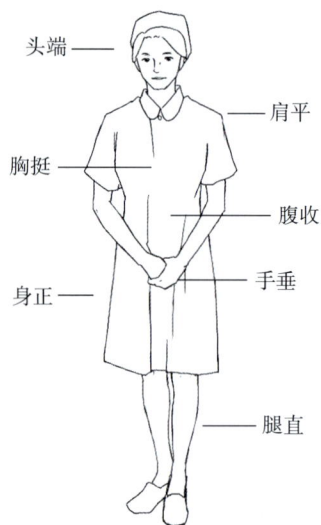

图 7-1　站姿

**1. 头端**　头正颈直，双目平视，下颌微收，面带微笑或面容平和。

**2. 肩平**　双肩舒展，自然下沉。

**3. 身正**　身体正直，脊柱尽量自然伸展，整个身体有"向上拔"的感觉。

**4. 胸挺**　胸部舒展，挺立。

**5. 腹收**　腹部收紧，提臀，立腰。

**6. 腿直**　双腿绷直，膝部及两脚完全靠紧。

**7. 手垂**　双臂放松，自然伸展垂于体侧，手指自然弯曲并拢；或双手相握置于身前。（图 7-1）

### （二）站姿的变化

护士在日常工作中的很多场合都需要保持站立姿势，但如果过长时间保持同一站姿，一方面会使对方觉得不自在、拘谨，另一方面护士自身也很容易有疲劳感。所以在护理活动中，护士应尽量把一些标准的站姿用较为轻松的形式表现出来，同时又不影响自身的整体形象美。

**1. 站姿手的变化**

（1）基本式：双臂自然垂于身体两侧。

（2）相握式：双臂略弯曲，双手四指相勾，轻握，置于中腹部，即平脐的水平位置。

（3）叠握式：两前臂基本垂直，双手几乎平展，一手叠于另一手上，并轻握另一手四指指尖，被握之手的指尖不能超过上手的外侧缘，双手置于下腹部。

男士一般多采用基本式。此外，还可以一手握住另一手腕部，或贴放于下腹处或背于后腰处。

**2. 站姿脚的变化**

（1）"Ⅱ"形脚：两脚完全并拢。

（2）"V"形脚：脚跟并拢，脚尖分开 45°～60°，使身体重心落在两腿正中。

（3）半"V"形脚：一脚的脚跟紧靠另一脚的内侧凹部，两脚所成角度为 45°～60°，身体重心可在前脚或后脚。左脚在前称为左侧半"V"形脚，右脚在前则称为右侧半"V"形脚。

（4）"丁"字形脚：将半"V"形脚的两脚角度改成 90°，则为"丁"字形脚，亦可分为左"丁"字形脚、右"丁"字形脚。其中，一脚呈水平位，另一脚与之垂直（脚尖向正前方），为"正脚位丁字步"。

男士一般多采用"Ⅱ"形脚、"V"形脚、半"V"形脚。与女士不同的是，男士"Ⅱ"形脚两脚可以适当分开，间距不超过肩宽，以显示男士的洒脱和豪放。

将以上各种手、脚的变换分别自由组合，构成了护士在工作、生活、社交及其他活动中可变化采用的多种站姿。无论采用何种站姿，都要符合站姿基本要领。

## （三）禁忌站姿

站姿禁忌体态不端，如东倒西歪、斜肩、耸肩、弯腰、驼背、含胸、撅臀、双手插兜、双臂抱于胸前、屈膝、两腿交叉、双腿弯曲或不停地抖动，懒洋洋地倚靠病榻、床柜、墙壁等支撑物，往往给人一种敷衍、傲慢、漫不经心、懒散懈怠的感觉。站立时，双手摆弄衣角辫梢、咬指甲、抓耳挠腮、双脚乱动等动作会给人以缺乏信心和信任之感。

## （四）站姿的训练

**1. 贴墙训练法**　根据站姿的基本要领，选择一面墙，背靠着墙站好，若足跟、臀部、肩胛骨及枕部均能与墙壁紧密接触，说明站立姿势是正确的，若没有接触到或接触不全面则说明站立姿势不正确。

**2. 背靠背训练法**　身材相仿的两人背靠背站立，若足跟、臀部、肩胛骨及枕部均能彼此紧密接触，说明站立姿势是正确的，若无法接触到则说明站立姿势不正确。

**3. 对镜训练法**　如果条件具备，可以在形体训练室里对着大镜子进行站姿的训练。训练过程可以从正面、侧面对着镜子观察训练的姿势。注意掌握动作要领，及时纠正错误姿势，同时配合面部表情的训练，以达统一协调。

### 三、坐姿

护士处理日常工作时，有许多事情是在坐姿下完成的，如听电话、看病案、书写护理记录等，因此要有一个良好的坐姿。护士的坐姿应体现端庄、稳重、自然、舒适的感觉。

## （一）护士坐姿基本要领

**1. 入座**　讲究方位，"左进左出"；注意顺序，"尊"者先坐；入座得法，落座无声。女士着裙装入座时，双手先抚平裙摆，随后坐下，以显得端庄娴雅。在入座及调整坐姿座位的过程中，要不慌不忙，悄无声息，以体现自己良好的素养。

**2. 落座**　正确的坐姿一般要兼顾角度、深浅、舒展等方面。

（1）坐姿正确：头端颈正，下颌微收，表情得体；上身正直，双肩平正放松，两手自然放置；双膝并拢，双腿正放或侧放或叠放；男士允许双膝双脚稍稍分开，但不得超过肩宽。

（2）深浅适宜：通常在入座后，只落座椅面的 1/2～2/3，避免身体依靠座位的靠背，以示对对方的尊重。

（3）有所侧重：谈话时，可根据谈话对象的位置，调整自己的坐姿以面向谈话对象。调整时应将上体与腿同时转向一侧。

（4）舒展得体：舒展度主要指入座前后身体各个部位的舒张、活动程度。舒展与否与交往对象有关，舒展的程度可间接反映双方的关系。

**3. 离座**　为了尊重他人，表示自己的礼貌，在准备离座时要注意：一要有所表示，当有其他人在场的情况下，离座前应先向他人示意，而后离座，不可惊扰他人；二要轻稳无声，离座时一脚先向后方收半步，再平稳站起离座；三不可弄出声响或碰翻身边的东西，也不可丢三落四，离而又返；四要礼让尊长，若同时离座，应先礼让尊长，若其需协助时，卑者要主动给予方便。

## （二）坐姿的变化

在正规场合或短时间保持"正襟危坐"是可行的，但在一般场合或长时间处于坐姿，如开会、听报告或一般交谈，"正襟危坐"很容易使人疲劳，同时令他人紧张不安，所以在一般场合均可在礼仪规范内适当调整自己的坐姿。

**1. 正襟危坐式**　又称最基本的坐姿，适用于最正规的场合。要求躯干与大腿、大腿与小腿、小腿与地面之间均呈90°，且双膝双脚完全并拢。（图7-2）

**2. 双腿叠放式**　适用于正规场合中穿短裙的女士。此种坐姿给人一种大方优雅之感。要求双腿完全地、一上一下交叠在一起。交叠后的两腿之间没有任何缝隙，犹如一条直线。双腿斜放于一侧，斜放后的腿部与地面呈锐角，叠放在上的一脚的脚面绷展，尽力向后回收。

**3. 前伸后屈式**　适用于女士的一种优美的坐姿。要求大腿并紧之后，向前伸出一条腿，并将另一条腿屈后，后脚脚掌着地，双脚前后要保持在同一条直线上。

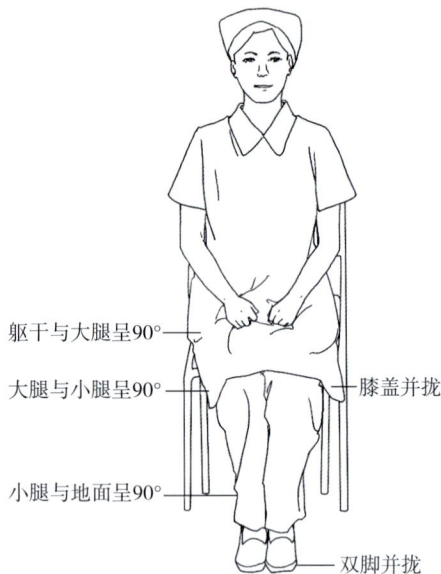

躯干与大腿呈90°
大腿与小腿呈90°　膝盖并拢
小腿与地面呈90°
双脚并拢

**图7-2　坐姿（正襟危坐式）**

**4. 双腿斜放式**　适用于穿裙装女士在较低处就座。要求双膝并拢，然后双脚向左或向右斜放，重心放在脚掌前部。

**5. 双脚内收式**　适用于一般场合，男女皆宜。要求两腿并拢同时后收半步，两脚掌同时着地，男士双膝双脚可略分开。

**6. 双脚交叉式**　适用于各种场合，男女皆宜。要求双膝先要并拢，然后双脚在踝部交叉。交叉后的双脚可以内收、斜放，也可以略前伸，但不宜向前方远远地伸出去。男士双膝可略分开。

**7. 垂腿开膝式**　多为男性所使用，也较为正式。要求躯干与大腿、大腿与小腿、小腿与地面之间均呈90°，双膝分开，但不得超过肩宽。

**8. 大腿叠放式**　多适用于非正式场合中的男士。要求两条腿在大腿部分叠放在一起。叠放之后位于下方的一条腿垂直于地面，脚掌着地。位于上方的另一条腿的小腿则向内收，同时脚尖向下。

## （三）禁忌坐姿

在护理工作中，可以根据工作的需要采用不同坐姿，以展现优美的形象、良好的素养。要避免出现整体姿态不雅、手的位置不妥、腿脚位置不当、离座方法过快过猛等。

### （四）坐姿的训练

**1. 正确入座** 走到座位前方，距身后的椅子约半步距离，一腿向后撤，用腿部感觉座位的远近后，再轻稳坐下。落座时身体尽可能保持自然正直，不要回头或低头或斜眼找椅子。

**2. 正确离座** 一脚先向后方收半步，再平稳站起离座。

**3. 端正坐姿** 保持腿部的美感，始终保持上身背部正直，下颌微收，挺起胸部，切忌耸肩或斜肩。

**4. 训练方法** 分别练习基本坐姿和其他各种坐姿。条件允许时，可以在形体训练室面对大镜子练习，从各个角度纠正坐姿，也可以采用集体训练或小组内互检的方法。

**5. 辅助训练** 可经常锻炼一些组合操，以纠正形体。

## 四、行姿

护士在接送患者、巡回病房及为患者做各种治疗和护理时，都离不开行走。正确而优美的行姿，如风行水上，轻快自如，给人一种干练愉悦的感受。

### （一）护士行姿基本要领

**1. 步态** 即走路时的身体姿态。要求上身保持站姿的基本要求，并在行进中表现出动态的美感。在行走时，头正颈直，双目平视前方，下颌微收，面容平和；保持上身正直，挺胸，收腹，腰部挺直避免弯曲，精神饱满；双肩、双臂都不可过于僵硬呆板，双肩平稳，力戒摇晃；双臂有节奏地前后自然摆动于体侧，摆幅以30°～35°角为宜，不可横摆或同向摆动。在摆动时，手要协调配合，掌心向内，自然弯曲并拢。女士步伐应轻盈、稳健，显示出阴柔之美。男士步履应雄健、有力、潇洒，展现刚健、英武的阳刚之美。

**2. 步位** 即走路时的落脚点。理想的落地点是两脚内侧缘落在一条直线上，要克服身体在行进中的左摇右摆，使身体始终保持直线轨迹行进。

**3. 步幅** 步幅是行进中一步之间的长度，一般而言，正常步幅应为一脚之长，即行走时前脚脚跟与后脚脚尖间距为本人一脚之长。每个人的步幅不是绝对的，只要不过分、不令人难看即可。

**4. 步速** 行走过程中，在某一阶段的速度要大体上均匀且有节奏感，同时，全身各个部位的举止要相互协调、配合，表现得轻松、自然。

**5. 步韵** 步韵指走路时的节奏、弹性、韵律、精神状态等。起步行走时，身体应稍向前倾，以大腿带动小腿，身体重心落在反复交替移动的前脚的脚掌上，身体随之向前移动，做到步履轻盈，弹足有力，落步无声。（图7-3）

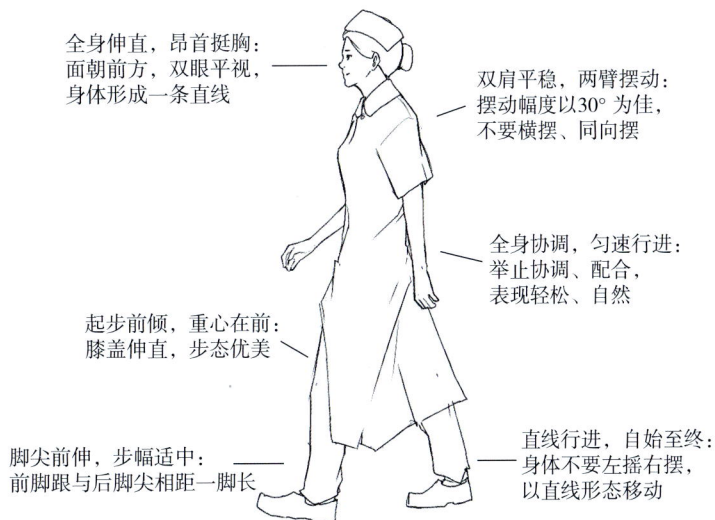

全身伸直、昂首挺胸：面朝前方，双眼平视，身体形成一条直线

双肩平稳，两臂摆动：摆动幅度以30°为佳，不要横摆、同向摆

全身协调，匀速行进：举止协调、配合，表现轻松、自然

起步前倾，重心在前：膝盖伸直，步态优美

脚尖前伸，步幅适中：前脚跟与后脚尖相距一脚长

直线行进，自始至终：身体不要左摇右摆，以直线形态移动

**图7-3 行姿**

## （二）行姿的变化

在抢救患者、处理急症等情况下，通常要采用"快行步"以"步"代"跑"，以争取时间，抢救生命。"快行步"要快步急走，而要达到快速，步幅势必减小，但步韵、步态、步位不应有太大的变化，上身平稳，肌肉放松，舒展自然，仍要做到轻盈、灵敏，给人以轻巧、美观、柔和之感，显示护士镇定、自信、稳重的良好品质，给患者以安全感，从而使其对护士产生信任感。

## （三）禁忌行姿

护士在工作中应保持良好的行姿，以体现动态美感，避免出现瞻前顾后、声响过大、忽左忽右、步位不稳、体态不端等情况。

## （四）行姿的训练

**1. 平衡感训练**  练习平衡感是为了在走路时让背部挺直，使上半身不摇晃。可以通过两种方法训练。

（1）基本步态训练：头顶一本书，视线落在前方4m处，以标准行姿行进。

（2）稳定度训练：头顶两本以上的书或一小碗水，视线落在前方4m外，从易到难进行训练，可走直线、上下楼梯、进出门、与人交谈、转弯等。

**2. 步位的训练**  用一条5cm宽的长带放在地上，练习者站在线端。起步后，先让脚跟踩在线上，大趾落在线的边缘，而后逐步过渡到3cm、1cm，并使脚的内侧缘走在一条直线上。

**3. 摆臂训练**  双臂摆动的幅度、速度和方向往往会直接影响到步幅、步速和身体的姿态。可以先对着镜子做立正姿势的摆臂练习，注意调整不正确的姿势，然后做行进时的摆臂练习。

**4. 训练注意事项**  训练时脊柱及头颈应挺直；步伐轻盈敏捷，悄然无声。把训练贯穿在日常的工作之中，不能影响患者的休息。

### 五、蹲姿

下蹲的姿势简称蹲姿，它也是护理人员常用的一种姿势。如整理储物柜下层，拾取地上的物品或从低处取物，为患者整理床旁桌等，都涉及蹲姿。

## （一）护士常用的蹲姿

**1. 双腿高低式**  蹲姿的运用要优美、典雅。其基本要求是：一脚在前，一脚在后，两腿靠紧下蹲；两脚脚尖朝向正前方，两脚前后的距离可视性别、身高、服装不同而自行调整；前脚全脚掌着地，小腿基本垂直于地面，后脚脚跟抬起。若为左脚在前，右脚在后，则应左膝高于右膝，臀部向下，上身微前倾，身体重心在两腿上，并以左脚为支撑身体的主要支点；反之亦然。（图7-4）

**2. 半蹲式**  此种蹲姿多为人们在行进中偶遇突发事件临时采用。其基本特点是身体半立半蹲；上身稍许下弯，双膝微微弯曲，弯曲角度可根据实际需要进行调整，但一般为钝角；身体重心主要放在前腿上，两腿前后不宜过度分开。

**3. 单膝点地式**  也称半跪式，此种蹲姿多在下蹲时间较长的场合使用。其基本特点是双腿一蹲一跪；下蹲后改用一腿单膝点地，脚尖着地，臀部坐在脚跟上；另一条腿全脚着地，小腿尽量垂直于地面。

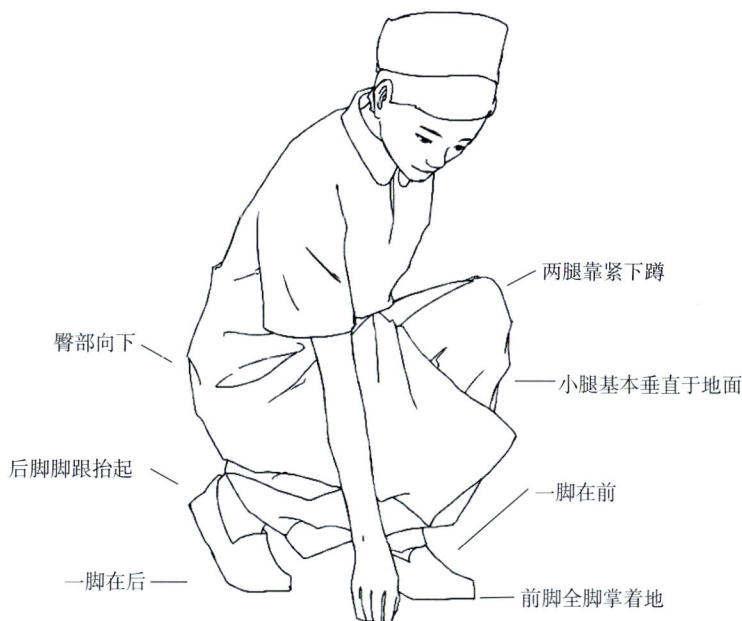

臀部向下

后脚脚跟抬起

一脚在后

两腿靠紧下蹲

小腿基本垂直于地面

一脚在前

前脚全脚掌着地

图 7-4　蹲姿（双腿高低式）

采用以上各种蹲姿时，女士应双腿紧靠，男士双腿可适度分开。

## （二）禁忌蹲姿

护士在工作中应根据不同的场合需要采用得体优美的蹲姿，要注意以下情况：在公共场合下，身着裙装的女性采取下蹲动作时，一定要避免下身无遮掩的情况，同时要防止大腿叉开、翘臀部；在下蹲时，动作避免过快过猛，以免惊吓他人；下蹲时要注意与身边的人保持一定的距离，以免碰撞；在他人身边下蹲时，要注意方位，应向着他人，侧身下蹲，正面面对他人或者背对他人下蹲则有失礼貌；在正式场合，下蹲着休息不符合礼仪规范。

## 六、护士的工作姿态

护士的工作姿态主要是指持病历夹、端治疗盘、推治疗车、推平车、推轮椅、搀扶帮助、递接物品、上下楼梯、进出电梯、出入房门、通过走廊等。护士优美的工作姿态不仅可以塑造良好的公众形象，还可以得到患者的认可和信任，促使护理工作顺利进行。

## （一）持病历夹

每一位入院患者都要建立病历记录，所以病历夹在临床工作中使用率很高。在良好的站姿或稳健的行姿基础上，一手握着病历夹边缘中下部，置于前臂内侧，夹下端一角可靠近髂嵴上方，与身体纵向成锐角；也可置于侧下腹，与身体横向成锐角；亦可置于侧胸，另一手自然垂于体侧。翻阅病历夹时，一手托住病例夹的底部，一手翻阅或做记录，动作协调柔美。

## （二）端治疗盘

端治疗盘是每一位护士每天都要重复的工作姿态，因此养成良好的托盘体态习惯很有必要。在良好的站姿或稳健的行姿基础上，双手托盘平腰，拇指和食指握于盘侧（手指不能伸入治疗盘内），其余手指自然分开托于盘底；上臂紧靠躯干，上臂与前臂成 90°；进出房门时可用肩部轻轻将门推开和关闭；端起或放下治疗盘时动作要轻稳，身体各部位协调一致，治疗盘不触及护士服。

### （三）推治疗车

治疗车一般三面有护栏，无护栏一侧一般设有抽屉，用于存放备用物品。推车体态是：护士位于无护栏一侧，双手置扶手处，双臂均匀用力，重心集中于前臂，躯干略前倾。推车行进时要保持头正、挺胸、平稳、匀速，若推车至有坡路时，应控制车速和方向，避免治疗车滑坡。行进途中若非紧急状态，要"礼让患者"（将治疗车停在一侧，施以手势示意患者先行）。进出病房时，先将车停稳，轻轻打开房门，再缓缓将车推入或推出，随后再将门轻轻关上。不可用车撞门或一手拖车一手开门。

### （四）推平车

平车一般用于运送不能起床的患者入院、做检查、治疗、手术等。护士在运送患者前应向患者及家属解释将要进行的护理活动，以取得患者家属的配合。推车前先检查车性能是否良好，如车轮分大小，则大轮一侧为头端，以减少患者头部的震荡；小轮在前，便于掌握方向。推车时，护士位于患者头侧，双手置扶手处，掌握正确方向，双臂均匀用力，躯干略前倾，尽量平稳，直线推行。当行至坡路时，应使患者头部置于高位，避免引起患者不适或出现并发症。推清醒的患者，要注意随时沟通，密切观察，妥善安置患者身上各种导管，避免脱落、受压、逆流等；推躁动患者，应妥善进行保护性约束；推昏迷患者应采取平卧位，头偏向一侧，防止呕吐物误吸；推四肢骨折患者，要妥善固定伤肢；推脑出血和颅脑外伤患者应采取头高足低位，运送途中尤其要避免剧烈震荡，始终保持头部在前，处于高处，避免脑水肿和再出血。在运送途中，护士要注意维护患者自尊和形象，为患者适当遮盖，同时要谨防坠落。

### （五）推轮椅

轮椅一般用于运送不能行走的患者入院、做检查、治疗或室外活动等。护士在运送患者前同样要做解释工作。护士按照轮椅运送的操作步骤，协助并搀扶患者坐于轮椅上。推轮椅时，护士双手置于轮椅扶手处，掌握正确方向，双臂均匀用力，躯干略前倾，步履平直稳妥，避免颠簸，推至上坡路或过门槛时，应翘起前轮，再平稳上坡或越过门槛；下坡时，要注意控制轮椅速度及方向，避免滑坡，必要时反向推轮椅，谨防跌伤。运送途中要与患者及时沟通，密切观察病情。

### （六）搀扶帮助

搀扶是指护士一手或两手穿过患者腋下，得当地架起其手臂共同前行。在病区内，护士遇到行走困难的患者时，应主动搀扶帮助。搀扶中要注意举止得当，尊重患者，速度适中。

### （七）递接物品

护士在日常工作中常要给他人递物或从他人手中接物。礼仪的基本要求是面带微笑，正视对方，礼貌接递，必要时配合礼貌用语。递物时须用双手，稍欠身，双手恭敬地递上，如所递物品为书本或病历等，应将其正面朝上，且文字的正面方向朝向对方，便于对方在接物后能直接查阅。递物时递物者双手的高度应以对方胸部水平为宜。如果给对方递送锐利物品，应将锐利的一面朝向自己，以示礼貌。在接受他人递物时，稍欠身，恭敬地用双手捧接，接过物品后应向对方致谢。在条件允许的情况下，尽量避免单手递物或接物。

　　总之，美的姿态并不是一朝一夕就能形成的，而是在工作与生活中不断训练而成的。因此，在护理实践中，护士应以科学、协调、优美为基本原则，表现出和谐有序、舒展大方、干净利落、规范娴熟的护理艺术美。

【思考题】

　　1. 根据护士职业特点，谈谈塑造自身形体形象的方法。

　　2. 每人展示一套日常姿态，学生之间进行互相品评。

# 第八章
# 护士的服饰形象

随着人类社会的发展、文明程度的提高，服饰也经历了一系列的变迁。由最初的兽皮、树叶遮体，到简单织品的出现，直至现在，服饰已不再是简单的保暖需求，更是形象的直接体现。作为一名护士，无论在工作中还是生活中都需要把握自己的服饰形象，以求完美。

## 第一节 概 述

### 一、服饰的概念

服饰是装饰人体的服装和饰品的总称。服饰美是人体美的延伸，它使人体更富于变化，强化了人体美的魅力。

服饰既能遮体御寒，又能传达文化。随着人类征服自然能力的不断提高，物质和精神生活的不断发展，服装的装饰性、审美性、社会性在不断变化，文化内涵愈来愈丰富。从美学和礼仪的角度来看，服饰不但指穿衣戴帽，而且能折射出人的教养与品位，表现出人特定的性格与气质，展示出一个人的良好形象。所以说，一个人的穿着不仅可以体现他的文化修养，同时也反映了他的审美趣味。

### 二、服饰的功能

#### （一）保护和遮羞功能

从进化论的角度看，人类是从古猿进化而来，在进化过程中，毛发开始脱落，皮肤渐渐裸露在外，不但容易受伤，而且无法御寒，于是产生了最早的服饰——兽皮。因此，保护功能是服饰的基础功能，也是促使服饰产生的基础因素。

关于服装起源的学说有很多，其中，"遮羞说"是比较有影响力的假说之一。当人类社会向文明时期迈进的时候，性意识才逐步成为社会意识的一个重要组成部分，人进而产生羞耻心。羞耻心是一种社会心理，也正是这种心理需求促使了服装的出现和完善。

#### （二）装饰和审美功能

服装从产生到发展经历了漫长的过程，但无论是最初的兽皮还是后来的织品，都充分地体现了它的装饰性，同时也满足了人们对美的需求。影响服饰装饰效果的主要因素有服饰的质地、色彩、花纹图案、款式等。

## （三）表达功能

服饰除了具备保护、遮羞功能和装饰、审美功能外，还具有丰富的表达功能。通过服饰可以传达的信息包括社会地位、职业、民族、婚姻状态、思想观念、审美能力、情绪情感等。

随着社会的不断发展，服饰在人们生活中的作用愈来愈大，已成为区别人们职业、身份、地位的标志之一。我们可以从护士服、警察制服、学士服等多种服装了解着装者的职业，同时可以通过燕尾帽的横杠、警察制服的肩章、学士服的流苏等知道对方的具体身份地位。此外，不同的民族服饰特点各有不同，甚至有些民族服饰还涵盖了婚姻状态的表达。同时，服饰也是个性化的体现，我们可以从服饰款式、色彩等方面初步判断着装者的思想观念、审美能力。

### 三、服饰的类别

#### （一）按性别、年龄分类

按性别分类，服装有男装、女装。按年龄分类，服装有婴儿装、童装、青年装、中年装、老年装等。

#### （二）按用途分类

**1. 正装**　指能表现职务、身份、礼节等方面的服装。正装的款式、色彩、质地及搭配均有严格的限定，常用于各种正式的社交场合。

**2. 便装**　指人们在居家或日常外出时所穿着的服装。根据不同的场合需要，可分为家居装、运动装、时装等。便装主要以舒适、方便、随意、实用、个性为特点，可以根据不同场合的需要选择适合自己的款式、色彩、质地及搭配等。

### 四、服饰运用的基本原则

在人类进入现代文明的今天，服饰早已是一种无声的语言，显示着一个人的社会地位、文化品位、审美意识，以及生活态度等。因此，每个人都需要具备一定的文化修养，提高自己的审美能力，并注意学习和掌握着装的基本要求，汲取对自己有益的着装经验，提高个人的着装品位，以达到穿着得体。一般情况下，着装的基本要求可概括为以下几项原则：

**1. TPO 原则**　是着装协调的国际标准。所谓 TPO，是英文 Time、Place、Occasion 三个单词的缩写字母。T 指时间，P 指地点，O 指场合。TPO 原则是指一个人的穿着打扮要符合自己所处的时间、地点和场合。

（1）时间：第一，要富有时代性，即着装要顺应时代的潮流和节奏。既不宜太另类，也不宜太过时，过分超前或过分落伍都会引人另眼相看，拉大彼此间的心理距离。第二，要合乎季节性，即不能冬衣夏穿、夏衣冬穿。夏天的服装应以透气、吸汗、简洁、凉爽、轻快为原则，冬天的服装应以保暖、御寒、大方为原则。第三，要顾及早晚的变化性，即注意白天和晚上不同的穿着。一方面，早晚温差较大时对穿着有所影响。另一方面，白天穿的衣服多出现在公共场合，应当合身、严谨；晚上穿的衣服则出现在家中等私人空间，可以宽大舒适、随意。

（2）地点：不同的国家、地区，因其所处地理位置、自然条件、文化背景、风俗习惯等不同，着装也不同。如在许多开放的西方国家，少女只要愿意，随时可以穿着吊带背心、超短裙，但倘若以这种服装出现在保守的阿拉伯国家，就显得非常失礼，而且很不尊重当地人。

（3）场合：穿着应符合出席或参加某一活动的具体场合。人在不同的场合有着不同的角色，其着装也应有所不同。第一，公务场合，是指人们置身于工作的环境，如会议、庆典、谈判等活动，其着装的基本要求是庄重、保守、传统，适宜的服装为制服、套装、套裙、工作服等。第二，社交场合，是指人们置身于交际环境，如宴请、婚礼、联欢舞会等，其着装的基本要求是典雅、时尚、个性，适宜的服装为时装、礼服、民族服装等。第三，休闲场合，是指人们置身于闲暇的环境中，如居家、旅游、娱乐、逛街等，其着装的基本要求是舒适、方便、自然即可，适宜的服装为家居装、牛仔装、运动装等。

**2. 适体性原则**

（1）与年龄相适宜：爱美之心人皆有之，每个人都有装扮自己的意愿，但要注意，不同年龄的人有不同的着装体现。青少年衣着以自然、质朴、舒适为原则。青春本身就是美的，要体现出自然、健康、纯朴的青春美，避免珠光宝气，流于俗气。中年人的着装要体现出成熟、高雅的气度，女性可表现成熟的风韵和性格特征，男性则可表现阳刚和成熟干练的特点。老年人可应用服装的色彩来掩饰倦怠之相，如可选择亮度稍暗的砖红色、海蓝色等，显现出雍容华贵、稳重雅致的气质。

（2）与肤色相适宜：人的肤色会随着所穿衣服的色彩发生微妙或明显的变化。因此，在选择服装的过程中，应该根据肤色的不同来进行搭配，从而起到相得益彰的效果。肤色白净的人适合穿各色服装，肤色偏黑或发红的人忌穿深色服装，肤色泛黄的人则忌穿黄色系和嫩绿色的服装。

（3）与体形相适宜：树无同形，人各有异，人的体形千差万别。除少数人外，一般人或多或少都存在体形上的不完美，或高矮胖瘦，或比例不匀等。这些差异要求人们在着装时特别注意服装色彩、款式和体形的协调，这样才能做到扬长避短、遮丑显美。例如，身材较胖者，可以穿着具有收缩感颜色和花纹的服装，上衣款式较宽松，以遮住臀部为宜，避免紧身衣裤；肩窄者可选择有垫肩的上衣；脖子较短者可选择"V"形、"U"形、无领的衣服，避免高领服装；腿粗者若上身苗条可选择穿较长的裙子，若穿裤子，颜色以深色为宜。

（4）与职业身份相适宜：不同的职业有不同的服装要求，衣着要体现自己的职业特点，与身份、角色形象相协调，特别是工作时的着装，更应体现出职业服装的实用性、象征性和审美性特征。如职业女性的衣着应是合体、大方、整洁、高雅，一般宜穿灰色、蓝色或其他庄重色彩的套裙，这样会使自己显得更精明干练。

总而言之，着装不能一味追求自己的喜好或潮流，应结合自身的特点，选择适合自己的服饰搭配。

**3. 个体性原则**　服装是外在的，但同时也体现出内在的气质。因此，穿衣也要有个性，要穿出自己的特色来。具体来讲有两层含义：一是应当根据自身的特点做到"量体裁衣"，扬长避短。二是应体现并符合自己独特的个性气质，在某些方面与众不同，突出个人特色。

**4. 整体性原则**　正确的着装应当基于统筹的考虑和精心的搭配，使各个部分不仅要"自成一体"，而且要相互呼应、配合，在整体上尽可能地显得完美、和谐。具体要注意两个方面：其一，恪守服装本身约定俗成的搭配，例如穿正装西服时应配皮鞋，而不能穿布鞋、凉鞋、运动鞋等。其二，使服装各个部分相互适应，局部服从于整体，力求展现着装的整体之美。如穿鞋时要注意与衣裤的颜色相配，穿袜子又应与鞋和衣裤的颜色相配。

**5. 文明性原则**　在日常生活中，不仅要会穿服装，而且要做到文明着装。着装的文明性主要是要求文明大方，符合社会道德传统和常规做法。它的具体要求是：一忌穿过分暴露的服装，在正式场合避免穿袒胸露背的服装，有失庄重；二忌穿过分透视的服装，特别是在夏季，穿浅色上衣时一般应当在里面加穿一件背心，以免令人尴尬；三忌穿过分短小的服装，在正式场合避免穿短裤、小背心、超短裙等过短的服装，它不仅会使自己行动不便，而且也失敬于人，使他人多有不便；四忌穿过分紧身的服装，致使自己身体某些体型缺点完全暴露；五忌穿过分杂乱、鲜艳的服装，搭配要规范，颜色要协调。

**6. 规范性原则** 不同的服装有不同的搭配和约定俗成的穿法，例如，女士穿裙时，所穿丝袜的袜口应被裙子下摆遮盖，而不宜露于裙摆之外。男士穿西装的搭配"西装革履"已是约定俗成，如若"西装球履"就势必招人笑话了。

## 五、服饰美的要素

服饰美具有民族性、时代性的特点，美的标准是相对的。这里我们重点探讨现代服饰美的三个基本要素——款式、色彩、面料。

### （一）服饰的款式

**1. 外形** 服饰的外形即服饰的外部轮廓，有多种，主流的大概有五种。

（1）A形：上小下大的造型。具有活泼、可爱、生动、流动感强、富于活力的特点，是服装中常用的造型样式，童装和成年女装中最常用。

（2）H形：也称矩形、箱形、筒形或布袋形。其造型特点是平肩、不收紧腰部、筒形下摆，形似大写英文字母H而得名。H型服装具有修长、简约、宽松、舒适的特点，是男装、运动装、休闲装、家居服及童装中常用的造型样式。

（3）O形：也称气球形、圆筒形，外形线呈椭圆形。其造型特点是肩部、腰部及下摆处没有明显棱角，特别是腰部线条松弛，不收腰，整个外形比较饱满、圆润，是女冬装、孕妇装、童装常用的造型样式。

（4）T形：外形线类似倒梯形或倒三角形。其造型特点是肩部夸张、下摆内收形成上宽下窄的造型效果。T形轮廓具有大方、洒脱、较男性化的特点。

（5）X形：X形线条是女性化的线条，其造型特点是顺应人体曲线，肩部稍宽、腰部收紧、下摆自然外张。X形线条的服装具有柔和、优美、女性韵味浓的特点，是充分显示女性曲线美的造型样式。

**2. 领形** 领形的选择应与脸形、身材相呼应，起到烘托或调节形象的作用。按衣领的高度可分为高领、中领、低领，按领线可分为方领、尖领、圆领、不规则领等。

**3. 开襟** 是指在衣服的前胸部位从头到底的开口。开襟是服饰中最醒目的部件，它与衣领、口袋互相衬托，共同展示服装的特色。按线条类型，开襟可分为直线襟、斜线襟和曲线襟等；按长度，可分为半开襟和全开襟等。

**4. 袖形** 随着服饰设计的多样化，袖形也纷繁复杂，生活中常见的袖形有蝙蝠袖、衬衫袖、插肩袖、泡泡袖、灯笼袖、喇叭袖、无袖等。根据不同的肩线（自然形、耸肩形、溜肩形），可选择不同的袖形，以扬长避短。

**5. 口袋、腰带** 口袋和腰带除了实用性以外还具有装饰作用。不同款式、颜色的口袋、腰带是服饰的画龙点睛之笔。

### （二）服饰的色彩

用色彩装饰自身是人类最冲动、最原始的本能。无论古代还是现代，色彩在服饰审美中都有举足轻重的作用。款式、色彩、面料是构成服装的三大要素，而色彩是最为多样性的，是关键性的要素。

**1. 服饰色彩的属性**

（1）实用性：保护身体，抵抗自然界的侵袭。例如，夏季穿白色衣服比穿深色衣服凉快，就是利用了色彩的热吸收率不同，从而达到维护身体的目的。

（2）装饰性：色彩本身对服装具有装饰作用，优美的图案和色彩有机结合则更能赋予服饰不同的效果。

（3）社会性：通过服饰的不同色彩，可以区别着装者的性别、性格及职业等。

**2. 服饰色彩的象征性**

（1）白色：象征高雅、纯洁、无私、奉献、善良、信任和正义感。穿白色正装可以表现出简单明了、精明干练之感，穿白色便装则给人以明快、无华、纯洁之感。

（2）黑色：象征神秘、严肃、气势、寂寞、黑暗、压力等。穿黑色正装给人以正式、严肃、权威之感，穿黑色礼服给人以神秘、高贵、优雅之感。但在婚礼等场合应避免穿全黑色，给人不悦之感。

（3）灰色：象征诚恳、沉稳、大方、朴实、可靠、考究等，是具有知性的中性色彩。穿灰色的正装既能体现精明能干又能体现朴实平凡，不会给人带来直接的权威压力之感。

（4）红色：象征活跃、热情、奔放、勇敢、喜庆、权威等。穿红色衣服令人朝气蓬勃、活力四射，同时容易吸引他人的注意。但在丧礼、面试等特殊场合应避免穿红色。

（5）橙色：象征富饶、充实、友爱、豪爽、积极等。穿橙色的服装给人以热情、好交际、无拘无束之感，但运用不当会略显轻浮。

（6）黄色：象征快乐、乐观、明朗、希望、活跃、无拘无束等。穿黄色衣服令人精神振奋、欢快，同时容易引起他人的注意。但穿着不当则会给人冲动、不稳重之感，尤其在阳光直射的环境中应避免穿亮黄色的衣服，因其在视觉上过于耀眼。

（7）绿色：象征生命、健康、新鲜、清爽、青春、和谐、真诚等。绿色的服装有镇静的作用，这也是手术室常选用的服装颜色。绿色是一种养眼的色彩，使人联想到自然界的植物，但绿色本身很难和其他颜色相搭配，一般常与白色、黑色、银灰色形成固定搭配。

（8）蓝色：象征沉稳、理智、宽广、容忍、沉静而幽远等。深蓝色的正装给人以严谨、沉稳、理性之感。蓝色的制服则给人以理性、温和、稳重、保守之感，如警服、护士服等。

（9）紫色：象征高贵、华丽、神秘等。紫色属于中性色，色感沉着、典雅而高贵，具有神秘的感情色彩。

**3. 服饰色彩的影响因素**

服饰的穿着除了服饰本身色彩的考究之外，还需因人、因时、因地选择恰当的色彩搭配。

（1）服饰色彩与体形：服饰穿着效果与人的体形有密切关系，可以利用视觉规律和视错觉选择恰到好处的色彩，使身材更显完美，进而使服饰与人的精神气质构成一种整体美感。如"O"形体形最为突出的特点是圆润的肚子，且大多数身材偏胖，穿衣时应以深色系为主，同色系则内浅外深搭配，有掩饰肥胖的作用，同时可以选择深色或冷色小花纹、直线纹等图案点缀以显清瘦些，不宜穿色彩太艳丽或大花纹、横花纹等服饰，会显得身材更臃肿；体形太过瘦高宜穿红、橙、黄等暖色服饰，还可选浅色横纹或圆圈等图案加以点缀，看上去更匀称；体形太过矮小宜穿温和色调的服饰，并以长条纹图案加以修饰；肩部太宽宜穿深色、冷色且单一的色彩，以使肩部显窄些，不宜选择加垫肩的服饰；腰围过粗宜穿深色、冷色且质地较硬的布料，使腰身显得纤细优美；臀部过大、腿部过粗不宜穿上深下浅的服饰，下身着装尽量选用深色、冷色和简单的款式。

（2）服饰色彩与肤色：在服饰穿着效果中，着装者的肤色也是至关重要的。正确运用服饰色彩、肤色的搭配，可以扬长避短，体现二者的协调美感。常用的方法是通过两者颜色的明度差、纯度差、色度差拉开其对比度。如肤色偏黄宜穿白色、灰色、粉红色、浅蓝色的上装，衬托皮肤显得白嫩，不宜穿黄色或嫩绿色，以免显得肤色更黄。

（3）服饰色彩与年龄：服饰色彩在体现人们心理、年龄时也各有不同。如多数青年人喜欢色彩鲜艳、明快、活泼、对比度强，中年人喜欢色彩漂亮、引人注目、柔和含蓄、鲜明而不俗气、高雅而不做作，老年人则喜欢稳重、含蓄、漂亮、高雅的色彩。

（4）服饰色彩与场合：色彩是通过眼、脑和我们的生活经验所产生的一种对光的视觉效应，不同的颜色会让人产生不同的心理效应，所以在不同场合着装应有不同的色彩选择。在着正装的场合中，应以黑、灰、棕、蓝为主色调，给人以严肃之感。此外，还应遵循正装的三色原则，即色彩搭配最好不超过三种，以少为宜。在着礼服的交际场合，应以暖色为主色调，如红、黄、橙等，给人以热情、自信、友爱之感；礼服颜色过深使人压抑或消极，礼服颜色过于华丽又有炫耀之感。值得注意的是黑色虽为经典色，但黑色礼服的选择应充分考虑场合的特点。在着运动装、休闲装的旅游、野营场合，应以明快的色调为主色调，给人以放松之感，同时可以尽情体现自己喜好的色彩。若是访友场合，则应根据访问对象、季节等因素，穿着符合时令色彩的服饰。

（5）服饰色彩与季节：随着季节的不同，服饰色彩也各有特色，搭配得当的服饰色彩令人舒适。春天，着装多为明快的色彩，如黄色中含有粉红色、豆绿色或浅绿色。夏天，着装多以素色为基调，给人以清爽之感，如蓝色、浅灰色、白色、浅粉红色等。秋天，着装多为中性色彩，和周围的自然景色浑然一体，如金黄色、翠绿色、米色等。冬天，着装多为深沉的色彩，如黑色、藏青色、深灰色、枣红色等。

**4. 服饰色彩的搭配**　色彩是服饰给感官的第一印象，具有极强的吸引力，人们经常根据配色的优劣来决定服饰得体度，评价穿着者的审美能力，所以色彩搭配是服饰搭配的重要环节。

（1）统一法：一般应用于同一色系的同类色搭配中，以主体服饰的颜色为配色基调，选择与之相近的颜色进行搭配。此种搭配给人以和谐感，但搭配不当则易显单调无趣。如制服色彩搭配宜选用统一原则，显得整齐、统一。

（2）对比法：配色时运用冷暖、深浅、明暗等特性相反的色彩进行组合，以达到主体突出、宾主分明、具有变化和层次的效果，如冷暖衬托、明暗衬托、简繁衬托等。可以在艳丽、繁复和素雅、单纯的对比组合中显现出秩序和节奏，从而起到以色彩来衬托美化服饰形象的作用。

（3）呼应法：色彩在整体着装搭配上最好不要孤立出现，需要有同种颜色或同类颜色与其呼应，在色彩大面积对称搭配中尤其如此。服饰色彩有上下呼应，也有内外呼应，一般采用点与点或点与面的呼应方式，以达到良好的整体感。

（4）点缀法：在采用统一法配色时，为避免过于单调，可在小范围内选用其他不同的色彩加以点缀，起到画龙点睛的作用。如穿正装时颜色过于单一，可以在领口、袖口等使用对比色加以点缀。

（5）时尚法：服饰具有时代性，服饰颜色同样具有时代性，不同时期的流行色也有所不同。为在服饰中体现出自己的个性，恰到好处地将流行色、个人喜欢的颜色融入服饰色彩中，也是常常使用的色彩搭配方式。

## （三）服饰的面料

面料就是用来制作服装的材料。作为服饰三大要素之一的"面料"，不但可以体现服饰的风格及特色，还可以影响服饰的穿着效果。纯棉、纯毛、纯丝、纯麻等天然面料质地虽好，但因为易皱、易变形等原因，被加工革新，形成现在的混纺面料。在社交场合穿着的服饰多以优质的混纺面料居多。

**1. 棉型织物**　是以棉纱或棉与棉型化纤混纺纱线织成的织品。其透气性好，吸湿性强，穿着舒服，比较受大众欢迎，尤其适合儿童。纯棉织品易缩水、易皱褶，而棉型混纺织品没有这样的缺点。一般休闲装或家居装多选择此种面料。

**2. 麻型织物**　由麻纤维纺织而成的纯麻织物及麻与其他纤维混纺或交织的织物统称为麻型织物。其质地坚硬挺括、吸湿性好，是夏季服饰常选用的面料之一。

**3. 丝型织物**　是以蚕丝为原料纺织而成的各种丝织物的统称。此类面料轻薄、柔软、高雅、舒适，所以受时装青睐，但易皱褶、易挂丝。

**4. 毛型织物**　以羊毛、兔毛等毛型化纤为主要原料制成的织品。面料弹性好、外形挺括、耐穿耐磨、保暖性强，是冬装的常用面料。

**5. 纯化纤织物**　化纤面料是利用高分子化合物为原料制作而成的纤维纺织品。其特点是牢度大、弹性好、挺括、耐磨耐洗、色彩艳丽、有质感，但透气性略差，是绝大多数服饰选择的面料。

## 六、饰品的运用

饰品是指人们在着装的同时所选用佩戴的装饰性物品。饰品对于人们的穿着打扮，尤其是对服装而言，起着辅助、烘托、陪衬、美化的作用。从广义上讲，与服装同时使用发挥装饰作用的一切物品，如首饰、手表、领带、手帕、帽子、皮包、眼镜、纱巾等都称为饰品，其中最重要的是首饰。

**1. 首饰使用规则**　在较为正式的场合使用首饰，通常应当恪守八条规则。

（1）数量规则：以少为佳。在必要时，可以一件首饰也不必佩戴，若有意佩戴多种首饰，则在数量上不应超过三种。戴同类首饰最好不要超过一件，唯新娘可以例外。

（2）色彩规则：力求同色。若同时佩戴两件或两件以上的首饰，应使其色彩一致。

（3）质地规则：力求同质。若同时佩戴两件或两件以上的首饰，应质地相同。

（4）身份规则：符合身份。选戴首饰时要与自己的性别、年龄、职业、工作环境保持一致，如护士在工作时不宜佩戴首饰。

（5）体形规则：扬长避短。选择首饰时，充分重视自己的体形、脸形等特点，努力使首饰的佩戴为自己扬长避短。

（6）季节规则：要与季节吻合。一般根据季节的不同，所佩戴的首饰也不同。金色、深色首饰适用于冷季佩戴，银色、艳色首饰适合暖季佩戴。

（7）搭配规则：要与服装协调。佩戴的首饰应视为服装整体中的一个部分，因此，选择首饰时应兼顾服装的款式、色彩、面料并努力使之相互般配。

（8）习俗规则：遵守习俗。不同地区、不同民族佩戴首饰的习惯、做法也有所不同，对此应了解并尊重。

**2. 首饰佩戴方法**　首饰的种类很多，如戒指、项链、挂坠、耳环、手镯、手链、脚链、胸针等。在佩戴方法上，除必须遵守上述八项规则外，不同品种的首饰往往还有各自不同的佩戴要求。

（1）戒指：戒指常被用作爱情的信物、富贵的象征、吉祥的标志。戒指的佩戴有一定的讲究，通常是戴在左手上，一般只戴一枚戒指，如果想多戴，最多也只戴两枚，可戴在一只手两个相邻的手指上，也可戴在两只手对应的手指上。在许多国家和地区，戒指是一种无声的语言，往往暗示佩戴者的婚姻和择偶的状况。戒指戴在食指上，表示无偶，寻求恋爱对象或求婚的意思；戴在中指上，表示正在恋爱中；戴在无名指上，表示已订婚或已结婚；戴在小指上，则暗示自己是位独身者；拇指通常不戴戒指。

（2）项链：项链是戴于颈部的环形饰物，是富贵、平安的象征。项链通常只佩戴一条，佩戴时一般应注意与整体形象和个性气质相适宜。通过项链对颈部的装饰，使服装整体更展示出独特的艺术魅力。

（3）耳饰：可分为耳环、耳坠、耳钉等，一般多为女性所用。在使用时，讲究成对佩戴，即每只耳朵上均佩戴一只，不宜在一只耳朵上同时佩戴多只。选戴耳饰应注意与脸形、肤色、发型、服装等整体因素相协调，达到相得益彰的效果。

（4）胸针：即别在胸前的饰物，其图案以花卉为多，故又称胸花，多为女士所用。因为女性在着西装时不扎领带、不系丝巾就显得有些单调，胸花恰恰可以弥补此不足。别胸花的部位亦有讲究，穿西装时应别在左侧领上，其高度为从上往下数的第一粒到第二粒纽扣之间。

# 第二节　护士的服饰形象塑造

护士良好的服饰形象不仅可以给患者留下良好的第一印象，同时也可以美化环境，提高患者对护士的信任度，也为护患进一步沟通建立良好的开端。

## 一、护士服饰的概念

护士服饰主要是指护士工作时穿着的服饰，简称护士服。在不同的岗位，护士服也有不同。一般来说，护士服应以整洁、淡雅、端庄为宜。一直以来，世界各国较认可的护士服颜色是白色，但随着心理学研究的发现及各国文化背景的不同，有些医院将儿科、妇产科的护士服改为淡粉色，急诊科、手术室的护士服改为绿色等，以更符合医学人文、各国习俗及患者心理等需求。

## 二、护士服饰的功能

**1. 职业形象的塑造**　护士作为医院一个重要的角色，不仅在职能上发挥着重要作用，在形象上也举足轻重。端庄的仪表、和蔼可亲的微笑可以给患者留下美好的第一印象和好的心情，同时也给护士行业塑造了良好的形象，获得应有的尊重，也无愧于"白衣天使"的称号。

**2. 患者心理需求的满足**　整洁、淡雅、端庄的护士服令人心旷神怡，同时也是护士受到尊重和信任的基础，任何一位患者不会放心地将自己交给一个仪表邋遢的护士。作为护士，应当时刻检点自己的服饰形象，用服饰传达自己的素养、能力、品质及自信，使每一位接受护理的患者都放心、踏实。同时，护士服的不同色彩还可以有相应的医用功能，如急诊室多用绿色或淡蓝色，使患者看到后感到平静，消除部分紧张情绪等。

## 三、护士服饰的分类

护士服有较长的历史演变过程，不同时期、不同国家的标准也都各不相同，这里我们简单介绍一下我国目前常见的护士服。一般来说，医院会根据科室、背景等区分护士服的颜色、款式，大多数护士服的颜色是白色，儿科、产科护士服多采用粉色，急诊科、手术室、重症监护室护士服多采用绿色，特殊病房、老年科多采用浅蓝色，导诊台护士服则常采用紫色或蓝色，同时配以相应颜色的护士帽。根据护士职务的不同，护士帽也有不同，一般病区护士长的帽子上有一条横杠，总科护士长的帽子上有两条横杠，护理部主任的帽子上有三条横杠。护士服款式也有不同，主要有裙装护士服、套装护士服，套装护士服有长款和短款等。

### 四、护士服饰形象塑造的要求

**1. 护士服**    护士服的穿着既有严格规定又有美学要求。护士服应保持洁白、干净、平整、合体，不缺扣，衣领和袖口的扣子要扣牢；穿在护士服里的衣服的衣领、袖口都不应外露；袖长和身长要适宜，以袖长到腕部，身长刚好过膝为宜；衣带平整，松紧适度。不干净、不合体的护士服会让病人感觉护士的精神状态不佳，会因此对护士的能力表示怀疑，并对护士产生不信任的感觉。夏季穿裙装时，要注意衬裙的颜色及长短。一般应选择白色或肉色，衬裙和裙边不宜外露，还要注意袜口应高于裙摆，应选择长筒或连裤袜，否则裙、腿和袜形成三截，给人以不良的视觉感受。冬季下装一般为白裤，穿着应长短适宜、不过肥或过紧、平整无皱褶。穿护士服还应佩戴工作牌、胸表、笔等。

**2. 护士帽**    护士帽也称燕尾帽，是护士职业的标志和象征，它是"天使"形象的缩影，戴上它，护士就感受到了一种职业的自豪与责任。因此，燕尾帽应保持洁白、无皱褶，佩戴端正，位置高低适中，后面用白色的小发卡适当固定。一般帽前缘距前额发际 3 ～ 5cm，帽子太靠前会给人一种压抑感，太靠后既不稳定又不美观。护士的头发应梳理整洁，无异味。戴燕尾帽时要求短发前不遮眉，后不及领，侧不掩耳。长发应梳理起来，盘于脑后，同时可以选择合适的发网套起，并用深色的头饰固定、装饰，显得素雅庄重，头饰不宜过于艳丽、花哨，否则会破坏护士的仪表美。长发的前额刘海则应梳理固定，不遮眉眼。男护士不戴燕尾帽，必要时可以戴圆帽，头发要尽可能遮于帽内，帽的接缝处戴在脑后，显得整洁利落。值得注意的是，随着护理的发展，部分国家或地区取消了佩戴护士帽的要求，但无论护士帽戴与不戴，责任都在护士心中。

**3. 护士鞋袜**    护士的工作鞋多为白色或浅色的软底鞋，鞋要保持清洁，切忌光脚穿凉鞋，给人很不雅观的感觉。穿裤装时选择和鞋、裤颜色相近（多为白色）的短袜，穿裙装时则选择肉色的长袜。总之，护士着装应既与工作环境相协调，又与审美鉴赏相统一。

**4. 其他要求**    护士操作时，应正确佩戴口罩，完全遮住口鼻，并根据自己的脸型大小，塑形鼻夹，使口罩充分贴合面部。一次性口罩使用后，应及时处理，不宜反复使用。此外，护士的大多数操作都是用手来进行的，所以护士手的卫生是很重要的。护士不能将指甲染色，带有颜色的指甲会刺激病人心理，引起病人的反感和不安，同时还会增加双方在护理过程中的种种顾虑。护士的指甲应经常修剪，保持清洁。一双清洁、灵巧、温柔的手，能给病人带来巨大的安慰和信心。护士在工作中不能戴手镯、戒指等饰品，以免妨碍操作、不卫生，也与医院严谨、认真的工作环境相矛盾。

总之，护士应通过得体端庄的护士服饰形象体现"白衣天使"之美。

### 【思考题】

1. 请谈一谈你对服饰功能的理解。
2. 请谈一谈你对服饰美的相关要素的理解。
3. 请说一说护士服饰形象塑造的具体要求。

扫一扫，查阅本章数字资源，含PPT、音视频、图片等

语言是人类最重要的交际工具，是人们进行沟通交流的表达符号。人们借助语言来保存和传递人类文明的成果。语言还是展示个体形象的重要手段，它是一个人对客观事物反应力的重要标志。语言水平的高低直接关系到信息传播的效果，甚至会影响事业的成败。语言是人们相互交流和表达感情最直接、最简单有效的方式。表达方式、感情色彩、语调等方面的变化都直接影响语言表达的含义。语言美是心灵美的外在体现，古人云"良言一句三冬暖，恶语伤人六月寒"。语言美是良好交际的前提，直接影响交往效率和人际关系的协调。在护理工作中，必须加强语言修养，遵循用语规范，掌握一定的语言交流技巧，提高护士语言形象。

# 第一节　护士语言形象

作为护士，必须掌握日常语言交流的技巧，做到自然大方，和气亲切。同时还应注意提高专业素质，言谈高雅机智，表现出良好的职业素养。

## 一、护士语言修养

良好的语言修养是护士必备的基本素质。每个护理工作者都应重视语言学习，掌握加强语言修养的方法。

### （一）加强语言修养方法

加强语言修养最主要在于熟练掌握并灵活运用某种语言，这样才能精确、清晰、系统和生动地表述自己的思想感情。

**1. 语言表达要准确恰当**　即说出的话确实能准确表达自己的思想感情。"词不达意"和"言过其实"都是缺乏语言修养的表现。

**2. 语言逻辑要严谨**　即语言表达的内容要条理清晰，逻辑分明，不使人感到前后矛盾。

**3. 语言表达的内容要生动**　能做到这一点并不是一朝一夕的事，是在熟练掌握并灵活运用某种语言的基础上才能达到的。平时要注意多说、多写、多听、多看，在实践中丰富词汇，熟练掌握语言表达技巧。

**4. 运用礼貌谦虚的交际语言**　俄国哲学家赫尔岑曾说过："生活最重要的是有礼貌，它比最高的智慧，比一切学识都重要"。礼貌的语言能把人装扮得更加美丽、高雅，因此在交际过程中，一定要重视礼貌用语。

### （二）提高护士语言修养的必要性

护士在每天的工作中要不断地与患者进行语言交流，从入院介绍、护理评估、进行各项护理处置，到出院前健康宣教等，大部分活动都要以语言为交流中介。通过语言交流，不但能达到与患者沟通的目的，建立良好的护患关系，还能够发挥治疗和促进康复的重要作用。庄重、严谨、热情、幽默的言语，可缓解患者的精神压力，使患者产生安全感、信赖感，达到药物所不能代替的心理治疗作用，促使患者早日康复。"言为心声"，语言也常常是一个人整体素质和道德修养的外在表现。良好的语言修养是对护理工作的热爱，也是护士职业形象的直观体现，关系到护士在人们心目中的形象。所以，护士学一些语言知识，掌握与患者交谈的技巧，讲究语言运用中的礼仪，不断提高语言修养是非常必要的。

### 二、护理语言的种类

护士应用的语言大体分为四类：安慰性语言、解释性语言、鼓励性语言、告知性语言。工作时，应根据患者的特点和不同要求采取不同的交流技巧与患者沟通。

**1. 安慰性语言**　患者由于饱受疾病折磨，往往精神负担重，迫切希望护士帮助其解除疾苦，同时得到护理人员的同情和安慰。应用安慰性语言可以体现护理人员对患者的亲切关怀，给患者以心灵上的慰藉。一般来说，安慰性语言对大多数患者都是适用的。使用安慰性语言时，应注意说话声调平和，态度和蔼，表情温柔，通过聊天取得患者的信任。例如：在给某妊娠高血压综合征患者静脉注射硫酸镁时，要解释注射药物时会引起局部疼痛及全身发热，应一边注射一边用温柔语言与患者交谈，分散患者的注意力，避免中断治疗。

**2. 解释性语言**　当患者提出与疾病有关的各种问题时，护理人员要根据患者的职业、文化程度、社会背景，针对具体情况掌握好时间与场合，做耐心的解释工作。避免对病情做模棱两可的解释，导致患者胡思乱想。要达到科学解释的目的，护理人员应具备丰富的临床基础知识与专业理论知识，运用理论知识和技能帮助患者更好地认识疾病、更好地配合治疗和护理。

**3. 鼓励性语言**　鼓励性语言既是一种技术，更是一种艺术；既是一种知识，更是一种思想；既是一种功力，更是一种品位。鼓励性语言对神志清醒的危重患者及患顽固性疾病的患者最为重要。如对患者说"您今天的气色好多了，有些化验结果恢复正常水平了"时，会增强患者战胜疾病的信心。又如外科肠梗阻患者插胃管时，可在旁边轻声说"别怕，只要您配合操作，插胃管会很顺利的"，这样可以缓解患者的恐惧感，提高治疗效果。

**4. 告知性语言**　根据国务院颁布的《医疗事故处理条例》规定，患者的知情权包括三项基本内容：①真实病情了解权，即患者有权了解自身所患疾病的真实情况和发展趋势；②治疗措施知悉权，即患者为了避免或降低就医风险，有权选择医方拟将采取的治疗方案和治疗措施；③医疗费用知晓权，即患者有权掌握自己就医所应承担的各种医疗费用的数额、用途和支出进度等。护理人员在履行告知义务时，应选择合适的对象，适当的时机和方式，告知患者有关病情的真实情况，如诊断、治疗过程、起因、预后，以及与疾病发展有关的生活事项等，使患者对治疗、用药等能够全面了解。

### 三、护理语言的运用原则

一个人的外貌是给予他人的第一印象，而口才可以说是第二印象。在护理工作中，护理人员不但要塑造美好的第一印象，更应努力塑造美好的第二印象。因此，在护理工作中要掌握好应用护理语言的基本原则。

**1. 礼貌性原则**　在护理工作中，应该学会使用礼貌、礼节性用语，这是在长期护理实践中所形成的共同默契。礼貌用语在日常生活工作中的应用体现了护理人员对他人的尊重，也是护理人员与患者及同事进行良好沟通的前提，是避免和解除误解的良方。护理人员要根据患者的年龄、性别、职业、知识层次等因素来选择对患者的称呼，切忌直呼患者的床号，或"喂""嗨"等，这是很不礼貌的，也是患者容易反感的。护理人员见到患者及其家属时，应主动打招呼和自我介绍，语言力求简洁、友好。常用语有"您好""您早""晚上好""今天我是您的责任护士，我叫某某，有事请找我"等。

**2. 规范性原则**　语言要规范，吐字要准确，讲话要通俗易懂，避免使用患者难以理解的医学术语，在语法上要简洁、精炼。

**3. 情感性原则**　来院就医或住院患者饱受疾病折磨和威胁，渴求得到同情和体贴，这就要求护理人员具有强烈的爱心、耐心和同情心，表现在语言上要说话和气，言辞文明礼貌，切忌把自己不愉快的情绪带到工作中或迁怒于患者。

**4. 幽默性原则**　幽默也是语言艺术。我国的相声艺术之所以受到人们欢迎，就是在于它通过幽默的语言艺术使人们感到快乐，并在笑声中自然地与听众沟通信息。语言的幽默性是人类社会生活的需要，人们在繁忙的劳动、工作中，常常需要幽默来调节情绪，解除疲劳。在护理工作中，也常常需要幽默来消除患者的紧张情绪，帮助患者身心康复。

**5. 治疗性原则**　世界医学之父希波克拉底说，医生有三大法宝"语言、药物和手术刀"。护士针对患者的心理特点，通过交谈给患者以启发、开导，使患者树立战胜疾病的信心，主动配合治疗促进康复。相反，若是语言运用不当，则可能会诱发或加重疾病。所以说护士的语言同药物一样，能够对患者疾病起治疗作用。

**6. 道德性原则**　护士应有高尚的伦理观、良好的道德素养、丰富的心理学知识，以及较强的理解能力。护士同患者谈话的内容应限于医疗护理方面或围绕患者的疾病治愈和康复方面，不应涉及患者及周围其他人的私生活。在病房等公共场所不能打闹嬉笑，以免让患者感到不被尊重。此外，护士的语言还要做到保密性。护士在和患者交谈时，有的内容要严格保密，不该告知的事情切不可好心劝告，如对于癌症的诊断、恶变的化验结果等，这也是对患者尊重的一种表现。

# 第二节　护士的人际沟通形象

## 一、人际沟通的社会心理基础

### （一）人际沟通的动机与需求

**1. 人际沟通的动机**　人类的沟通活动是一个复杂的过程，只有从各方面对沟通过程进行分析，才能全面、深入地认识其规律。对人际沟通的分析，应从沟通的动机开始。人际沟通动机理论主要有以下几种。

（1）社会交换理论：是所有解释人际沟通动机理论中最有影响的理论之一。社会交换理论认为，人们对一个人喜欢与否是基于成本与利益所做的综合评估。人们认识到，从人际沟通中得到的报酬超过估算成本时，便会喜欢与对方沟通。

社会交换理论过于强调在沟通中的利益报偿，忽略了人际沟通中的心理估价问题，个人在沟通时常表现出的无私和付出远大于报酬的代价等，但这一理论关注到了人们在沟通中有时会产生功利因素。

（2）自我呈现理论：自我呈现理论主要观点有三个方面，一是人际沟通是沟通者借助于自己的言语行动向对方叙述有关自己的事情，向他人表现自己；二是认为人在沟通中可能有不同的动机和目的；三是强调自我呈现是社会影响的一种手段。

自我呈现理论过于强调在沟通中树立自我形象，以达到对他人行为的控制，而没有看到在许多沟通中并不关心自己的形象，也不企图对他人进行控制的情况。但自我呈现理论说明了个人在沟通中所起的主导作用以及对他人产生的影响。

（3）社会实在理论：社会实在理论认为个体的能力评价、体验，直到人格特征的形成均是通过与他人的能力的比较而实现的，是一个"社会比较过程"，人类为了维护和发展某一群体，其个体通过人际沟通参照他人标准，使自己的态度行动与他人保持一致，避免认知失调。

社会实在理论强调由于个体的认知平衡受到威胁，担心团体活动将处于无序状态而产生沟通，说明了人们在沟通中趋向于保持个体与团体认知的和谐，使团体活动能够保持协调一致。

以上三种理论从不同的侧面说明了沟通动机中的部分问题，可以看出，人类的沟通动机确实是错综复杂的。人类沟通动机不能用单一的因素来解释，必须通过具体的沟通情境来综合分析研判。

**2. 人际沟通的需求**　美国心理学家马斯洛曾指出，如果一个人被别人抛弃或拒绝于团体之外，便会产生孤独感，精神会受到压抑，严重的还会产生无助、绝望的情绪，甚至走上自杀的道路。马斯洛的学生舒茨把人际沟通分成三种基本需求。

（1）包容的需求：包容的需求是指希望和别人沟通，建立和谐关系。表现出的行为特点是积极沟通、参与、融合、相属。如果个体缺乏这种需求和动机则表现为在人际沟通中退缩、孤立、排斥和忽视。

（2）控制的需求：控制的需求是指希望在权力上与别人建立和维持良好的人际关系。表现出的行为特点是运用权力和权威去积极影响、支配和超越他人，如果得不到满足，就表现出抗拒权力，忽视秩序。缺乏这种需求或动机的人表现为顺从、受人支配和追随别人。

（3）感情上的需求：感情上的需求是指希望在感情上与别人建立良好的关系。表现出的行为特点是对他人亲密、友好、热心、照顾等。缺乏这种需求和动机的个人则表现为对他人冷淡、厌恶和憎恨。

### （二）人际认知理论

人际沟通是主体同他人的交互行为，成功的沟通必须是建立在相互认知基础上的。人际认知是个体对他人的心理状态、行为动机和意向做出的理论分析与判断的过程。包括主体根据以往的经验和最新获得的印象所进行的信息加工、归纳、分析、判断、推理等一系列的心理活动过程。只有认知判断正确，沟通的态度、方法才能得体、适宜。人际认知是个体社会行为的基础，是决定人际关系的重要环节。从结构上说，人际认知的内容包括三个方面：对自我的认知，对他人的认知和对人际环境的认知。

**1. 自我认知**　自我认知是人际认知的基础和前提。它是人在社会实践中，对自己的生理、心理、社会活动以及对自身与周围事物的关系进行的认知。自我认知的过程是对自身的感知、理解及评价过程。自我认知包含两个方面：①对自己的言谈、举止、表情、语调等行为状态的认知；②对自己的理想、需要、动机、态度、情感等心理状态、人格特征及自我内部意识的认识。

**2. 他人认知**　社会沟通中，认知主体和客体在认识互动中凭借认知素质（或称心理素质）来认识对方。为了使自己在人际沟通中做出正确的判断，必须对沟通对象做出全面正确的认知。由于彼此的先行经验、心理活动不同，他们的认知素质也不同。一般说来，主体和客体，他们各自的内心世界与外部行为是统一的。实际沟通中，人常具有双重人格，内心和外表不一定一致，因此增加了认识难度和认识的丰富多彩性。对他人的认知包括五个方面的内容：①对他人情感的认知，即通过面部表情、姿势动作和语调表情直接获得沟通信息；②对他人情绪的认知，即通过对他人心境、激情和应激等三种心理行为进行认知，通常主要是对人心境进行认知；③对他人能力的认知，即对他人的思维、学习、工作、组织、生活、交际、创造、应变等能力的认知；④个人倾向的认知，即对他人的需要、动机、兴趣、理想、信念与世界观的认知；⑤对他人个性特征的认知，即对他人的气质、性格、智力等方面的认知。

**3. 人际环境认知**　指对自身沟通的小环境、小空间进行有目的地观察，包括自己与他人的关系以及他人与他人之间的人际关系的认知。它是对双方已有沟通活动的总结和概括，为进一步发展关系、深入沟通奠定基础，是人际认知的关键所在。

人际认知具有三个特征：①认知的选择性，在人际沟通过程中，人们往往根据自身沟通的需要、兴趣及价值标准，从人群中选择少数人作为认知对象，有意识地对认知对象进行观察、了解，从而做出是否与其沟通的决定；②认知行为的互动性，人际认知是认知双方之间的互动过程，认知主体在获得对方的知觉信息时，认知对象不是被动地等待被感知，而是通过对自己的修饰、言谈、举止的选择，来改变认知主体对自己的印象；③印象形成的片面性，人对他人的总体印象是在有限的信息资料基础上形成的，在人际沟通过程中，主观感受、文化背景、环境以及当时的心理状态等因素可能会导致对他人的认知发生偏差，造成印象形成的片面性。

## （三）认知形成的心理效应

心理效应是指由于社会心理现象、心理规律的作用，使人们在社会认识过程中，形成的对人或事所特有的反应。常见的心理效应有以下 5 种。

**1. 首因效应**　首因效应（最初效应）是指人们在对他人总体印象的形成过程中，最初获得的信息比后来获得的信息影响更大的现象。这种认知效应在日常生活中比较常见，如一见钟情、先入为主等。人们对他人第一印象的认知线索主要是外貌、表情、姿态、服饰、语言等外部的属性特征，而这些最先输入的信息，往往会成为人们日后认知和评价的重要依据。

**2. 近因效应**　近因效应（最近效应）是指在对客体的印象形成中，新近获得的信息比原来获得的信息影响更大的现象。最后留下的印象往往是最深刻的印象。近因效应与首因效应在人们的人际认知过程中都起着非常重要的作用，当两种信息连续被感知时，人们一般倾向于相信前一种信息，并对其印象较深，即首因效应具有重要作用；当两种信息断续被感知时，人们一般倾向于相信新近获得的信息，近因效应更显著，发挥的作用更大。也有研究认为，首因效应在感知陌生人时起重要的作用，而近因效应在感知所熟悉的人时具有重要作用。

**3. 光环效应**　光环效应（晕轮效应）指人际沟通中对一个人的某种人格特征形成印象后，依此来推测此人其他方面的特征。晕轮效应实际上是人际沟通过程中个人主观判断的泛化、扩张及定型的结果，是一种极为盲目的心理倾向。一旦形成光环效应，所有的不足都会被光环遮盖而变得视而不见。

**4. 社会刻板效应**　社会刻板效应（定型化效应）是指社会上的一部分成员对于某一类事物或人物持一种固定不变、概括笼统、简单评价的现象。社会刻板现象不是某一个体现象，而是一种群体现象，它反映的是群体的共识。如社会的固定印象为商人精明，知识分子严谨认真等。

**5. 投射效应**　投射效应是指以己度人，是个体在认知他人时，总是会不自觉地将自己的意愿强加到他人身上的倾向。所谓"以小人之心，度君子之腹"，反映的就是投射效应的一个侧面。生活中，投射效应主要发生在两种情况下：一是当他人的年龄、职业、性别、社会地位、身份特性与自己相同时，投射效应比较容易产生；另一种情形是，当一个人意识到自己的某些不称心的特性时，就会把自己所不喜欢或不能接受的性格、态度或欲望，强加到别人身上的一种认知障碍。

## （四）人际吸引理论

人际吸引也称为人际魅力，指人际关系中双方在情感方面相互亲近的现象。它是建立人际关系的第一步，是由人与人之间的吸引力大小决定的。理解人际吸引，可从两个方面入手：一方面人际吸引以情感为主导，情感投入的多寡是人际吸引程度的重要标志；另一方面人际吸引具有对他人做肯定性评价的倾向。肯定性评价是人际吸引的前提和基础，喜欢、友谊、尊重等都是在肯定评价的基础上发展起来的。人际吸引力越大，人与人之间的心理距离就越小，就越容易建立密切的关系。人际吸引包括注意、认同、接纳、沟通四个过程。人际吸引的规律主要表现为以下5种类型。

**1. 接近吸引律**　是指沟通双方存在着诸多的接近点。这些接近点能够缩小相互之间的时空距离和心理距离，彼此之间容易相互吸引。人际吸引的接近点很多，主要包括：时间、空间接近，观点、兴趣接近，职业、背景接近。

**2. 互惠吸引律**　如果沟通的双方能够给对方带来收益、酬偿，就能增加相互间的吸引。一般来说，估计得到报偿的概率越大，吸引力就越大；收益与付出的比值越大，吸引力就越大；越接近预期的报偿，吸引力就越大。互惠吸引力表现在人的一切沟通活动中，表现形式主要有：感情互慰、人格互尊、目标互促、困境互助、过失互谅。互惠吸引律告诉我们，要增强自己的人际吸引力，必须在同他人来往时，尽力使自己的付出大于收益，使自己的言行给他人带来愉快和好处。

**3. 互补吸引律**　当双方的个性或需要及满足需要的途径正好成为互补关系时，就会产生强烈的吸引力。需求互补可分为利益需要、能力特长、性格和作风上的互补。人们都有追求自我完善的倾向，当这种追求无法通过个人实现时，就期待从他人身上获得补偿，以达到个人需要的满足。

**4. 诱发吸引律**　是由自然的或人为的某一因素而引发的吸引力。在人际沟通的过程中，如人们受到某种诱因的刺激，而这种刺激正是投其所好，就会引起对对方的注意和沟通兴趣，从而相互吸引。诱发的因素和形式大致有自然诱发、蓄意诱发、情感诱发等。

**5. 光环吸引律**　是指一个人在能力、特长、品质等某些方面比较突出，或者社会知名度较高，这些积极的特征就像光环一样使人产生晕轮效应，感到他一切品质特点都富有魅力，从而愿意与他接近沟通。

了解人际吸引的主要规律，可以帮助护理工作者在生活工作中选择合适的沟通对象，调整人际沟通的方式，充分利用自身的优势，扬长避短，发挥自己的特长，增强自己的人格魅力，也可以提高自身的人际吸引力，获得人际沟通的主动权。

## 二、护理工作中的人际沟通

人际沟通是指人们在共同活动中，把彼此有关的信息传递给对方，进行知识、思想、观念和感情交流的过程。根据信息载体的不同，人际沟通有语言性人际沟通和非语言性人际沟通两种方式。语言性人际沟通是指以语言和文字符号系统实现的沟通，包括有声语言沟通（口头语言沟通）和无声语言沟通（书面语言沟通）。非语言性人际沟通是借助于仪容、服饰、眼神、表情、身体姿势、动作、社会距离和环境等符号进行的沟通，包括静态语言、动态语言和副语言等。

### （一）护理工作中人际沟通的原则

人际沟通过程中，要想建立和谐有效沟通，顺利达到沟通目的，就必须遵循一定的沟通原则。

**1. 换位思考** 沟通者要站在对方的立场上感受和理解他人的情绪、思想，站在他人的角度思考和处理问题。孔子说过："己所不欲，勿施于人。"护士在沟通时若能设身处地了解并尊重对方，就容易达成沟通目的。

**2. 正确运用非语言** 非语言行为伴随语言发生，是生动的、持续的，可更直观形象地表达语言所不能表达的思想情感。特定环境下非语言行为更具有特定的意义，它能够稳定对方的情绪，改善对方的不良心理状态，增强对方的信心，使交流氛围更和谐。护士在沟通时可通过观察对方的表情、动作、手势等非语言行为，了解其心理需求，使沟通更有针对性。

**3. 真诚交流** 人是感情动物，人们期待充满爱的相处。爱能融化人内心的恐惧、忧虑，带给人们温暖和鼓励。护士在沟通中的语言和非语言行为均应是建立内心真诚情感的准确抒发，才更为生动、有效。

**4. 彼此满足** 沟通是一个相互传递信息的过程。任何人思想的产生都有其内在的根源，只有真正满足双方内在和外在的需要，保持虚心，不试图强加自己的意图时，沟通才能顺利进行。

### （二）护理工作中人际沟通的层次与影响因素

**1. 护理工作中人际沟通的层次** 人际沟通层次由低级到高级分为以下五个层次。①一般交谈，是指日常应酬语，如"您好""有什么需要我帮助吗""伤口还疼吗"等，这些语言有助于短时间内打开局面并建立友好关系，属于比较浅层次的沟通；②陈述事实，是指不掺杂任何个人意见地报告客观事实的沟通，这一层次沟通用于护士患者之间，主要是让患者陈述病情，护士不参与意见和诱导；③交换意见，是指沟通双方建立了一定的信任，可以就某一事物，互相交换彼此的意见和看法的沟通，这一层次的沟通用于护患之间就患者病情或治疗护理措施展开讨论；④交流感情，是指沟通双方彼此非常信任，互相表达对事物的想法或对时间的反应，这一层次人们有了安全感和信任感，可以做到坦诚、热情地交换思想、情感；⑤共鸣沟通，也称沟通高峰，是指一种短暂的、完全一致的感觉，是人际沟通的最高境界，共鸣沟通维持时间较短，沟通双方很少能达到这一层次，只能偶尔自发地达到高峰。

**2. 护理工作中人际沟通的影响因素** 人际沟通过程中，影响沟通效果的因素主要有环境因素和个人因素两类。①环境因素，主要包括噪声、距离和隐秘性；②个人因素，个人因素主要包括生理因素、心理因素、文化因素和语言因素。

### （三）人际沟通在护理工作中的作用

人际沟通在护理工作中至关重要。无论是护患关系的建立，还是医护关系、护际关系的发展，均依赖于有效的人际沟通。人际沟通在护理工作中的作用主要包括连接作用、精神作用和调节作用。

**1. 连接作用**　沟通是人与人之间情感连接的主要桥梁。在护理工作中，良好的护患沟通是架起护患关系的桥梁，有利于建立和谐、合作的护患关系，良好的护患之间的配合，可提高患者对护理工作的满意度，防范和减少护患纠纷；人际沟通同样是护士与医务工作者间情感连接的主要纽带，良好的沟通有利于融洽工作关系，提高工作效率。

**2. 精神作用**　沟通可以加深积极情感体验。通过沟通，患者之间可以相互诉说各自的喜怒哀乐，从而增进彼此之间情感交流，增进亲密感。医护之间在沟通的基础上可以探讨患者病情，交换诊疗护理意见，提升治疗和护理质量。患者可以向医护人员倾诉，保持心理平衡，促进身心健康。

**3. 调节作用**　沟通可调控人们的行为。护理人员通过与服务对象有效沟通，可帮助护理对象掌握相关的健康知识，正确对待健康问题和疾病，建立良好的尊医行为和健康的生活方式。护理人员通过与医务工作者的有效沟通，可以帮助对方更全面了解患者病情，为科学的治疗护理决策提供参考。

### 三、护理工作中的人际沟通技巧

#### （一）把握护患沟通变量

护理工作中主要涉及的护患沟通变量包括移情、控制、信任、自我暴露、确认五个项目。

**1. 移情**　移情是从他人的角度去感受、理解和分享他人的感情。移情是所有变量中最基本和最复杂的变量，它在有效的人际沟通中发挥着重要作用。没有移情，人际沟通将缺乏最基本的理解。患者有许多生理和心理方面的需要，其中最强烈的心理需要是被人理解，当护士移情于患者时，患者感到自己被理解了，同时感到自身存在的价值，使之产生较强的自我接受感，有助于在困境中自我调整。

**2. 控制**　控制是利用自己的行为、思维去改变、操纵他人。控制是交流过程中相互作用的一个内在因素，分四种类型。①行为控制：认为个人能利用自己的行动去改变某一事件发生的可能性、强度及持续时间，如通过改变体位减轻疼痛等；②认识控制：认为个人能运用心理上的策略改变影响生活的环境，如术前感到焦虑的患者，可通过分散注意力减轻焦虑；③信息控制：认为个人能从影响其情况的外部事件中获得知识，如对患者进行术前教育以取得患者围术期的良好配合；④回顾性控制：认为个人能从过去的事件中接受教训以应付以后可能发生的类似情况，如事故受害者有必要了解事故发生的原因，以防事故再次发生。

**3. 信任**　信任是指相信而敢于托付之意。是护士与患者交流过程中最重要的变量。信任包括不加评论地接受他人。由于患者不得不依赖于医护人员的高超技术，所以对医护人员的信任能减少他们的恐惧和不安。当相互关系中出现信任时可产生两个积极的作用：第一，信任有助于患者产生一种安全感；第二，信任可在相互关系中创造出一种支持性气氛，这种气氛可减少防卫性交流，它能使人们更加坦率地、真诚地表达自己的态度、情感和价值观。

**4. 自我暴露**　自我暴露是个人向他人传递自我信息、思想和情感的过程。自我暴露与个人的调节水平有关：自我调节水平较高，自我暴露适中；相反，自我调节水平较低，则自我暴露过多或过少。适度的自我暴露对患者有益，尤其是肿瘤患者，自我暴露可促进医护人员对患者的移情性理解，促进护患之间的情感交流，增进合作、理解，提高护理质量。

**5. 确认**　当一个人被他人承认和理解时，就产生了确认。确认是指沟通中一个人对他人所做的特殊反应，包括五种确认反应。①直接承认：对他人传递的信息给予直接反应；②同意有关内容，加强或支持他人所谈的内容；③支持性反应：表达理解，肯定或努力使他人感到更好；④澄清问题：努力理解他人传递的信息内容或过去的情感；⑤表达积极的情感：对他人进行肯定的情感交流。确认反应会影响护士与患者的交流，护士应熟练采取确认的方式与患者进行沟通。

### （二）掌握护士语言沟通的原则

护理人员被誉为白衣天使，护士在工作中要将自己的仁爱、奉献情怀通过沟通形式表达出来。得体的语言沟通，不仅使患者产生信任感、促进患者疾病转归和康复，更能拉近护士与患者的心理距离，建立融洽的护患关系。

**1. 尊重性原则**　尊重服务对象是每一位护理人员的基本素养。尊重性原则是指护理人员尊重患者的人格，用平等的态度与方式进行沟通。具体而言，尊重要求承认患者作为个体的独特性、自主性，接纳其不同于自己的价值观、人生态度和生活习惯等，尤其包括对疾病、疾病治疗和预后的恐惧、焦虑等常见负面情绪与行为。

**2. 通俗性原则**　护士与患者交谈时应本着为对方着想的理念，坚持通俗性原则，即根据患者的认知水平和接受能力，用形象生动的语言、浅显贴切的比喻，循序渐进地向患者传授健康保健知识。

**3. 科学性原则**　护士在交谈中引用的例证或资料都要有可靠的科学依据，不可把民间传闻或效果不确定的内容纳入健康指导。另外在交谈中不要歪曲事实，不要把治疗效果扩大化，也不要为了引起患者重视而危言耸听。

**4. 委婉性原则**　为了使患者更容易接受自己的意见，护士应以婉转的方式表达语义。护士在工作中不是任何情况下都应该实话实说的，尤其是在患者的诊断结果、治疗方案和疾病预后等问题上，更要注意谨慎委婉。谈及病人的死亡，护士应尽量避免使用患者或患者家属忌讳的语言。需要谨慎选择用什么语气，采取哪种句式，运用什么修辞等，减轻患者的心理负担，减少和防止护患纠纷的发生。

**5. 严肃性原则**　护士的言语表达应具有一定的严肃性。要在温柔的语态中带有维护自尊的肃穆，才能体现出"工作式"交谈的庄重。如果说话语调或肢体语言矫揉造作，会给人以不严肃的感觉，致使患者产生不信任感。所以护士在工作期间，不适合与患者漫无目的地长时间闲聊。

**6. 真诚性原则**　真诚性原则在护患沟通中尤其重要。护士与患者要开诚布公地交流，不讲假话，不演角色，不将自己隐藏在专业角色后面，要表里一致、真实可信地与患者沟通。护士不要企图在患者面前扮演一个无所不知、无所不能的拯救者角色，而是按照"知之为知之，不知为不知"的方式行事。

### （三）恰当选择护患沟通话题

护士在与患者沟通时，除了要掌握以上原则外，还要注意交谈的话题和内容的选择。护患沟通中宜选的话题有与患者疾病治疗护理相关的话题、格调高雅的话题、轻松愉快的话题及对方擅长的话题。而忌选的话题包括非议党和政府、涉及国家秘密和行业秘密、议论他人、涉及个人隐私和忌讳的话题及格调不高的谈话内容等。

### （四）合理使用非语言沟通

护士非语言沟通是指护士在医疗护理工作中，通过自己的身体动作、面部表情、触摸行为、穿着打扮等非语言符号，向患者表达思想、情感、态度和意向等。同时护士也可通过观察患者面部表情、身体姿势、语气语调等非语言符号洞察他们的内心感受，获取真实的信息，从而提供必需的护理服务。护理工作中，护士合理使用非语言沟通，可起到事半功倍的效果。护士非语言沟通主要包括体语、眼神、面部表情等形式。

### （五）有效运用治疗性沟通

治疗性沟通是护患之间、护士之间、护士与医生及其他医务人员之间，围绕患者的治疗性问题所进行的信息传递和理解，能对治疗起积极作用。它是一般性沟通在护理实践中的应用，其实质是一种有目的的护患沟通。治疗性沟通也是运用医学基础理论、护理学、心理学等相关专业知识，以护理人员为主导，以患者及其家属为主体的双向互动；需要参照护理程序的方法和步骤，根据患者疾病诊疗与护理的不同时期和不同需求，确定每次的沟通主题；在约定的时间和环境中，为解决患者客观存在的生物、心理、精神、文化中变化的健康相关问题所进行的一系列护患沟通活动。因此，治疗性沟通具有双向性、规范性、评估性、针对性和人性化的特点。治疗性沟通有真诚、尊重、共情3大要素。影响治疗性沟通的因素包括：①个人因素，由于每个人的成长环境、性格、文化水平、人生经验和价值观的不同，导致对同一信息的理解不同，因此在进行治疗性沟通时，求同存异是最好的方法；②表达方法，护士说话语气不恰当、解释工作不到位、随意改变话题或者打断患者谈话、不当的语言或非语言沟通行为，都会令患者感到不愉快甚至反感，影响护患沟通效果；③情绪或环境因素，由于患者的身体状况、家庭问题，或者人际关系紧张等导致情绪不稳定，常会影响沟通的正常进行。护患沟通选择不恰当的时间、地点，也会影响沟通效果。

【思考题】

1. 根据护士语言运用原则，谈谈在护理工作中如何正确与患者进行语言交流。
2. 谈谈如何在护理工作中应用认知形成的心理效应。
3. 通过沟通方式和技巧的学习，你认为哪些知识能够帮助你增进护患关系。

# 第十章
# 礼仪与护理

扫一扫，查阅本章数字资源，含PPT、音视频、图片等

"礼者敬人也，仪者形势也。"礼，是用来尊敬他人的；仪，是用来形成自己的威势的。礼仪是社会文明化过程的产物，是衡量社会文明的标尺，也是个人思想觉悟、道德修养、精神面貌和文化教养的综合反映。护理礼仪是在护理活动中形成的行为规范与准则。在护理工作中注重礼仪规范，一方面可以满足患者被尊重的需要，另一方面也是提升护士自身修养，塑造良好护士职业形象的必要手段。

## 第一节　概　述

### 一、礼仪的概念

礼仪（etiquette）是指人们在社会交往中所形成的相互表示敬意和友好的行为规范与准则，体现为礼貌、礼节、仪表、仪式等具体形式，是人类为维系社会正常生活而要求人们共同遵守的最起码的行为规范。礼仪不是随便制定的，而是在人际交往中，以一定的约定俗成的程序、方式表现的律己、敬人的过程，涉及仪容、服饰、交往、沟通等内容，各个国家和各民族在不同时期常有不同的礼仪规范。它源于特定的民族、国家长期形成的伦理道德观念和社会生活习俗，是一种约定的行为规范。

在中国古代，"礼"和"仪"常常是分开使用的。"礼"是社会的典章制度和道德规范，"仪"常指人的外表。作为典章制度，"礼"是社会政治制度的体现，是维护上层建筑及与之相适应的人与人交往中的礼节仪式；作为道德规范，它是国家领导者和贵族等一切行为的标准和要求。礼的内容繁多，范围广泛，涉及各种人类行为和各种国家活动。

西方礼仪始于古希腊，于17～18世纪的法国初步形成。在法国国王路易十四举行的一次大型宴会中，每位客人都手持一张卡片，卡片上写着必须遵守的行为规则，卡片在法语中对应的词为etiquette，因此etiquette便有了特殊含义。"礼"最初多指上流社会的行为规范或宫廷礼节，以及官方生活中所公认的准则，包括言谈、举止、服饰等，后来在欧洲的宫廷中逐渐流行开来。进入英国后，就有了礼仪的含义，意即"人际交往的通行证"。

### 二、中国传统礼仪文化

我国的传统文化博大精深，源远流长，兼容并蓄，和而不同。祖先们在对各种自然现象加以膜拜的过程中，逐渐创造了祭祀神灵、祈求祝福、婚丧嫁娶等活动。这些活动中的仪式始于夏商周，盛于唐宋，经过世世代代沿袭并不断发展，逐渐形成了礼仪体系。

**1. 礼仪的起源**　在原始社会，人们对许多自然现象无法做出科学的解释，特别是在自然灾害面前束手无策，为了寻求对自身的保护，远古的人类就会把一些自然现象如风雨雷电、日月星辰或某些动物当作自己的保护神，并以一定的形式加以膜拜，逐渐形成了"图腾崇拜"的种种仪式，这种种仪式就形成了最早的原始礼仪，因此礼仪也是原始社会宗教的产物。

**2. 礼仪的形成时期**　人类进入到奴隶制社会，礼仪也从原始宗教仪式发展为一整套的伦理道德观念。这一时期的礼仪习俗已渐渐成为法定的制度，成为传统文化的核心，正所谓"礼，国之大柄也"。《周礼》《仪礼》《礼记》即通常所说的"三礼"，是古代礼乐文化的理论形态，对礼法、礼义做了最权威的记载和解释，对历代礼制的影响最为深远。《周礼》是一部通过官制来表达治国方案的著作，内容极为丰富，其对六官的分工大致为：天官主管宫廷，地官主管民政，春官主管宗族，夏官主管军事，秋官主管刑罚，冬官主管营造，涉及社会生活的所有方面。《仪礼》记载着周代的各种礼仪，其中以记载士大夫的礼仪为主，又称"士礼"。《礼记》则是一部秦汉以前儒家有关各种礼仪制度的论著选集，其中既有礼仪制度的记述，又有关于礼的理论及伦理道德、学术思想的论述。

**3. 礼仪的变革时期**　春秋战国是我国奴隶制社会向封建社会转换的时期，相继涌现出了孔子、孟子、荀子等思想巨人，发展和革新了礼仪理论。孔子认为"不学礼，无以立"，要求人们用道德规范约束自己的行为，要做到"非礼勿视，非礼勿听，非礼勿言，非礼勿动"。他倡导的"仁者爱人"，强调人与人之间要有同情心，要互相关心、彼此尊重等。孟子更继承发扬了孔子的"仁学"思想，主张"以德服人""舍身而取义"的道德修养，讲究"修身"和培养"浩然正气"等。荀子主张"隆礼""重法"，提倡礼法并重，指出"故人无礼不生，事无礼不成，国无礼不宁"，这个观点进一步说明了礼仪的作用。

**4. 礼仪的强化时期**　到了封建社会时期，礼仪制度亦具有了新的特点，即被打上了严格的等级制度的烙印，特别是伴随着封建家庭的产生，礼仪规则开始分化为两部分。一部分是与国家政治息息相关的礼仪制度，另一部分是家庭礼仪对家庭内部各成员之间的等级区分与行为规定。西汉思想家董仲舒把儒家礼仪具体概括为"三纲五常"，三纲即君为臣纲、父为子纲、夫为妻纲，五常即仁、义、礼、智、信。他提出"罢黜百家，独尊儒术"的建议，被汉武帝刘彻采纳，使儒家礼教成为定制。

随着历史的发展、社会的前进，传统的礼制也随着中国封建社会的最后崩溃而结束了它的历史使命。新的时代呼唤着新的文化形态，呼唤着现代社会的精神文明，在继承和发扬优良的传统礼仪的基础上，现代礼仪也在不断地更新自己的内涵，礼仪将越来越淡化它在社会政治秩序和国家机构建设方面的色彩，而侧重于成为人际交往和思想品德修养中的规范，并以此来陶冶社会中每个成员的思想与情操，约束人们的行为，并与国际礼仪规范相接轨。

宗教信仰是形成礼仪的重要根源，世界上信仰不同宗教的人们遵守着各自不同的礼仪，形成截然不同的中西方礼仪文化。如中国礼文化注重集体主义观念，倾向于世俗化；西方则更注重个人主义观念，并呈现出浓厚的宗教色彩。中国礼文化强调"贬己尊人"，提出尊卑位序；而西方礼文化则提倡尊重、平等、自由等。

## 三、礼仪的基本原则

在人际交往中，应注意遵守礼仪的基本原则，避免出现尴尬局面，有利于人与人之间的进一步交往。

**1. 尊重原则**　尊重是礼仪的核心，尊重包含着自尊和尊敬他人。自尊就是要保持自己的人格和尊严，注意自身的修养，自强不息。只有学会尊重他人，才能赢得他人的尊重。而尊敬他人就是要以礼待人，尊重他人的信仰、习惯、人格等。在人际交往中，人与人之间只有彼此尊重，才能保持和谐愉快的关系。

**2. 遵守原则** 礼仪规范是为了保持社会生活的稳定而形成和存在的，实际上是反映了人们的共同利益要求。在人际交往中，每一个社会成员都应当自觉遵守执行，以礼仪去规范自己在交际活动中的一言一行、一举一动。任何人，不论身份高低、职务大小、财富多少，都有自觉遵守、应用礼仪的义务，否则就会受到社会舆论的谴责，交际就难以成功。

**3. 适度原则** 在人际交往中，要把握好分寸，合乎规范。在运用礼仪时，既要彬彬有礼，又不能低三下四，要做到不卑不亢、落落大方。

**4. 自律原则** 在应用礼仪时，要把礼仪当作一面"镜子"，经常对照礼仪这面"镜子"来规范自己的行为准则，不断提高自我约束、自我控制的能力，在生活中处处自觉遵守礼仪规范，做一个受大家欢迎的人。

**5. 从俗原则** 礼仪是带有民族、国家和地域文化色彩的。古人云："百里不同风，千里不同俗。"因此，要尊重各民族、国家、地区的习俗，切不要自高自大，唯我独尊。必要时要入乡随俗，这样才能发挥更大的礼仪交往作用。

### 四、礼仪的作用

西方成功学家拿破仑·希尔说："世界上最廉价，而且能得到最大收益的一项特质，就是礼仪！"礼仪的本质是"敬"，礼仪的核心思想是尊重他人、关心他人、严于律己，礼仪的精髓是对他人的尊重和自尊的有机统一，礼仪的价值在于维护和体现人的尊严。现代礼仪至少包含有社交礼仪、商务礼仪、家庭礼仪、职业礼仪、国际礼仪等五个较大的范畴。

#### （一）礼仪与社会交往

任何社会的交际活动都离不开礼仪，而且人类越进步，生活越社会化，人们也就越需要礼仪来调节社会生活。

礼仪是社会交往的钥匙和润滑剂。人离不开与他人的交往，总要介入各种各样的"人际关系"。人际关系是人与人之间在心理上的亲疏远近距离，这种距离又是以一定的物质和精神满足为基础的。学习并应用现代礼仪，有利于满足他人在心理上被尊重的精神需要，拉近人与人之间的关系，形成和谐的心理氛围，有利于社会交往，并促进双方的身心健康。另一方面，人们在不断地发展自我时，常常需要远离亲人朋友，需要不断建立新的人际关系，并通过人际交往活动，在交往过程中获得友谊，以适应新的生活环境。熟练掌握现代礼仪则有助于人们在新的人际交往中左右逢源。

礼仪是增进感情、化解矛盾的催化剂。在社会交往中对人以礼相待，能赢得对方的好感与信任，增进彼此感情，使彼此的交往产生良好的效果。言谈举止失礼于人，使对方厌恶和反感，就必然影响交往的正常进行，甚至带来工作、事业上的损失。现实生活中遇到矛盾在所难免，俗语说"伸手不打笑脸人"，当矛盾不可避免时，主动道歉，以微笑来打动对方，可化解矛盾。

#### （二）礼仪与商务

礼仪是企业形象的重要组成部分，可内强素质，外树形象。是企业文化的重要内涵，是提高企业员工办事效率的重要环节，是表现企业对客户人性化服务和关爱的重要途径，更是实现企业认证和国际接轨的重要途径。在商务交往中注意礼仪规范，有助于商务活动的成功开展，为进一步商务洽谈、合作打下良好的基础。

### （三）礼仪与家庭

家庭礼仪是指人们在长期的家庭生活中，用以沟通思想、交流信息、联络感情而约定俗成的行为准则和礼节、礼仪的总称。家庭是建立在婚姻和血缘关系基础上的亲密合作、共同生活的小型群体。人的社会化起始于家庭，人的文明礼貌的养成也从家庭开始，家庭的礼仪文化熏陶着家庭的每一个成员，使之成为懂礼貌、有教养的人。礼仪能调节家庭成员之间的关系，是家庭幸福的基础。旧时讲父严、母慈、兄友、弟恭、子孝，虽然有些内容已不适应今天社会的需要，但尊老爱幼、相互扶助依然是当今提倡的美德。"相敬如宾、白头偕老""父子和而家不败，兄弟和而家不分，夫妇和而家道兴"，这里的"敬""和"是相互谦恭有礼，相互尊重。居家、邻里交往、拜访接待中，恰当的家庭礼仪都十分重要，它有利于建立和谐家庭，有利于社会安定。

### （四）礼仪与职业

职业礼仪是指各行业的从业人员在工作交往中应遵守的行为准则和礼节。是从业人员应遵守的自尊、敬人的行为规范。职业礼仪有助于个人求职，并在从业过程中有效提升个人素质，塑造良好的个人职业形象；有利于人际沟通与交流，塑造和维护所在职业群体的形象。如护士职业礼仪的核心是对服务对象的尊重和关爱。护士遵守礼仪规范能有效地使患者在心理上产生一种被尊重、被理解的良好情感体验，从而使护士与患者之间形成一种带有心理亲和力的、以人格地位平等为前提的新型护患关系。

### （五）礼仪与对外交往

对一个国家、一个民族来说，礼仪是其传统文化、文明程度、道德风尚和生活习惯的反映。世界各国、各民族在生存发展的历史过程中，形成了各自的风土人情、习俗及禁忌。随着历史的发展，国际交往的频繁，了解并应用国际礼仪显得非常必要。礼仪能反映国家、民族的精神风貌，能体现其文化底蕴和人民的素质，能增强其国际影响力。我国是"文明古国""礼仪之邦"，在对外交往中，人们应遵守国际礼仪惯例，尊重不同国家和民族的礼仪习俗，发展对外关系，增进与世界各国、各民族的感情，提升国际地位。

## 第二节　护士的日常礼仪

每个人生活在社会之中，都需要与人交往。因此，人们应该掌握一些基本的礼仪知识才能在社会交往中得心应手。常见的日常礼仪包括会面礼仪、介绍礼仪、致意礼仪、通讯礼仪、宴请礼仪、服饰礼仪及涉外礼仪等。

### 一、会面礼仪

#### （一）称谓礼仪

称谓是指人们在日常交往中所采用的彼此之间的称呼语。称呼是给人的第一印象，它不仅显示了对人的尊重，同时也反映了一个人的自身教养。所以，在人们日常交往中，称谓礼仪是很重要的。

**1. 常用称谓的种类**

（1）通称：是对社会各界人士，在较为广泛的社交场合，都可以使用的表示尊重的称呼。过去，我国在彼此称谓中不分交往人的年龄、性别、职业、职务等，一概通称"同志"，随着社会的发展而渐渐少用，而代之以"先生""女士""小姐"等国际通用的称谓。

（2）敬称：在人际交往中，为了体现对他人的尊重和自身的修养，在称呼对方时常用您、尊、贵、令等词，以表示谦恭和尊敬，如贵公司、贵姓、贵庚、尊夫人、令尊、令堂、令爱、先生等，同时"先生"也可用于德高望重的女士，如宋庆龄先生、杨绛先生等。

（3）职业称：有特定的职业可作敬称，以表示对对方职业和劳动技能的尊重，如老师、医生、护士、律师等。

（4）职衔称：对有明确职衔的人士，交往双方通常都用职衔称，如校长、处长、经理、主任等。对某些领域内的权威人士，交往双方通常使用技术职称，暗示其在该领域的地位，如林教授、王总工程师、张会计师等。医生职称分为四个等级：初级职称（住院医师）、中级职称（主治医师）、副高级职称（副主任医师）、高级职称（主任医师）；护士职称分为五个等级：初级职称（护师）、中级职称（主管护师）、副高职称（副主任护师）、高级职称（主任护师）。

（5）年龄称：一般对长辈采用的敬称有大伯、大妈、叔叔、阿姨等。

（6）姓氏称：这是我国在称谓方面与国际惯用称谓的不同点。当对方与自己比较熟悉，如果是长辈且又德高望重者，则称"姓＋老"，如赵老；若对方是同辈，常用"老＋姓"称呼，如老李；若对方比自己年龄小、身份低，则称"小＋姓"，如小王等。

（7）亲属称：在与非亲属人士的交往中，对对方以亲属称谓称之，能给人以亲切、热情、敬重之感，尤其是在非正式场合的交往中，使人倍感亲切，使人与人之间的心理距离缩短，如刘姐、李哥、徐姨等。

**2. 注意事项**

（1）恰当的称呼：恰当的称呼是交往成功的开始，应根据对方的年龄、身份、仪态来选择称呼，不宜一概用"同志"或"师傅"二字。假如自己是年轻人，而对方却是满头白发的老人，如果称之为"同志"，则感觉缺点人情味，若以"老爷爷、老人家"称之，则会使对方感到更亲切，这样的沟通效果就会更好。"师傅"本指工、商、戏剧等行业中向徒弟传授技艺的人，是对有手艺人的尊称，但如果我们把它泛称，不管什么人都一律称"师傅"，就会造成交际双方情感上的障碍。

（2）避讳失礼的称呼：①绰号，又叫"外号"。给别人起绰号并公开或私下称呼是对他人的不尊重，是极不礼貌的行为。②蔑称和贬称，是对交往对象的一种蔑视和轻视的称谓。如称农民为"土老帽儿"，对年长者称"老头""老太婆"等都是失礼的表现。③对别人不加称呼，以"喂喂""哎哎"或使用"的"字结构的称呼如"买票的""看门的"等，都是失礼的表现，常常使沟通失败。④替代性称呼，即非常规的代替正规性称呼的称呼。比如医护人员以床号替代患者的人名，是失礼于人的表现。易造成生僻姓氏的误读：如单、仇、任、解、尉迟等。

## （二）介绍礼仪

介绍是指人们在交往中建立联系、增进了解的一种最基本、最常规的方式。它在素不相识的人与人之间起到桥梁和沟通的作用。护士在工作中要经常进行介绍，因此要掌握必要的介绍技巧，使与患者的交往在礼貌和谐的氛围中开始和完成。

最为常见的介绍方法有三种：一是自我介绍，二是为他人介绍，三是名片介绍。

**1. 自我介绍**　即向别人介绍自己，以使对方认识自己。在社交活动中，有时需要自我介绍，如求职或由于某种原因，主人对互不相识的客人未做介绍，这时自己可以进行自我介绍。再如，为了结交他人，自己也可以主动进行自我介绍等。在人与人的交往过程中，第一印象常常是最深刻的，社会心理学中称之为"首因效应"，因此务必运用好自我介绍。

（1）适时原则：指自我介绍时应注意选择恰当的时机。所谓适时，一是对方有兴趣时，二是对方有空闲时，三是对方情绪好时，四是对方干扰少时，五是对方有要求时。这些是进行自我介绍的最佳时机。把握好适时的原则，介绍时方能恰到好处。

（2）繁简恰当：一般情况下，自我介绍主要介绍自己的姓名、工作单位、身份。例如："我叫王平，是某医院普外科护士。"如果对方表现出结识的兴趣，介绍的内容还可以增加，可以进一步介绍一下自己的学历、专长、兴趣和经历等。

（3）举止得当：在自我介绍时，要举止庄重、表情自如，应显得落落大方、笑容可掬。

（4）实事求是：自我介绍应当实事求是，态度真诚。既不要自吹自擂、夸夸其谈，也不要自我贬低、过分谦虚，要给人诚恳、可信的印象。

除以上原则，还应讲究一下自我介绍的艺术。当对方正与人亲切交谈时，不宜走上前去进行自我介绍，以免打断别人的谈话。而当对方一人独处或者与人闲谈时，不妨见缝插针，抓住时机进行自我介绍。自我介绍要看场合，如与人单独会见时，可开门见山地进行自我介绍，如有多人在场时，自我介绍前最好加一句引言，比如："我们认识一下好吗？我是……"做自我介绍时，不要直接把目光集中在一个人身上，最好环视大家，然后将目光转向他们中的某个人，大家也会相应地做自我介绍。此外，进行自我介绍前，也可以引发对方先进行自我介绍，如"请问您贵姓""您是……"等，待对方回答后再顺水推舟地介绍自己。

**2. 为他人介绍**　又称第三者介绍，是由第三者为彼此不相识的双方引见、介绍的一种方式。在为他人做介绍时，需掌握介绍的顺序。介绍顺序是一个比较敏感的礼仪问题，按照国际惯例，必须遵守"尊者优先了解情况"的规则。其含义是，在为他人介绍时，首先要确定双方的身份、地位，然后由低向高介绍：①在介绍长者与年轻者认识时，应先介绍年轻者，后介绍年长者，以示尊重；②在介绍男士与女士相识时，应先介绍男士，后介绍女士，以表示对女士的尊重；③在介绍身份高者与身份低者认识时，应先介绍身份低者，后介绍身份高者，以表示对身份高者的尊重；④在介绍主人与客人相识时，应先介绍客人，后介绍主人，以示对主人的尊重；在客人之间介绍时，应将晚到者介绍给早到者。在介绍的过程中，先对年长者、女士、身份高者、主人等进行称谓，以示对此人的尊敬，然后再做介绍，如"李院长，这位是王主任"，然后介绍说，"王主任，这位是李院长"。

在为他人介绍时，态度要热情友好，不要厚此薄彼，不可以详细介绍一方，简要介绍另一方。具体介绍时，手势动作应文雅，手心朝上，四指并拢，拇指张开，举右手示意，并且眼神要随手势投向被介绍的对象，切不可用手指来指去，或眼手不协调，显得心不在焉。介绍时，除长者、尊者、女士可以微笑或略欠身致意外，被介绍者一般均应起立，微笑致意，并做出礼貌的反应，如"您好""认识您很高兴"之类的话语。在宴会桌、会议桌前可不必起立，被介绍者只要略欠身微笑、点头，有所表示即可。

**3. 名片介绍**　名片是当代社会人际交往中一种常用的介绍性媒介物，一可以使介绍方便，二可以令人印象深刻。因此我们在使用名片时应注意名片的使用礼仪。

（1）递送名片：可随身带上几张名片，以备用。与初次见面的人相识后，出于礼貌或有意继续交往，可适时递上自己的名片。递名片时，用双手或右手将名片正面交给对方，切不可以左手递交名片。将名片递给他人时，口头应有所表示，可以说"请多多指教""请多关照"等。在递交名片时，应讲究先后次序，一般顺序为先尊后卑，同辈间由近而远。在不确定对方身份地位时，出于尊重可先递送名片。

（2）接受名片：如他人表示要递名片给自己或交换名片时，应立即停止手中所做的一切事情，起身站立，面含微笑，目视对方，双手接过，并说"谢谢"。接过名片，首先要看，这一点至关重要，接过名片后当即要用半分钟左右的时间，从头至尾将其认真默读一遍，以示尊重。然后可以把名片放进上衣口袋里或放入名片夹中，也可以暂时摆在桌面上，但注意不要在名片上放任何物品，否则显得不恭。切忌在接过他人名片后，看也不看，随便一扔，或拿在手里折叠，或弃置桌上，或装入后裤兜里，这些都是失礼的表现。在接名片的同时应口头道谢，不可一言不发。

（3）索取他人的名片：如要索取他人名片，而又不宜直接索取时，应采用以下的方式：①主动递上本人名片，此所谓"将欲取之，必先予之"。②询问对方："今后如何向您请教？"此法适于向尊长者索取名片。③询问对方："今后怎样与您取得联系？"此法适于向平辈或晚辈索取名片。

（4）婉拒他人索取名片：当他人索取名片，而自己不想给对方时，不宜直截了当地回绝，而应以婉转的方式表达此意，可以说"对不起，我忘了带名片"，或者"抱歉，我的名片用完了"。若本人没有名片而又不想说明时，也可以用上述方法委婉地表述。

（5）名片使用的禁忌：名片不宜随意涂改，名片上不宜提供私宅电话及地址，名片不宜印制两个以上的头衔称谓，名片不宜随意发放。

## （三）致意礼仪

人们在社会交往中，见面时要相互行礼，以表示自己对对方的尊重、友好、关心与敬意。由于世界各民族长期以来所形成的习惯不同，以及宗教信仰的差异，因此，见面礼也有所不同。为大家熟知的有握手礼、点头礼、举手礼、拱手礼、鞠躬、合十礼、拥抱礼、吻礼等。

**1. 握手礼** 它不仅用于见面致意和告辞道别，而且还在不同场合、不同情况中表示支持、信任、祝贺、道谢等各种意思，如与成功者握手表示祝贺，与失败者握手表示理解，与悲伤者握手表示慰问等。握手是沟通心灵、交流情感的一种行之有效的方式。

（1）握手的标准姿势：双方距离约1米，面带笑容，目光注视对方，上身略微前倾，伸出右手，四指并拢，拇指张开与对方相握，手微微上下抖动三四次，并亲切说"您好"。握手时应稍微用力，持续时间为1～3秒。

（2）握手的顺序：一般是上级、长辈、女士等先伸出手来，作为下级、晚辈、客人、男士应先问候，见对方伸出手后再伸手与对方相握。总而言之，握手时应该按照上级、长辈、主人、女士在先的顺序进行。朋友、平辈见面时先伸出手者则表现得更有礼貌。

（3）握手的注意事项及禁忌：①在与他人握手时，手应是洁净的，否则会给对方以不舒服、不愉快的感觉。②握手前一定要先摘下手套，实在来不及的话，应该向对方道歉。只有女士在社交场合穿礼服，戴着薄纱手套与人握手时可以不脱去手套。③不要用左手与他人握手，尤其是与阿拉伯人、印度人交往时要牢记此点，因为他们认为左手是不洁的。④握手的时间不宜过长，尤其是握着异性或初次见面者的手长久不放，会让人感到有些虚情假意，甚至会被怀疑为"想占便宜"。⑤不要在握手时将另一只手插在衣袋里。⑥握手时一定要表现出专注、热情、友好、自然，切不可以面无表情，不置一词，好像无视对方的存在，而纯粹为了应付。也不可一边握手，一边东张西望，或者忙于跟其他人打招呼，这些表现都是极不礼貌的。⑦在与众多人握手时，应先近后远，男士若先伸手，女士不要回避，应当大方得体。⑧在不宜握手的情境下，如新冠肺炎疫情期间，可灵活使用其他问候方式。

**2. 点头礼**　头部向下轻轻一点，同时面带笑容。不宜点头不止，点头的幅度不宜过大。点头礼适用于近距离遇上熟人，或遇上多人而无法一一问候之时。在会场、剧院、舞厅等不易与人交谈时也可行点头礼。

**3. 举手礼**　行举手礼的场合与行点头礼的场合大致相似。它最适合与距离较远的熟人打招呼。正确做法：右臂向前方伸出，掌心向着对方，轻轻左右摆动一两下即可。切不要将手上下摆动。

**4. 拱手礼**　是我国民间传统的会面礼，它适用于每逢佳节举行的团拜、祝寿、恭贺新婚、乔迁、向亲朋好友感谢等。行拱手礼时，要求站立，右手在内，左手在外，两手合抱于胸前，轻轻晃动两三下。

**5. 鞠躬**　鞠躬的意思是弯身行礼，是表示对他人敬重的一种郑重礼节。鞠躬在中国比较广泛流行，世界上其他一些国家也有这样的礼节，如日本是鞠躬礼应用极多的国家之一。鞠躬礼一般适用于演员谢幕、颁奖、举行婚礼、参加悼念活动等。当护士接待患者入院、送患者出院，以及表达对他人感激之情、在悼念活动中向逝者或先驱者表示哀悼等场合均会应用鞠躬礼。

（1）鞠躬的基本要领：保持基本站姿，女士双手叠握于中腹或下腹，男士双臂置于体侧或双手叠握于体前；以腰为轴，整个腰及肩部向前直线倾斜15°～90°，停顿2～3秒；随着鞠躬动作的舒展程度，贴放于体前的双手自然下移；头颈自然向下，目光随之向下，面带微笑；配合礼貌用语"您好""谢谢"等；随即恢复站姿，目光也随之礼貌地注视对方。鞠躬角度要依行礼人对受礼人的尊敬程度而定，鞠躬角度越大，表示对对方越尊重，一般以15°～30°常用。在与患者交往时，欢送鞠躬角度应大于欢迎鞠躬角度。鞠躬的次数，可视具体情况而定。

（2）鞠躬的注意事项：鞠躬时要脱帽，目光自然向下看，表示一种谦恭的态度；不可以一面鞠躬，一面翻起眼睛看着对方；表情得体，不能口嚼东西，动作不可过快，要做到端庄稳重；鞠躬礼毕起身时，双眼应该有礼貌地注视着对方，视线不应移向别处。一般情况下，受礼者应以平等的方式还礼，但尊者对卑者可用欠身、点头还礼即可。行进中向对方行鞠躬礼时，应停下脚步行礼，礼毕后站到一侧，给对方让路，请对方先行。

**6. 合十礼**　亦称合掌礼，即双手十指在胸前相对合，五个手指并拢向上，掌尖与鼻尖基本持平，双腿直立站稳，上身微欠低头。行此礼时，可以口诵祝词或问候对方，面带微笑。在东南亚地区及我国傣族聚居区，合十礼常常应用。

**7. 拥抱礼**　在西方，特别是欧美国家，拥抱礼是十分常见的致意礼，多用于见面、道别、祝贺等。正规的拥抱礼，要求两人正面相对站立，各自举起右臂，将右手搭在对方的左肩后面，左手扶住对方右腰后侧。首先向对方左侧拥抱，然后向对方右侧拥抱，最后再一次向对方左侧拥抱，一共拥抱三次。

**8. 吻礼**　是西方国家常用的见面礼。行吻礼有严格的规定，根据辈分、身份的不同，亲吻的部位也有所不同。长辈吻晚辈，应当吻额头；晚辈吻长辈，应当吻下颌；辈分平等者及兄弟姐妹之间，只是脸颊相贴；夫妻与恋人之间吻嘴；男性对已婚妇女应吻手。如果女士身份高于男士，以右手或双手捧起女士的右手，以微闭的嘴唇轻轻吻一下手背或手指；如果男士地位高，应托起女士的手轻触自己的嘴唇，以避免弯腰。日常礼仪也应适应时代的发展、情境的变化而变化。如新冠肺炎疫情下的拱手复"礼"、口鼻戴"礼"、手护洗"礼"、肘臂习"礼"、鞋底托"礼"、一米见"礼"等内容给疫情当下的健康礼仪重建提出了建议。

## 二、通信礼仪

### （一）电话礼仪

在日常生活中，电话已成为现代人不可缺少的交往工具。虽然电话联系不是面对面的交往，但同样能反映出通话人的素质与礼仪修养。因此，在使用电话时一定要维护好自己的"电话形象"，自觉遵守电话礼仪规则。

**1. 打电话礼仪** 打电话首先应注意的几个问题：其一是打电话的最佳时间；其二是选择合适的地点；其三是通话多久为宜。一般打电话最佳时间是双方预先约定的时间或者是对方方便的时间。除特殊情况外，尽量不要在他人休息时间内打电话。一般不在早晨七点以前，晚上二十二点以后，以免影响他人的休息。公务电话最好在工作时间内拨打，尽量不要打入家中，尤其是在节假日期间。另外，给海外人士打电话要注意了解两地的时间差，避免打扰；通话时间不宜过长，尽量遵守"三分钟原则"。即在打电话时，发话人应有意识地将每次通话时间限定在 3 分钟内，言简意赅，宁短勿长。打电话时，开头语"您好"，然后证实一下自己打电话的单位。确认后，再告诉对方要找的人。如："您好！我是消化内科的刘丽，请问李主任在吗？"电话打错时应向对方表示歉意，切不可一言不发就挂断电话，这是极不礼貌的行为。电话的内容要简明扼要，不说废话，更不要东拉西扯，浪费时间，尤其在工作时间内，以免影响自身形象。在通话时，若电话忽然中断，应主动打过去，并说明刚才电话断了，请对方原谅。在准备终止通话时，使用礼貌性的结束语然后确认对方挂断后，方可轻轻挂上话筒，使自己在整个通话中不失礼节。

**2. 接电话礼仪** 在整个通话过程中，应礼貌待人，遵守一定的礼仪规范。

（1）接听及时：在电话礼仪中有一条"铃响不过三"的原则。一般铃响两声拿起电话最为适宜，不要让铃响多次，才慢腾腾地去接电话。若特殊原因致使铃响过久才接电话，须在通话前向发话人表示歉意。

（2）应对谦和：接听电话时应礼貌地说一声"您好"然后自报家门，再问找哪一位。如果接到误打的电话，不要责怪对方，应礼貌地告知"您打错了"，若有可能，应向对方提供帮助。如果打来的电话是找别人的，应说"请您稍等"；放下话筒去找人时，不可以大声喊叫，更不能表现出不耐烦，顺口告知"不在"。通话时，不论是何种情况，都应聚精会神地接听，不能表现出心不在焉或心烦，若有特殊情况，应向对方说明原因表示歉意，并另约时间，由自己主动打过去。所接电话如果内容重要应做好记录，并及时传达，不得延误。如果通话中因故中断，要等对方再次打入。当通话结束时，要礼貌地道一声"再见"，然后将话筒轻轻放下。

除以上两个原则外，不论是在接电话还是打电话时，都要注意语气语调，因为语气语调最能体现细致微妙的情感。比如：在电话中如果语调过高、语气过重，会使对方感到生硬、冷淡；语气太轻、语调太低，会使对方感到无精打采、有气无力；语调过长，又显得懒散拖拉；语调过短，又显得不负责任。交谈双方不可边吃东西边接打电话。

### （二）移动通信礼仪

随着通信科技的快速发展，手机已经成为广大人士随身必备、使用最为频繁的电子通信工具。在使用手机时应注意以下几点。

**1. 放置适宜** 手机不宜挂在腰间或者是挂在脖子上。男士应当将手机放于西装上衣内侧口袋内，女士应将手机放于包内。在开会、上课时应当将手机关机或设置为静音、振动。

**2. 遵守公德** 使用手机当然是为了方便自己，不过，这种方便不能建立在他人的不便之上。在公共场所活动时，尽量不要使用手机。需要与他人通话时，应寻找无人之处，切勿当众自说自话。尤其封闭空间如公交车、商场或是当众与他人进行长时间通话，都是侵犯他人权利、不讲社会公德的表现。

**3. 保证畅通** 使用手机的主要目的是为了保证自己与外界的联络畅通无阻。

**4. 重视私密** 出于自我保护和防止他人盗机、盗码等多方面的考虑，通常不宜随意将本人的手机借与他人使用，或是前往不正规的维修点对其进行检修。考虑到相同的原因，随意借用别人的手机也是不适当的。

**5. 注意安全** 驾驶车辆时，切忌使用手机通话，防止交通事故。乘坐飞机时，必须自觉地关闭随身携带的手机。在加油站或是医院里停留期间，也不能开启手机，否则有可能酿成火灾或影响医疗仪器设备的正常使用。此外，在标有禁用手机的文字或图示的地方，均须遵守规定。

**6. 恰当交流** 社交工具如微信、QQ 交流时如对方发送文字，回应方也尽量使用文字回复；若对方使用语音沟通，回应方也尽量语音交流，若语音不便则需及时用文字说明情况；同时发朋友圈时注意对他人形象和隐私的保护，内容转发之前征求对方同意。

## （三）电子邮件礼仪

电子邮件的使用已成为我们日常工作中常用的沟通方式，撰写电子邮件时应遵守以下几点。

**1. 主题要明确** 一般而言，一个电子邮件通常只有一个主题，并且往往需要在前注明。若归纳得当，收件人便会对整个电子邮件一目了然。

**2. 语言要流畅** 电子邮件要便于阅读，尽量避免生僻字、异体字。引用数据、资料时，最好标明出处，以便收件人核对。

**3. 内容要简洁** 电子邮件的内容应当简明扼要。开头致辞要得体，问候致谢不能少。

**4. 电子邮件避免滥用** 不要向他人随意发送电子邮件，更不要向他人信箱发送"垃圾邮件"。一般而言，收到信件要及时回复。

**5. 注意编码** 不同地区使用的中文编码系统可能不同，因此可能对方收到的只是一封由乱码组成的"天书"，故向不同编码系统的地区发送邮件时，最好同时注明自己所使用的编码系统，以保证对方可以收到自己的电子邮件。

**6. 注意差异** 无论是书写私人信件还是商业信函，我们都不能忽略了收信人与我们在文化、习惯上的差异。

## 三、宴请礼仪

宴请是社会交往中常见的交际形式之一。通常的宴请形式有：宴会、招待会、茶会、工作进餐等。每种形式的宴请均有特定的规格及要求。在日常社会交往中的宴请，对主人来讲是一项重要的社交活动，对宾客来说是一种礼遇，天长日久，便形成了一套宴会礼仪。因此，主人和客人都应根据相应的礼仪要求，努力做好宴请活动。主人在宴请中的礼仪应体现真诚、周到，让来客度过愉快、美好的时光。客人则需注意及时回复邀请，出席宴请时适当修饰，准时赴宴，就餐时遵从餐桌礼仪，宴会结束后向主人和其他客人道别。根据中国文明礼仪和传统文化以及新型冠状病毒肺炎疫情防疫卫生的需求，在宴请活动时，鼓励"分餐制＋公筷公勺"，每席餐桌上应配备数量充裕的公用餐具，主人应提示客人公用餐具的获取位置，需餐桌熟制的菜品，应提供"生料专用公用餐具"。

## 四、服饰礼仪

服饰是指穿着打扮，它包括服装和饰品。服饰美是人体美的延伸，它使人体更富于变化，强化了人体美的魅力。服饰礼仪详见第八章。

## 五、涉外礼仪

涉外礼仪是涉外交际礼仪的简称，指人们在对外交往中用以维护自身及本国形象，向交往对象表示尊敬与友好的约定俗成的习惯做法和礼节规范的总称。随着我国对外开放的不断深入，护理工作与国际的交流也在日益增多，在对外的交往中，如何维护自身形象，恰当地与交往对象沟通显得越来越重要。护士需掌握对外交往活动中的礼仪规范，了解基本的涉外礼仪知识。涉外工作关系到一个国家的利益、形象和荣誉，是我国对外政策的要求和体现。在涉外交往中要坚持贯彻大小国家一律平等的原则，尊重各国的风俗习惯，不卑不亢，不强加于人。在对外交往中，各式各样的礼节尽管纷繁复杂，但万变不离其宗，只要掌握了一些基本原则，就能理解涉外礼仪的含义，在行为中会更加文雅大方，举止有度。

**1. 维护形象** 在国际交往活动中，个人言行不仅代表自身的形象，还代表着地区、民族乃至国家的形象。因此，应注重个人的仪表、言谈、举止、服饰和待人接物的方式，做到着装得体，谈吐文明，举止优雅，待人接物符合礼仪规范。在交往中涉及自我评价时，要敢于自我肯定，表现出充分的自信，既不要自吹自擂，一味抬高自己，也不要自我贬低，过分谦虚。

**2. 不卑不亢** 在国际交往中，要时刻牢记国家和民族的利益高于一切，忠实于祖国和人民，坚决维护国家的主权和民族的尊严。在涉外活动中，尽管各国情况不同，但对待交往对象要一律平等，既不能奴颜婢膝，也不能趾高气扬。在涉外活动中，言行要从容得体、堂堂正正、坦诚乐观，对任何交往对象都要一视同仁、不卑不亢。

**3. 入乡随俗** 在涉外活动中，要了解对方的风俗习惯，尊重对方特有的习俗，以增进彼此之间的理解和沟通，表达对外国友人的尊敬和友好。

**4. 求同存异** 各国的礼仪与习俗不同，在涉外交往中应遵守礼仪的国际惯例，取得共识，促进沟通，既要采用本国礼仪，也要兼顾交往对象所在国家的礼仪；同时了解交往对象的礼仪习俗禁忌，理解和尊重礼仪习惯上的差异，避免产生误会，减少交往中的麻烦。例如，在日本，菊花被当作皇室专用的花，普通人禁用；荷花被认为是不洁之物，禁用荷花。在意大利，菊花被视为禁忌，因菊花盛开之时，正是他们扫墓祭奠亡灵之时。在中国和泰国，人们喜欢荷花，因其出淤泥而不染，有圣洁之意等。

**5. 信守约定** 在一切正式的国际交往中，必须认真而严格地遵守自己的承诺，承诺一定要兑现，有约务必如约而至。讲究信誉，遵守承诺，言行一致，既是对交往对象的友好与尊重，也是对自己的尊重和形象的维护。若因不可抗拒的因素无法赴约或有约难行，必须尽早地告知、解释、致歉，不能得过且过，避而不谈，以免造成严重后果，影响正常交往。

**6. 尊重隐私** 在与国际友人交往时，要充分尊重对方的个人隐私权，交谈中避免询问或追问收入支出、年龄大小、恋爱婚姻、健康状况，以及家庭住址、信仰政见和人生经历等问题。

**7. 热情有度** 在涉外交往中，对交往对象既要热情友好，又要把握分寸。言行举止要得体适度，不要因过分热情而影响对方的工作，干扰对方的生活，使对方感到处处受约束；不要因过于殷勤，关心倍加，使对方觉得在巴结讨好，影响个人的形象。

**8.保密原则** 涉外交往的一个重要原则是保护国家和商业机密，千万不要以为要求保密的某种文件、记录、数据等不重要而随便说出去。在这个问题上，宁可保守也绝不疏忽。

**9.女士优先** 女士优先原则最早起源于欧洲国家，是国际社会公认的"第一礼俗"，即要求每一位成年男子在社交场合中都要尽自己的一切可能来尊重女性、体谅女性和帮助女性。

# 第三节 护士的工作礼仪

现代服务行业十分注重工作礼仪，而今礼仪早已跨越商业领域而进入到医疗卫生行业。为了给服务对象提供优质的护理，护理礼仪已成为每一个护士的必修课。护理礼仪是一种专业文化模式，是研究护理交往艺术的学问。护理礼仪除具有礼仪的基本特征以外，还具有护理专业的文化特性。

护理礼仪属于职业礼仪范畴，它是护理人员按照职业规范，在进行护理工作和健康服务过程中所遵循的行为准则，它反映了护士在工作中的专业素养、行为和气质，它不仅是护理人员修养的外在表现，也是护理人员职业道德、内在素养的具体表现。良好的护士工作礼仪可以美化工作环境，满足患者的心理需求，促进良好护患关系的建立，协调医护关系，提高护理服务质量。因此，加强护士职业礼仪的培养，已经成为提升护士综合素质的一个重要方面。

护理人员在工作中除了与同行交往，还要与多方人群交往，如患者及其家属、医生、医技人员、后勤、行政人员、社会工作者等。护理工作要加强服务理念，注重交往礼仪。护理人员有节有度、文雅大方的工作风范会给患者及其家属、同事留下良好的印象，建立起友好的关系，构建和谐的工作氛围，从而提高工作效率和护理质量。护士常用的工作礼仪有交接班礼仪、查房礼仪、操作礼仪等。

## 一、交接班礼仪

为了保护患者的生命安全，护理人员需要连续 24 小时不间断地对患者进行病情观察和治疗护理，这就意味着护士换人不脱岗，长年昼夜值勤。同时护理工作的有效实施，依赖于与医生、护士、其他医疗辅助人员之间的相互支持和密切合作。为了使医疗护理工作得以延续，保持有效的信息反馈，及时处理工作中的偏差和不足，确保安全、及时、准确地对患者实施治疗与护理，就需要医护人员履行交接班制度。临床上常见的交接班形式有科室大交接班和床头交接班。

### （一）科室大交接班礼仪

医院各病区每天早晨要常规开晨会，即科室大交接班，一般进行 20 分钟左右，要求全体医护人员参加，包括科主任、护士长、医生、护士、进修人员、实习生等。参加交接班的所有人员都应准时到场，准备好笔记本和笔，对交接班中提出的问题进行必要的记录。科主任和护士长站于一侧，其他人员或站立于对侧，或围成一圈，按照职称和年资由高到低的顺序依次站立。晨会通常由科主任或护士长主持，先由夜班护士详细汇报前一天病区的出入院人数、死亡人数、病区患者的病情（要着重汇报危重、特殊治疗护理、分娩、当日需要手术和术后患者等的情况）、医嘱执行情况等。再由值班医生汇报夜间患者病情变化、给予的处理和处理后的结果等。科主任和护士长根据需要进行补充、小结，并传达医院文件和会议精神，布置当天的工作。

科室大交接班开始前，交班护士应完成各项工作，并做好个人的修饰。交班时，交班护士应做到声音洪亮，内容条理清晰，重点突出，用医学规范词语表述患者的动态变化。无论是坐姿还是站姿，均要端正，精神饱满。值白班的护士应集中注意力倾听，适当做笔记，不要接听私人电话或处理其他事情。但交接班时，如遇患者需要抢救或有新患者入院时，应该及时处理。

### （二）床旁交接班礼仪

晨会结束后，一般由护士长带领夜班及当日接班护理人员巡视病房，进行床旁交接班。通过每日晨间的床旁交接班，可使接班护士全面掌握病区患者的情况，查找患者的护理问题，明确需要继续观察的内容和应采取的有效护理措施，提高护士分析问题和判断问题的能力。同时让患者感受到温馨和安全，从而达到令人满意的护理效果。进行床旁交接班的主要对象是危重、术后、当日需要手术、有特殊治疗和新入院患者等。

按照护理工作礼仪，床旁交接班过程中各班人员的站位如下：接班护士（责任护士）、护士长站于床的右边（床头柜方），交班护士（夜班护士）站于对侧首位，其他护理人员按职称、年资由高到低依次站立，实习护生站于床尾。此种站位便于患者病情交接与查体，同时也便于实习护生学习观摩（图 10-1）。

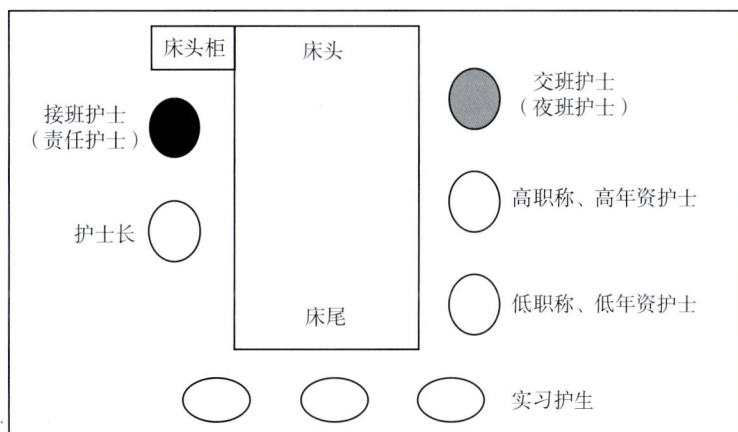

**图 10-1 床旁交接班人员站位**

### （三）交接班时的注意事项

1. 参加交接班人员需准时参加，交接班时应注意力集中，不要谈论与交班无关的事情。
2. 交接班时，交接班人员都需将手机调为静音或振动状态，不宜接听电话。
3. 交接班人员须衣帽整洁，规范站立，不可倚床靠壁。
4. 交班人员需在交班前完成各项工作，如患者护理到位，治疗室、病区环境整洁，各项记录清楚。如果有特殊情况导致工作未完成，需向接班人员交接清楚。
5. 交接班进行查体时，要体现人文关怀，注意保护患者的隐私，尽可能少地暴露患者。
6. 交接班人员要对科室的物品、器械等的数量和位置交接清楚，不可匆忙、草率交接班。

## 二、护理查房礼仪

护理查房是检查护理质量、规章制度执行情况的重要环节，也是培养各级护理人员专业能力和提高护理质量的重要手段。其目的在于了解患者的病情、思想、生活情况，制定出合理的护理方案，观察护理效果，检查护理工作完成情况和质量，发现问题并及时调整，提高护理质量，这对提高护理人员的临床评判性思维、业务素质有着很大作用。现介绍护理工作中常见的护理业务查房、护理教学查房、护生小讲课的内容及礼仪规范。

### （一）护理业务查房

护理业务查房是以患者为中心，护理人员按照护理程序对患者所采取的以护理对策为主线进行的查房。护理查房通常选择的是罕见、危重、疑难、新业务、新技术及医疗护理问题较多的病例。通过护理查房，可以集思广益，较好地解决医疗护理工作中遇到的难题。护理查房由资深护理人员主持，全科护士均要参加。通过护理查房，可以使护理人员明确患者的护理问题和应采取的护理措施，以及护理计划的执行效果，提高护理人员专业知识及技能，从而提高护理服务质量。

护理业务查房的礼仪要求：

1. 进出病房的顺序：按照职称或年资由高到低进出，教授或主任护师→副主任护师→主管护师→护师→护士→实习生。查房结束，工作人员按照进入病房的顺序退出。

2. 查房主持者站在床右侧（床头柜方），便于体检。全体护理人员位于病床左侧，其中责任护士位于排首，便于回答问题及协助查房主持者为患者查体。其他护理人员按照职称、年资由高到低依次站于对侧。上级护理人员位于床尾，面对查房主持者、全体护理人员及患者，以便全面观察并补充发言。这种站位使护士感受到查房的严肃性和认真程度，护士的着装仪表是否符合要求也一目了然（图10-2）。

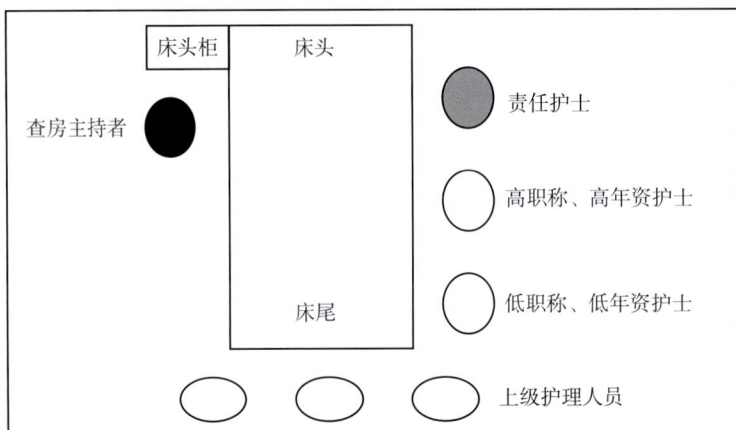

**图10-2　护理业务查房站位**

3. 参加查房人员应准时参加，按序站位，仪表端庄大方，衣帽整洁，精神饱满，言语表达清晰、准确、简洁，使用礼貌性语言和保护性语言，沟通自如有效，示范动作规范。

4. 查房时间要避开护理工作高峰时期，选择在不影响患者休息、安全的情况下进行。查房时如果需要对患者进行体检，要注意保护患者的隐私，尽可能少地暴露患者。

### （二）护理教学查房

护理教学查房主要是针对实习学生开展的临床教学活动，按照教学大纲和教学目标，以临床直观的教学方法，帮助学生了解疾病的特点、发展与转归，掌握专科疾病的临床表现，学会正确运用护理程序对患者进行护理。它能指导学生理论联系实际，巩固课堂知识。护理教学查房一般分为三个步骤：学生汇报病历，详细回顾专业知识内容，教师指导纠偏。

护理教学查房礼仪要求：①参加查房的实习生应提前到达，实习生仪容仪表要符合护士职业规范，精神状态饱满。②护理教学查房时，查房主持者及上级护理人员依次站于床的右侧（床头柜方），汇报实习生、责任护士依次站于对侧，其他实习生站于床尾（图10-3）。③教学查房前，实习生应熟悉患者的病因及病情，带好笔记本，并认真做好笔记。④查房时注意保护患者的隐私，尽可能少地暴露患者。在移动患者物品前，须征求患者意见。发现患者生理异常时，勿大惊小怪，更不能歧视和嘲笑患者。

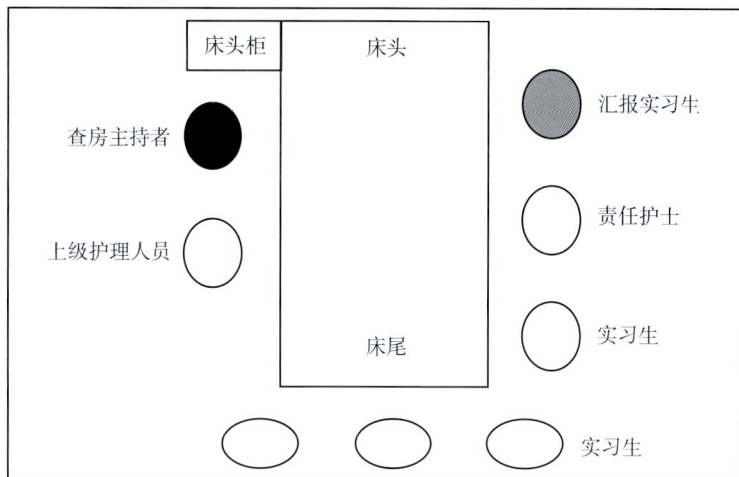

图10-3　护理教学查房站位

### （三）护生小讲课

在临床教学中，为提高护理实习生对专科知识的理解与运用，培养学生的教学能力，可开展小讲课活动。护生小讲课的礼仪要求如下：

1. 学生进行小讲课前，需按照带教老师的要求，准备好讲课的相关资料。讲课时，学生的衣着、发型要大方得体，干净整洁。

2. 首先做简要自我介绍及讲课内容的介绍。讲课时精神饱满，声音洪亮，讲普通话，吐字清晰，注意语气，语调抑扬顿挫，合理地运用肢体语言，富有感染力。

3. 小讲课采用多媒体教学时，学生要利用多媒体的光、声、电、画面，采取直观、生动的教学形式。在采用板书教学时，书写字迹要规范清晰，内容要简洁，条理要清楚。

4. 讲课结束后，要向参加听课的人员行礼致谢，并请老师和同学们指出不足之处，认真记录。课后要积极完善讲课的内容，以提高教学水平。

## 三、接待出入院患者礼仪

现代医院是一个以患者为中心的健康服务场所，随着医疗市场和医院管理体制改革的不断深化，医院面临的主要竞争压力就是医疗服务软件的竞争，也就是人才素质与服务质量的竞争。给患者提供全面优质的护理服务，不仅要有精良的医疗护理技术，而且还需要给予患者极大的人文关怀。护理人员在接待出入院患者时的服务已关系到患者及家属对医院服务的整体印象，因此，接待出入院患者礼仪是每一个护理人员都应该重视的。

### （一）接待患者入院的礼仪

护理人员在接待过程中，给患者及其家属的第一印象对建立良好的护患关系十分重要，它直接关系到整个住院期间的工作开展。护理人员要仪表端庄、举止文雅、亲切和蔼、热情周到、言谈礼貌，给患者及家属留下良好的第一印象。

当患者来到病区时，主班护士应放下手中的工作，起身相迎，面带微笑，致以问候，让患者先坐下来，并自我介绍："您好！我是负责接待您入院的护士某某，请把您的住院证及病历交给我，好吗？我现在为您安排床位。"此时要展示护士文雅的仪态礼仪、亲切友好的态度。要尽快安排好床位，通知责任护士，并向患者介绍责任护士，由责任护士带领患者到病房。责任护士要做自我介绍并介绍管床医生："您好！我是您的责任护士某某，责任医生是某某，我一会儿就去通知责任医生来为您诊疗。您住院期间有什么问题和困难都可以找我，我会尽力为您解决的。"然后介绍入院须知和住院环境等。在整个接待患者入院的过程中，要体现出护理人员的热情周到，充满对患者的关爱。

### （二）出院指导礼仪

患者在出院前，护理人员要对患者及其家属做细致的出院指导，包括如何办理出院手续、出院后的健康教育、定期复诊等。离院时，护理人员要对患者表示祝贺，并对患者及家属给予医院工作的支持和配合表示感谢，对工作中的不足之处表示歉意，表达对患者出院后仍会一如既往地关怀，嘱咐患者多保重，行挥手礼或握手礼道别，必要时将患者送到门口、电梯口或车上。

常用出院前的祝词举例：

"请问住院期间您对我们的护理工作感觉如何？对我们的工作有什么意见吗？"

"谢谢您，谢谢您的宝贵意见，我们一定设法改进！谢谢您在住院期间对我们工作的理解与配合，如有照护不周，请多包涵！"

"王大爷，祝贺您康复出院！出院后别忘了按照指导坚持锻炼调养啊！您回去后要注意休息！记得坚持吃药。"

"慢走！请多保重！"

"外面风大，请戴好帽子，系好围巾，注意保暖。您感觉如何？需要推车吗？"

"您还有什么需要我们帮助吗？如有需要请与我们联系，这是我们的联系电话。"

## 四、护理操作礼仪

护理工作是一项科学而严谨的工作，工作中的每一个环节都将影响治疗的结果。护理人员除了按照医嘱完成各项护理操作外，还需要在操作中处处体现对患者的人文关怀，做到操作前解释、操作中指导、操作后嘱咐。

### （一）护理操作前的礼仪

**1. 举止得体、仪表端庄** 护士的举止常常直接影响到患者对护士的信任乃至护理效果。在对患者进行护理操作前，护士应严格参照护理礼仪规范要求，应做到：保持得体的举止，如行走时轻快敏捷；推车（或持盘）时，动作规范；入病房时，应先轻声敲门，再推门入内，并随手轻轻将房门关好；进入病房后，应向患者点头微笑、问好、打招呼，然后再开展操作前的各项准备工作。无论是在操作前、操作中，还是操作后，都需要积极地保持得体的仪容举止。

**2. 以人为本、知情同意** 护士在进行每一项操作前都要做好充分的准备，要知晓患者的病情及本次操作的目的、所需的物品、具体操作的方法、操作时的注意事项等。护士在进行操作时，要有得体的仪容举止、礼貌的言谈。操作前，应向患者清晰地解释操作目的、配合方法、可能出现的感觉，这样可消除患者的顾虑，使之积极配合护理工作，同时也体现了对患者的尊重，维护患者的知情同意权。

常用的操作前解释语举例：

"王女士，您好！根据您的病情，遵医嘱现在要为您输液，请问您需要上洗手间吗？需要我帮助吗？……好的，请让我看一下您的静脉好吗？选用这个静脉好吗？……请您在病房稍等，我去准备用物。"

"肖先生，您昨晚睡得好吗？我现在要为您测量血压，可以吗？"

"小李，导尿术是一项安全快捷的护理操作，能很快解决你无法自行排尿的痛苦。我已取来了屏风为你遮挡，调好了室内的温度，现在我为你上尿管好吗？"

"陈大爷，您现在有痰不易排出，很不舒服吧？我为您做雾化吸入好吗？做了以后可以稀释您的痰液，容易咳出浓痰，您会感觉好些的。"

## （二）护理操作中的礼仪

**1. 态度和蔼、真诚关怀** 在操作过程中，护士对患者的态度要和蔼、真诚，通过言谈、表情、体态语的表露来显示出对患者由衷的关怀，而不是应付了事。同时，应主动与患者沟通，通过对患者耐心解释方法、动态询问感受、及时消除疑惑、适当给予安慰，以获得患者的理解、合作与友谊。

穿刺时要和患者进行解释沟通："我已为您选好了静脉，现在正在为您消毒，我争取一针见血，请您别紧张。"

穿刺失败了需向患者致歉："对不起，给您增加了痛苦，我再试一次好吗？"

**2. 操作娴熟、动作轻柔** 娴熟的操作技术、扎实的护理知识，是对一名合格护士的基本要求，也是对患者的尊重和礼貌。因此，护士进行护理操作时，不仅要态度和蔼、动作准确、技术娴熟、反应敏捷，使患者感受到被尊重，而且应该指导患者配合，消除其顾虑，鼓励其协作，减轻其痛苦，真正提高护理操作的质量和效率。

操作中配合语言沟通举例：

"周大爷，我现在为您上胃管，请您不要紧张，我在管子上涂抹了液状石蜡进行润滑，会减少对您鼻黏膜的刺激，请按照我的要求来做，吞、吞、对，就这样，请深呼吸，马上就好了，您配合得很好。"

"小朋友，阿姨知道你一定很勇敢，阿姨会轻轻地打针，很快就会好了。"

"真听话，吃药后病好了就可以跟其他小朋友一起玩了……"

## （三）护理操作后的礼仪

**1. 尊重患者、诚恳致谢** 护理操作完毕后，护士应对患者的支持和配合表示谢意。同时，也让患者进一步感受到这种积极配合有利于健康的恢复。诚恳的致谢反映了护士良好的礼仪修养和高尚的职业道德。

**2. 亲切嘱咐、真诚安慰** 护士操作完毕后，除对患者致谢外，还应给予患者亲切嘱咐和真诚安慰。这样做，一方面是对患者的礼貌和关心，另一方面也是护理操作实施中的必要程序。通过慰问，可以了解患者接受操作后的感受，并交代操作后的相关注意事项，减轻患者的顾虑。

嘱咐语举例：

"张女士，针已经打好了，您配合得很好，谢谢！根据您的病情，我为您调节的滴数是每分钟 60 滴，请您不要随便调节滴数。如果您有什么不适，床头铃在这儿，您可随时喊我。好了，现在请您安心休息，我一会儿会来看您的。"

"小李，尿管已为你上好了，你在翻身、活动时不要把管子压住了，动作幅度不宜过大，不要牵拉和抬高尿管，以免造成尿管堵塞、脱落和尿液回流，引起逆行感染。你不必担心，我们会来观察并处理尿袋中的尿液，有什么不适可按床头铃告诉我们。"

"张先生，您的血压高，记得一定要按时吃药。同时要注意多吃清淡饮食，不吃咸菜之类的高盐食品，少吃油炸食品，多吃新鲜蔬菜和水果。还一定要控制体重，适度运动。"

常用的护理服务范例：

"您好，我是您的主管护士，我叫某某，希望您在住院期间和我们合作愉快，您有事可以随时找我。"

"请您稍等，医生马上到。"

"大伯，您早，我帮您整理一下床铺好吗？这样可以让您觉得舒服一些。"

"您好，我来给您测量血压，让我帮您把袖子卷起来，好吗？"

"对不起，打扰您了，该量体温了。"

"您好，我们已根据您的病情调好滴速，如果调太快或太慢都会影响您的身体，请您不要自己调滴速，多谢合作。"

"对不起，我正在给另一位患者治疗，请您稍候，我马上过来。"

"您好，这是今天的费用清单，请您看看有无不对的地方，如有疑问，请您及时提出，我们给您核对，谢谢！"

"对不起，陈医生去会诊了，让肖医生给您看可以吗？"

## 五、医护沟通礼仪

随着医学科学技术的不断发展，学科分化越来越精细化、专业化，自 2011 年起，护理学已从临床医学中独立出来，与临床医学并列为一级学科。医疗和护理有着各自独立的体系和工作职责与范围，在临床医疗过程中，两者紧密协调与配合，在治疗疾病的整个过程中发挥同等重要的作用，不能相互替代。

医护关系是指医生与护士在医疗活动中，因分工合作、相互配合而形成的职业关系。理想的医护关系应该是"并列 - 互补"型关系，良好的医护关系是为患者解除疾苦、促进患者早日康复的重要保证，也是构建和谐医疗环境的基础。

良好的医护关系建立在有效沟通的基础上，以救死扶伤、促进与维护健康为共同目标，需要医护双方相互理解与配合。医护工作的职责与范围不同，主动沟通在医护互动中尤为重要，护士需要掌握在医疗活动中的医护交往礼仪。

### （一）明确位置与角色

医生和护士虽然面对的工作对象、目的相同，但工作的侧重和使用的技术手段是不相同的。医生的主要责任是做出正确的诊断，制定合理的治疗方案，以及采取恰当的治疗手段。护士的责任是能动地执行医嘱，做好患者的身体和心理护理，向患者解释医嘱的内容，取得患者的理解与合作，通过护理措施帮助患者减轻痛苦，恢复健康。护士遵照国家相关法律、法规及相关规定执行医嘱，不盲目地执行医嘱，如果发现医嘱有错误，有责任并应主动地向医生提出意见和合理化的建议，协助医生修改、调整不恰当的医嘱。

护士眼中的理想医生形象是有着丰富的临床经验和较高的技术水平，有敏锐的思辨能力，工作有计划性，言行举止沉稳、谦逊、友善，给人以依赖感和信任感，愿意帮助护理人员解决问题。医生眼中的理想护士形象是有着扎实的医学知识与护理技能，爱岗敬业、工作细致，善于观察与发现问题，能够做好患者的身心护理，言行举止大方得体、亲切友好，充满朝气。

### （二）相互尊重与理解

在"患者第一"和"尊重他人"的原则指导下，医护之间要互相尊重。因各自的专业特点和工作职能不一样，需要医护间加强交流与沟通。护理人员应该主动、适时地向医生介绍护理专业的一些工作特点与要求，以便得到医生的理解、支持、配合与帮助。在工作中加强医护间的沟通，可以使治疗和护理方案保持一致性，让患者感受到医护人员都在为恢复其健康而努力，从而对医护人员产生信任感。当医护间遇到分歧或误会时，双方都要冷静思考，分析原因，加强沟通与交流，共同来解决问题，避免发生正面冲突。

### （三）精诚团结与合作

医生和护士在为患者服务时，只有分工的不同，没有工作高、低、贵、贱之分，不是发号施令与机械执行的关系。医护双方要真诚合作，平等互助。医生的正确诊断与护士的优质护理相互配合是取得最佳治疗效果的保证。任何一种医疗差错都会给患者带来身心健康的损害，甚至危及患者生命。因此，医护之间应该坚持"患者安全第一"的原则，相互监督对方的医疗行为，以便及时预防和发现问题，杜绝或减少医疗差错、事故的发生。一旦发生医疗差错，应该是不护短、不隐瞒、不包庇，给予及时纠正，使之不致铸成大错。同时，护理人员应该注意沟通的方式，态度诚恳地提出自己的意见，不要指责和轻视对方。医护双方都要与人为善，不可幸灾乐祸或乘人之危打击别人。护理人员不应在患者面前指责或抱怨医生，或议论治疗方案，以免造成误会，甚至引发医疗纠纷。只有医护人员工作精益求精、团结合作、相互支持、相互配合，才能保证医疗安全，促进与维护患者的健康。

## 六、护理文书规范礼仪

护理文书是护士运用护理程序，对患者进行疾病护理过程中的观察，采取对应护理措施的过程与结果的真实记录。护理文书是医疗文件的重要组成部分，是医院和患者的重要档案资料之一，同时也是医疗事故技术鉴定工作中，院方举证的重要资料之一，是具有法律效应的文本。所以，护理文书必须规范填写，妥善保管，保证它的真实性、准确性、完整性。

护理文书不仅反映护理人员的责任心、文化素质、思维方式、知识范围和工作能力，也体现着医院的质量和管理水平，是护理质量管理的重点之一。因此护理人员应该掌握护理文书的规范礼仪。

### （一）护理文书的内容

护理文书包括：体温单、医嘱单、病危（病重）患者护理记录单、病区交班报告、手术清点记录单等。

### （二）填写要求

1.护理文书一律使用蓝黑或碳素墨水笔书写。

2. 护理文书一律使用阿拉伯数字书写日期和时间，日期用"年－月－日"的形式，时间采用 24 小时制，具体到分钟。

3. 护理文书记录内容应当客观、真实、准确、及时、规范。

4. 书写应当使用中文、医学术语和通用的外文缩写，文字工整，字迹清晰，表述准确，语句通顺，标点正确。

5. 书写过程中出现错字时，用双线划在错字上，保留原记录清楚、可辨，并注明修改时间，修改人签名。不得采用刮、粘、涂等方法掩盖或去除原来的字迹。上级护理人员有审查修改下级护理人员书写记录的责任。

6. 实习护生、试用期护士、未取得护士资格证书或未经注册护士书写的护理记录，应由所在医疗机构具有合法执业资格的护士审阅并签名，需修改时用红色笔修改并签名。

7. 进修护士由接受进修的医疗机构认定其工作能力后方可书写护理文书。

# 第四节　护生实习与求职礼仪

## 一、护生实习礼仪

实践教学是护理教育的重要组成部分，是学校教育的延伸。医院是学生将专业理论与实践相结合的重要场所。实习期是护生从学校走向社会，进行社会化角色转化的过程，是他们成长为一名合格护理人才的关键时期。临床场所是一个社会场所，可以使学生接触到真实的护理实践。同时，学生将在实习期间处于比学校复杂的人际关系中，建立和谐的人际关系将有助于学生的学习和成长。学生在实习期间因为环境及身份发生改变，需要在思想和行为上适应新的环境，如严格遵守规章制度和护理常规，增强自律性，提高慎独能力，强化服务意识，塑造美好形象，重视工作中的人际交往礼仪，展示出积极健康、富有朝气的青春风采。

### （一）护生与带教老师的交往礼仪

实习期间，实习护生和带教老师朝夕相处，学生就像"老师的影子"，观察学习带教老师在临床实践中的各项工作，如带教老师为患者进行护理操作、与患者之间的沟通及针对患者的护理问题所采取的护理措施等。带教老师是学生的榜样，学生可以从中学到丰富的实践经验和良好的职业行为。在学生与带教老师的交往中，要从尊重老师做起。

**1. 护生新入科时的礼仪**　护生按照医院护理部的教学计划进入实习科室。入科时，护生应按要求着护士服，头戴燕尾帽，佩戴工作牌，按时到岗。到岗后要主动向护士长和带教老师行礼、问好，并做简要自我介绍。

**2. 与老师相遇时的礼仪**　在与老师相遇时，应面带微笑，目光注视着老师，礼貌地先打招呼，并主动热情、真诚问好。当遇到多位老师时，应一视同仁，均要问好。问候时，可直接称"老师们好"。在楼梯口或狭窄的通道上碰到老师时，应侧身让老师先行，以体现对老师的尊重。在电梯间遇到老师时，应立于电梯门一侧，手扶电梯门请老师先行；进电梯后主动控制电梯，并为老师按下欲往的楼层指示钮；到达请老师先行，并礼貌地道别。

**3. 与老师交谈时的礼仪**　当老师和护生谈话时，护生不要采取坐位，应站立和老师对话。只有在老师允许时，护生方可坐下与老师讲话，以体现出对老师的尊重。在交谈时，学生要注视着老师，诚实地回答老师的提问，态度谦虚、诚恳，切忌夸夸其谈。

护生面对老师的批评与教诲时，应认真倾听、诚恳接受，有则改之，无则加勉，切勿强词争辩或在老师讲话时插话，甚至顶撞老师。当发现老师的不足时，要持理解态度，不应给予嘲讽或散布诋毁老师的话语。向老师提出建议或意见时，语气委婉，时机适当，最好单独与老师沟通，以顾全老师的尊严。

**4. 与老师一起查房时的礼仪** 与老师一起查房时，护生应主动持病历、走在前方、将病房门轻轻推开，请老师先进，再随后跟进。夜间查房时，护生应持手电筒轻轻走在老师左前方，手电筒光线朝地，为老师照明。

**5. 实施操作时的礼仪** 护生在进行各种技能操作前，必须征求老师的意见，在带教老师的指导下实施，不能自作主张、单独进行，更不应为了增加练习机会而争抢操作。在老师指导时，护生应态度诚恳、虚心接受，以表示对老师的尊敬。对于老师的付出和指导，要有一颗感恩的心，应及时、真诚地表示感谢。

### （二）护生与患者及其家属的交往礼仪

护患关系日趋紧张，如何维持良好的护患关系成了每年"两会"备受关注的焦点。在护理实践中，良好的护患关系是促使患者顺利完成治疗护理，尽早恢复健康的重要保证。同时，良好的护患关系也是护生能够参与到护理实践中，顺利完成理论联系实践的关键条件。这就需要护生按照护士职业礼仪的要求规范自己的言行举止，塑造美好的形象，赢得患者的好感和信任。工作中应把握好各种时机，加强与患者沟通，全面了解患者，给予生理、心理上的关怀；应时常换位思考，以包容大度的胸怀去理解、体谅患者。对待患者家属热情、耐心，尊重患者家属，理解、同情患者家属。

**1. 对患者实施操作时的礼仪** 护生对施护的患者应心存感激，感谢患者能够为自己提供护理实践的机会；对患者经受的痛苦，应表示同情与理解。当实施操作成功后，及时真诚地道谢。当操作失误而带给患者痛苦时，应真诚地道歉，请求他们谅解。

**2. 与异性患者交往时的礼仪** 在与异性患者交往时，应着装整齐，言谈得体，注意把握好分寸，以免因态度过于热情而使其产生错觉，将正常工作态度误认为好感，引起不必要的麻烦，影响护生的声誉。上班期间，若有年轻异性患者故意亲近时，应果断、得体地拒绝，注意回绝的方法和方式，以不让对方难堪为度。

### （三）护生与院方的交往礼仪

**1. 初到医院时的礼仪** 护生接到实习任务后，需在下实习点之前与医院护理部联系，了解医院对实习生的要求并做好相应的准备工作。按时到医院报到，报到时，穿着大方得体，发型清爽利落，彬彬有礼，主动介绍自己的基本情况，递交学校开具的介绍信、实习计划等资料，学习医院有关实习生的管理办法并认真履行。

**2. 实习期间与院方交往的礼仪** 实习期间，护生要做到文明礼貌，热情大方，定期向分管实习的总带教汇报学习、工作、生活情况。到护理部汇报前，要提前预约或按医院规定时间前往，汇报简明扼要，认真听取领导的指导。实习期间，服从医院的工作安排，严格遵守医院的规章制度，爱岗敬业，爱护公共财物，积极参加医院组织的各项实习生活动，以朝气蓬勃的风姿赢得医院领导和老师的好评。

**3. 实习结束时与院方交往的礼仪** 护生在实习结束前，应归还向医院所借的物品，做到诚实守信。应对实习期间的学习、工作、生活进行反思，向带教老师和患者征求意见，找出工作中的不足之处，积累工作经验，为今后的护理工作做好准备。

离院前，应向实习医院的领导及带教老师告别，感谢他们为自己提供了良好的学习环境，促进了自己的成长。同时也要同最后实习科室的患者进行告别，感谢他们给予的支持与配合，并祝愿他们早日康复。良好的礼仪修养为实习画上圆满的句号，同时也为未来的职业生涯拉开了良好的序幕。

### （四）护生与学校的交往礼仪

**1. 与学校联系时的礼仪**　护生到达实习医院后，应及时向学校老师汇报路途安全、实习医院的接待和实习工作的安排。应向分管老师定期汇报实习情况，包括业务学习和思想、生活状况，通常每月一次。实习生要按照实习计划按时完成实习任务，并按学校规定如期返校。

**2. 向学校请假时的礼仪**　护生在实习期间受到医院、学校的双重管理。护生有事需要请假时，应严格按照实习生管理条例的相关规定进行请销假。请假时需写请假条，说明请假事由和时间。如果是请病假，需提供医院出具的病情休息证明和病历，经学校同意批准后到医院护理部备案。请假务必在事前，同意批假后方可休假。请假时要注意用词、用语的文明礼貌，请假条书写规范，条理清晰。

## 二、护生求职礼仪

学业和就业是学生在校期间面临的最大任务。学生就业是其生存的经济基础和基本保障，也是融入、共享社会经济发展成果的条件。近年来，大学毕业生数量不断增加，2021届毕业生突破900万，再创历史新高。在竞争日益加剧的当今人才市场，如何在自主择业或双向选择中把握自己、抓住机遇、迎接挑战，已成为求职者不得不面对的问题。就业过程中，除了具备良好的专业素质外，求职面试礼仪是求职者整体素质的一个重要表现，对求职者从容应对求职面试的挑战、赢得心仪的工作也起着至关重要的作用。

市场就业机制改革后，劳动者与用人单位"双向选择"。劳动者可通过多种途径了解用人单位，携学校出具的推荐信（函）和（或）其他材料，与用人单位洽谈就业意向；用人单位根据自身需求对符合要求的劳动者进行面试、考试；双方肯定意向后，签订"就业协议书"，经过各级主管部门同意后，形成就业方案。在就业求职的过程中，良好的个人形象，恰到好处地表达对对方的敬意，可帮助求职者增加求职成功的可能性。

求职礼仪是求职者在求职过程中应用的交际规则，是发生在求职过程中的一种公共社交礼仪，是求职者表现出来的礼貌行为和仪表形态规范。包括求职准备中的书面语言礼仪，面试过程中的语言、服饰、仪容、体态等礼仪，是一般公共礼仪在求职过程中的综合应用。

### （一）求职准备阶段

**1. 制订求职计划**　在求职之前，应做好充分的认识及心理准备，制订符合自身需要的求职计划，包括职业领域，用人单位性质、级别等。首先，要认真学习国家、地方相关的职业和就业政策。其次，对职业有充分的认知，具备该职业所需要的知识、能力和素质，如护理专业知识，护士执业资格，沟通协调、解决问题、动手及协作等能力，耐心、爱心、责任心等素质。第三，了解用人单位的具体地理位置及单位性质。第四，调整心态，因在求职过程中难免会出现一些不良的心态，比如无限的自主择业心理、"城市"情结、攀比心理、等靠心理、从众心理等。最后，还应适当考虑家人、朋友等的意见。

**2. 搜集相关信息** 求职之前需要真实、准确掌握第一手资料，全面了解用人单位的全部招聘程序和用人要求。可以从用人单位的网站、招聘信息、行业资深人士、文献等途径了解用人单位的企事业文化，招聘岗位相关要求如应聘职位的岗位职责、技能、学业要求，用人待遇等信息。

所收集的信息务必是有效的，其中包括招聘单位的信息，如单位性质、规模、专业特色等。这些资料让求职者在面试时也可做到心中有数、临阵不慌、从容应答。有效信息还包括求职者条件要求信息，例如有许多三级甲等医院对招聘的护士有性别、年龄、学历、外语水平等各方面的具体要求。如果面试者缺乏对这些资料的了解，会使自己的求职劳而无功。有效信息还应包括工作待遇的信息，即招聘单位将给予求职成功者的工资、奖金、培训、进修、医疗、保险等，以免求职者在求职成功后对工作待遇不满意而进行毁约。

**3. 准备个人资料** 求职简历犹如产品的广告或说明书，既要在简短的文字中把求职者的形象和其他竞争者区分开来，又要切实地把求职者的价值令人信服地表现出来。有吸引力的简历无疑是获得面试机会的敲门砖。求职简历中应包含个人的基本信息，一般包括个人简历、自我介绍、学业情况介绍、奖励情况、应聘职业所需用的技能和素质等。

个人基本情况介绍，包括年龄、政治面貌、职务、个人主要教育和培训背景（如学位、学历、学校、系别、专业、主要课程、证书等能证明求职者知识水准的信息）、实习经历、爱好、特长、社会实践活动等。简历可以参考常用格式，也可以用文字形式来表述，但不应过于复杂和啰唆，让用人单位在较短时间内获得关于个人的与求职职位相关的重要信息，注意文字简练、文风朴实、文笔流畅、重点突出、字迹清晰、版面美观，用电脑打印或亲笔书写。

介绍自己应实事求是、言简意赅，同时注意扬长避短。个人简历中介绍与职业相关的具体事实越多，越符合所求职位需求，个人的价值就传达得越准确，避免大而空、口号式的语言。如护理专业毕业生的自我介绍，可以包括个人的学业奖励情况、英语四六级通过情况、英语口语水平、掌握的专业技能及具有的专业素养等。另外，时代在改变，求职用词也应与时俱进，避免用已经淘汰的辞藻。有一种说法，求职简历常有三不：一是不超过一页；二是不把私人与工作无关的事写进去；三是不填薪水。

其他附件：英文简历、照片、体检表、毕业证、学位证、成绩单、就业推荐表、各种资格证书、获奖证书、著作等。

**4. 递送求职意向** 确定了意向单位，准备好个人简历后，求职者需要向用人单位递送个人求职信息。现代社会信息技术高度发展，求职简历往往通过网络发送，根据用人单位提供的电子邮箱发送电子邮件，有时也可以用书面的形式递送。

**5. 求职形象设计** 求职者拥有"准护士"和"学生"双重角色，是"学生"，同时"像个护士"，是影响用人单位招聘意向的重要因素。因此在整个求学阶段需注意自身修养的提高，不断提升内在、外在形象。不仅要具有护士的亲切、端庄、简洁大方、善良友爱等职业形象，同时又符合充满朝气、积极向上的现代大学生形象。

**6. 其他** 不同用人单位对不同职业的录取要求不同，医疗卫生行业的录用程序常常包括理论考试、操作考核和面试。理论考试和操作考核是对求职者职业所需知识和技能的一种考核方式，重在平时的学习和积累。

通过求职前的充分准备，获得了用人单位的面试资格后，应在条件允许的情况下，请家人、朋友、老师或同学做面试官，设计面试中常见的提问内容，按照面试时的服饰、仪容进行模拟面试，体验面试气氛。

附:

## 一位护理专业毕业生的自荐信

尊敬的院领导:

您好! 感谢您在百忙之中批阅此信!

我是某医学院某届护理专业本科毕业生。早在步入大学以前,我就希望自己能成为"白衣天使"中的一员,所以选择了护理专业。当我步入神圣的医学殿堂,第一句听到的就是"健康所系,性命相托"。这让我体会到医护人员的责任之重,使我决定将青春乃至生命献给我所热爱的护理事业。在誓言的激励下,四年中我努力学习,扎实地掌握了理论知识和基本操作技能,并取得了优异的成绩,多次获得院校奖学金。我不断追求进步,于某年某月光荣地加入了中国共产党。在为期一年的临床实习中,理论联系实际,使我能够更灵活地运用和巩固所学的知识,提高了自身的综合素质。我尊敬师长、团结同学、工作认真负责、关爱患者,获得了老师们和患者的一致好评。

通过对贵院的了解,我真诚希望能到贵院工作,工作的竞争与挑战对我有着深深的吸引力,我会尽我最大的努力,扎扎实实地从基础做起。给我一片蓝天,我将插上翅膀!

最后,再次对您提供的面试机会表示感谢。无论能否到贵院工作,都衷心祝愿贵院蓬勃发展、蒸蒸日上。

此致

敬礼!

## (二)面试礼仪

面试一般很简短,多则半个小时,少则几分钟,面试中表现出的礼仪形象,反映求职者的个性特征、素质修养、道德水准,用人单位也通过求职者的外表、言谈、举止、个人表现来判断是否是适合的人选。心理学家奥里·欧文斯曾说:"大多数人录用的是有礼节的人,而不是最能干的人。"要想在简短的面试中给考官留下好的印象,守时、个人的形象气质、衣着打扮、体态、语言等礼仪尤为重要。

**1. 守时**　面试礼仪的第一环节就是守时,迟到或过早到达都不恰当。一个医务工作者的时间观念可以体现其对于生命的尊重。一般要比约定的时间提前10～20分钟到达面试地点,适当整理服饰、仪容,调整心态,做一些简单的准备。

**2. 面试服饰礼仪**　面试中的第一印象有可能决定成功与否,在几秒或几十秒的时间里,穿着打扮等非语言因素在第一印象中可占90%以上的比例。面试时,着装既要符合职业、身份、年龄,也要考虑季节、场合、目的,既符合人们的审美情趣,同时又能体现个性,面试着装的选择重在得体,而非贵重。整洁、干净、得体是学生选择面试服饰的基本要求。一身名牌,会被误认为家庭条件好,不一定会重视或安心于这份工作;过于装扮,又会被误认为追求时尚,花在工作上的精力有限,从而不被信任。着装要注意符合应聘职业的特点。有时,护生在面试时,会被要求着护士服,因此应聘时务必严格遵守护士服的着装要求,像个"护士",将大大提高面试的成功率。

**3. 面试仪容礼仪**　仪容主要指人的头面部形象,包括头发、面部、颈部等的形象。仪容美常常包含三层含义,即仪容的自然美、修饰美和内在美。面试是相对正式的场合,仪容需要适当修饰以表达对他人的尊重。基本要求是清洁整齐,简约大方,与年龄、身份相协调,包括适合脸形的发型、适当的化妆、少而精的配饰等。男士要注意梳发刮脸剃须;发型一般以庄重、大方的短发为主导、前不盖额、侧不掩耳、后不及领。将指甲全部剪短，指甲里不要存有污垢。中国习俗中，男士一般不提倡涂脂抹粉和使用香水，也不戴项链、手链、耳环等饰品。女士要大方、简洁、端庄。女士的发型以简约、典雅为宗旨，梳理整齐。女士在面试时可以化淡妆，以自然真实、清洁健康为宜，力求给人以淡雅清秀、健康自然、富有个性、青春自信的印象。因面试不同于其他约会场面，若佩戴首饰，以简约为旨，切忌过大、过于奇特。另一方面，面容、表情是仪容内在美的重要体现，面试过程中，面容自信、淡定，保持微笑，可以起到事半功倍的作用。对护生而言，制作"时尚简历"、置办名牌服装、购买高档化妆品或找专业人士设计形象、做美容等，有时是"画蛇添足"。

**4. 面试行为举止礼仪** 体态美是一种极富魅力和感染力的美，它能使人在动静之中展现出人的气质、修养、品格和内在美。面试过程中，手势恰当，站立直、挺、稳、高，坐时头部端正、上身挺直、目光平视、温雅恬淡，行走时从容平稳，轻快自然，如风行水上、风度翩翩。具体为：①走路时，身体直立，两眼平视前方，两腿有节奏地交替向前迈步，应尽量控制脚步声，脚不能擦地拖行。②站立时，身体正直，头颈、身躯及双腿应与地面垂直，两手可在身体两侧自然下垂，切不可放在裤袋或交叉放在胸前，双脚并齐或成八字步；在面试官面前站稳后，可向面试官通报自己的姓名，此时如有需要，也可一并用双手递上个人简历；始终面带微笑、和气谦恭。③眼睛是心灵的窗户，适当的眼神能体现出智慧、自信，以及求职者对这份工作的向往和热情；目光不要直视对方，最好落在考官的眼鼻三角区，目光平和而有神、专注而不呆板，切不可呆滞地死盯对方，也不可用眼瞟或漫不经心地看着考官，这些都会令人感觉不舒服。④听到考官说"请坐"或考官示意坐时方可坐下，坐下时应道声"谢谢"。不挪动已经安排好的椅子，坐姿要端正，头正、目光平视、上身保持直立、坐满椅子的三分之二，身体略向前倾，双膝并拢，两臂自然贴身下垂。姿态举止往往胜于言语，它能从行为上展示一个人内在的持重、聪慧与活力，可谓"此时无声胜有声"。

**5. 面试言谈礼仪** 言谈一直是最常用、最主要的交流手段，人们的思想品德、情操、志趣、文化素养以至人生观、价值观等都可以通过语言得到表现。面试往往从礼貌进门开始，打招呼，就座，用眼神、微笑等配合语言进行交流，起立，礼貌道别，出门而结束面试。面试中，语言的色彩、语音、语调、语速、语气等应符合礼仪规范。在交谈过程中，不卑不亢，语言平实，语速适当，语气谦和，真诚交流，往往更具有感染力。在回答问题时，应适当停顿，组织好语言再回答，切忌口若悬河却不知所云。避免口头禅和粗俗用词，将自己谦逊、干练、彬彬有礼的形象留给考官。"我认为""没问题""你知道吗"等口头禅，容易给人盛气凌人或毫无自信的印象，使考官产生厌烦感。面试时，更不能说粗俗不堪的语言，这会显得粗俗无礼、品格低下。同时，学会做一个主动积极的聆听者，这也是对说话者最大的尊重。面试结束时，适时礼貌告辞，即使面试失败，也要面带微笑地向主考官致谢。一个善于使用语言与他人沟通的人，本身就具备了取得成功的可能性。

此外，随着现代网络技术的高速发展，网络视频面试也逐渐成为用人单位录用人才的方式之一。在视频面试中，同样应注意面试礼仪，以有限的"窗口"展示个人的礼仪修养。

（三）面试后礼仪

面试结束并不表示求职过程的完结，因为"双向选择"的结果很少在现场公布，用人单位往往会在面试后告知求职者具体面试结果。就求职而言，良好的修养还应包括面试后礼仪，如电话、电子邮件、感谢信等礼仪。

　　用人单位选择的人才不仅要掌握专业知识和专业技能，而且还需具备良好的礼仪修养。作为一个求职者，职业形象应体现在仪表美与心灵美的统一、语言美与行为美的统一、自然美与修饰美的统一上，整体、自然地体现出美感。求职时，恰到好处地表现自己的智慧和修养，才能把握住每一次机会。

【思考题】

　　1. 请结合现代生活见闻，谈谈礼仪在现代生活中的作用。

　　2. 你认为护理人员在对外交往中应遵守哪些礼仪原则？

　　3. 如果你是一名护士，请介绍一下你在执行护理操作时的礼仪行为。

附：

## 护理礼仪考核评分表

学号＿＿＿＿＿＿＿＿ 班级＿＿＿＿＿＿＿＿ 姓名＿＿＿＿＿＿＿＿ 日期＿＿＿＿＿＿＿＿

| 评 分 内 容 | | 分值 | 扣分 |
|---|---|---|---|
| 仪表礼仪（10分） | （1）修饰仪容：整洁、自然、得体、美观，气质优雅，庄重大方 | 3 | |
| | （2）表情亲切自然，面带微笑，表情流露与情景一致 | 3 | |
| | （3）化妆：美观、自然、得体、协调 | 4 | |
| 服饰礼仪（20分） | （1）护士服保持洁净、平整、合体、不缺扣，衣带平整，松紧适度，衣领和袖口扣紧，内衣不外露 | 5 | |
| | （2）护士帽洁净无皱，佩戴端正，后面用同色小发卡固定。短发以前不遮眉，后不遮领，两侧不掩耳为宜。长发盘于脑后，用于固定的发卡或头饰素雅端庄 | 5 | |
| | （3）穿护士鞋，穿肤色连裤袜或白裤 | 5 | |
| | （4）护士的手应保持清洁，不能涂指甲油，不能留长指甲，不戴戒指、手镯、耳环、项链等饰物 | 5 | |
| 仪态礼仪（50分） | （1）行姿：挺胸收腹，两眼平视，面带微笑，双肩放平微后展，两臂自然摆动，步态轻盈，行姿自然 | 7 | |
| | （2）站姿：头正颈直，双目平视，沉肩立腰，挺胸收腹，表情自然，面带微笑，脚跟并拢，脚尖分开30°～45°，或呈丁字步站立 | 6 | |
| | （3）鞠躬礼：以胯为轴，上身稍前倾，保持头、颈、腰在同一直线，鞠躬的角度为15°～45°。男士双手应贴放于身体两侧裤线处，女士双手交叉搭于腹前，鞠躬时两手自然下垂，鞠躬时目光看地面，配以语言"您好"。回位后双眼注视考官 | 6 | |
| | （4）坐姿：臀部位于椅子前1/2或1/3处，上身端正，两腿并拢，两脚自然着地，向身体靠近，肩臂放松，双手自然交叉或相握置于上腹或大腿上。切忌懒洋洋地靠着椅背，坐时两腿不能叉得太大，忌跷"二郎腿" | 7 | |
| | （5）下蹲拾物姿态：双腿高低式，即下蹲后一高一低互为倚靠。忌双腿平行叉开。下蹲时用右手背从后腰至臀下抚裙 | 8 | |
| | （6）端治疗盘：双手握于盘的两侧，掌指托盘，双肘靠近腰部，前臂与上臂呈90°，双手端盘平腰处。端治疗盘时，不能触及护士服，开门时不能用脚踢门，应用肩部将门轻轻推开 | 8 | |
| | （7）持病历夹：用手掌握住病历夹边缘中部，放在前臂内侧，持物靠近腰部。交班时，交班者手臂自然伸展，左手掌托住病历夹，右手沿病历夹下端中缺口处滑至边缘并打开，身体挺直 | 8 | |
| 语言礼仪（20分） | （1）一分钟自我介绍：自信心足，内容简明，条理清晰，能突出自身优点，时间把握得当，声音洪亮 | 7 | |
| | （2）语言文明：普通话标准，语言清晰、语速适中、语调优美、语气亲切 | 7 | |
| | （3）语言表达能力：思路清晰，表达准确、顺畅 | 6 | |
| 总分 | | 100 | |
| 总得分 | | | |

评分老师签名：＿＿＿＿＿＿＿＿＿＿

全国中医药行业高等教育"十四五"规划教材

全国高等中医药院校规划教材（第十一版）

# 教材目录（第一批）

注：凡标☆号者为"核心示范教材"。

## （一）中医学类专业

| 序号 | 书　名 | 主　编 | | 主编所在单位 | |
|---|---|---|---|---|---|
| 1 | 中国医学史 | 郭宏伟 | 徐江雁 | 黑龙江中医药大学 | 河南中医药大学 |
| 2 | 医古文 | 王育林 | 李亚军 | 北京中医药大学 | 陕西中医药大学 |
| 3 | 大学语文 | 黄作阵 | | 北京中医药大学 | |
| 4 | 中医基础理论☆ | 郑洪新 | 杨　柱 | 辽宁中医药大学 | 贵州中医药大学 |
| 5 | 中医诊断学☆ | 李灿东 | 方朝义 | 福建中医药大学 | 河北中医学院 |
| 6 | 中药学☆ | 钟赣生 | 杨柏灿 | 北京中医药大学 | 上海中医药大学 |
| 7 | 方剂学☆ | 李　冀 | 左铮云 | 黑龙江中医药大学 | 江西中医药大学 |
| 8 | 内经选读☆ | 翟双庆 | 黎敬波 | 北京中医药大学 | 广州中医药大学 |
| 9 | 伤寒论选读☆ | 王庆国 | 周春祥 | 北京中医药大学 | 南京中医药大学 |
| 10 | 金匮要略☆ | 范永升 | 姜德友 | 浙江中医药大学 | 黑龙江中医药大学 |
| 11 | 温病学☆ | 谷晓红 | 马　健 | 北京中医药大学 | 南京中医药大学 |
| 12 | 中医内科学☆ | 吴勉华 | 石　岩 | 南京中医药大学 | 辽宁中医药大学 |
| 13 | 中医外科学☆ | 陈红风 | | 上海中医药大学 | |
| 14 | 中医妇科学☆ | 冯晓玲 | 张婷婷 | 黑龙江中医药大学 | 上海中医药大学 |
| 15 | 中医儿科学☆ | 赵　霞 | 李新民 | 南京中医药大学 | 天津中医药大学 |
| 16 | 中医骨伤科学☆ | 黄桂成 | 王拥军 | 南京中医药大学 | 上海中医药大学 |
| 17 | 中医眼科学 | 彭清华 | | 湖南中医药大学 | |
| 18 | 中医耳鼻咽喉科学 | 刘　蓬 | | 广州中医药大学 | |
| 19 | 中医急诊学☆ | 刘清泉 | 方邦江 | 首都医科大学 | 上海中医药大学 |
| 20 | 中医各家学说☆ | 尚　力 | 戴　铭 | 上海中医药大学 | 广西中医药大学 |
| 21 | 针灸学☆ | 梁繁荣 | 王　华 | 成都中医药大学 | 湖北中医药大学 |
| 22 | 推拿学☆ | 房　敏 | 王金贵 | 上海中医药大学 | 天津中医药大学 |
| 23 | 中医养生学 | 马烈光 | 章德林 | 成都中医药大学 | 江西中医药大学 |
| 24 | 中医药膳学 | 谢梦洲 | 朱天民 | 湖南中医药大学 | 成都中医药大学 |
| 25 | 中医食疗学 | 施洪飞 | 方　泓 | 南京中医药大学 | 上海中医药大学 |
| 26 | 中医气功学 | 章文春 | 魏玉龙 | 江西中医药大学 | 北京中医药大学 |
| 27 | 细胞生物学 | 赵宗江 | 高碧珍 | 北京中医药大学 | 福建中医药大学 |

| 序号 | 书　名 | 主　编 | | 主编所在单位 | |
|---|---|---|---|---|---|
| 28 | 人体解剖学 | 邵水金 | | 上海中医药大学 | |
| 29 | 组织学与胚胎学 | 周忠光 | 汪　涛 | 黑龙江中医药大学 | 天津中医药大学 |
| 30 | 生物化学 | 唐炳华 | | 北京中医药大学 | |
| 31 | 生理学 | 赵铁建 | 朱大诚 | 广西中医药大学 | 江西中医药大学 |
| 32 | 病理学 | 刘春英 | 高维娟 | 辽宁中医药大学 | 河北中医学院 |
| 33 | 免疫学基础与病原生物学 | 袁嘉丽 | 刘永琦 | 云南中医药大学 | 甘肃中医药大学 |
| 34 | 预防医学 | 史周华 | | 山东中医药大学 | |
| 35 | 药理学 | 张硕峰 | 方晓艳 | 北京中医药大学 | 河南中医药大学 |
| 36 | 诊断学 | 詹华奎 | | 成都中医药大学 | |
| 37 | 医学影像学 | 侯　键 | 许茂盛 | 成都中医药大学 | 浙江中医药大学 |
| 38 | 内科学 | 潘　涛 | 戴爱国 | 南京中医药大学 | 湖南中医药大学 |
| 39 | 外科学 | 谢建兴 | | 广州中医药大学 | |
| 40 | 中西医文献检索 | 林丹红 | 孙　玲 | 福建中医药大学 | 湖北中医药大学 |
| 41 | 中医疫病学 | 张伯礼 | 吕文亮 | 天津中医药大学 | 湖北中医药大学 |
| 42 | 中医文化学 | 张其成 | 臧守虎 | 北京中医药大学 | 山东中医药大学 |

## （二）针灸推拿学专业

| 序号 | 书　名 | 主　编 | | 主编所在单位 | |
|---|---|---|---|---|---|
| 43 | 局部解剖学 | 姜国华 | 李义凯 | 黑龙江中医药大学 | 南方医科大学 |
| 44 | 经络腧穴学☆ | 沈雪勇 | 刘存志 | 上海中医药大学 | 北京中医药大学 |
| 45 | 刺法灸法学☆ | 王富春 | 岳增辉 | 长春中医药大学 | 湖南中医药大学 |
| 46 | 针灸治疗学☆ | 高树中 | 冀来喜 | 山东中医药大学 | 山西中医药大学 |
| 47 | 各家针灸学说 | 高希言 | 王　威 | 河南中医药大学 | 辽宁中医药大学 |
| 48 | 针灸医籍选读 | 常小荣 | 张建斌 | 湖南中医药大学 | 南京中医药大学 |
| 49 | 实验针灸学 | 郭　义 | | 天津中医药大学 | |
| 50 | 推拿手法学☆ | 周运峰 | | 河南中医药大学 | |
| 51 | 推拿功法学☆ | 吕立江 | | 浙江中医药大学 | |
| 52 | 推拿治疗学☆ | 井夫杰 | 杨永刚 | 山东中医药大学 | 长春中医药大学 |
| 53 | 小儿推拿学 | 刘明军 | 邰先桃 | 长春中医药大学 | 云南中医药大学 |

## （三）中西医临床医学专业

| 序号 | 书　名 | 主　编 | | 主编所在单位 | |
|---|---|---|---|---|---|
| 54 | 中外医学史 | 王振国 | 徐建云 | 山东中医药大学 | 南京中医药大学 |
| 55 | 中西医结合内科学 | 陈志强 | 杨文明 | 河北中医学院 | 安徽中医药大学 |
| 56 | 中西医结合外科学 | 何清湖 | | 湖南中医药大学 | |
| 57 | 中西医结合妇产科学 | 杜惠兰 | | 河北中医学院 | |
| 58 | 中西医结合儿科学 | 王雪峰 | 郑　健 | 辽宁中医药大学 | 福建中医药大学 |
| 59 | 中西医结合骨伤科学 | 詹红生 | 刘　军 | 上海中医药大学 | 广州中医药大学 |
| 60 | 中西医结合眼科学 | 段俊国 | 毕宏生 | 成都中医药大学 | 山东中医药大学 |
| 61 | 中西医结合耳鼻咽喉科学 | 张勤修 | 陈文勇 | 成都中医药大学 | 广州中医药大学 |
| 62 | 中西医结合口腔科学 | 谭　劲 | | 湖南中医药大学 | |

## （四）中药学类专业

| 序号 | 书 名 | 主 编 | | 主编所在单位 | |
|------|------|------|------|------|------|
| 63 | 中医学基础 | 陈 晶 | 程海波 | 黑龙江中医药大学 | 南京中医药大学 |
| 64 | 高等数学 | 李秀昌 | 邵建华 | 长春中医药大学 | 上海中医药大学 |
| 65 | 中医药统计学 | 何 雁 | | 江西中医药大学 | |
| 66 | 物理学 | 章新友 | 侯俊玲 | 江西中医药大学 | 北京中医药大学 |
| 67 | 无机化学 | 杨怀霞 | 吴培云 | 河南中医药大学 | 安徽中医药大学 |
| 68 | 有机化学 | 林 辉 | | 广州中医药大学 | |
| 69 | 分析化学（上）（化学分析） | 张 凌 | | 江西中医药大学 | |
| 70 | 分析化学（下）（仪器分析） | 王淑美 | | 广东药科大学 | |
| 71 | 物理化学 | 刘 雄 | 王颖莉 | 甘肃中医药大学 | 山西中医药大学 |
| 72 | 临床中药学☆ | 周祯祥 | 唐德才 | 湖北中医药大学 | 南京中医药大学 |
| 73 | 方剂学 | 贾 波 | 许二平 | 成都中医药大学 | 河南中医药大学 |
| 74 | 中药药剂学☆ | 杨 明 | | 江西中医药大学 | |
| 75 | 中药鉴定学☆ | 康廷国 | 闫永红 | 辽宁中医药大学 | 北京中医药大学 |
| 76 | 中药药理学☆ | 彭 成 | | 成都中医药大学 | |
| 77 | 中药拉丁语 | 李 峰 | 马 琳 | 山东中医药大学 | 天津中医药大学 |
| 78 | 药用植物学☆ | 刘春生 | 谷 巍 | 北京中医药大学 | 南京中医药大学 |
| 79 | 中药炮制学☆ | 钟凌云 | | 江西中医药大学 | |
| 80 | 中药分析学☆ | 梁生旺 | 张 彤 | 广东药科大学 | 上海中医药大学 |
| 81 | 中药化学☆ | 匡海学 | 冯卫生 | 黑龙江中医药大学 | 河南中医药大学 |
| 82 | 中药制药工程原理与设备 | 周长征 | | 山东中医药大学 | |
| 83 | 药事管理学☆ | 刘红宁 | | 江西中医药大学 | |
| 84 | 本草典籍选读 | 彭代银 | 陈仁寿 | 安徽中医药大学 | 南京中医药大学 |
| 85 | 中药制药分离工程 | 朱卫丰 | | 江西中医药大学 | |
| 86 | 中药制药设备与车间设计 | 李 正 | | 天津中医药大学 | |
| 87 | 药用植物栽培学 | 张永清 | | 山东中医药大学 | |
| 88 | 中药资源学 | 马云桐 | | 成都中医药大学 | |
| 89 | 中药产品与开发 | 孟宪生 | | 辽宁中医药大学 | |
| 90 | 中药加工与炮制学 | 王秋红 | | 广东药科大学 | |
| 91 | 人体形态学 | 武煜明 | 游言文 | 云南中医药大学 | 河南中医药大学 |
| 92 | 生理学基础 | 于远望 | | 陕西中医药大学 | |
| 93 | 病理学基础 | 王 谦 | | 北京中医药大学 | |

## （五）护理学专业

| 序号 | 书 名 | 主 编 | | 主编所在单位 | |
|------|------|------|------|------|------|
| 94 | 中医护理学基础 | 徐桂华 | 胡 慧 | 南京中医药大学 | 湖北中医药大学 |
| 95 | 护理学导论 | 穆 欣 | 马小琴 | 黑龙江中医药大学 | 浙江中医药大学 |
| 96 | 护理学基础 | 杨巧菊 | | 河南中医药大学 | |
| 97 | 护理专业英语 | 刘红霞 | 刘 娅 | 北京中医药大学 | 湖北中医药大学 |
| 98 | 护理美学 | 余雨枫 | | 成都中医药大学 | |
| 99 | 健康评估 | 阚丽君 | 张玉芳 | 黑龙江中医药大学 | 山东中医药大学 |

| 序号 | 书 名 | 主 编 | | 主编所在单位 | |
|---|---|---|---|---|---|
| 100 | 护理心理学 | 郝玉芳 | | 北京中医药大学 | |
| 101 | 护理伦理学 | 崔瑞兰 | | 山东中医药大学 | |
| 102 | 内科护理学 | 陈 燕 | 孙志岭 | 湖南中医药大学 | 南京中医药大学 |
| 103 | 外科护理学 | 陆静波 | 蔡恩丽 | 上海中医药大学 | 云南中医药大学 |
| 104 | 妇产科护理学 | 冯 进 | 王丽芹 | 湖南中医药大学 | 黑龙江中医药大学 |
| 105 | 儿科护理学 | 肖洪玲 | 陈偶英 | 安徽中医药大学 | 湖南中医药大学 |
| 106 | 五官科护理学 | 喻京生 | | 湖南中医药大学 | |
| 107 | 老年护理学 | 王 燕 | 高 静 | 天津中医药大学 | 成都中医药大学 |
| 108 | 急救护理学 | 吕 静 | 卢根娣 | 长春中医药大学 | 上海中医药大学 |
| 109 | 康复护理学 | 陈锦秀 | 汤继芹 | 福建中医药大学 | 山东中医药大学 |
| 110 | 社区护理学 | 沈翠珍 | 王诗源 | 浙江中医药大学 | 山东中医药大学 |
| 111 | 中医临床护理学 | 裘秀月 | 刘建军 | 浙江中医药大学 | 江西中医药大学 |
| 112 | 护理管理学 | 全小明 | 柏亚妹 | 广州中医药大学 | 南京中医药大学 |
| 113 | 医学营养学 | 聂 宏 | 李艳玲 | 黑龙江中医药大学 | 天津中医药大学 |

## （六）公共课

| 序号 | 书 名 | 主 编 | | 主编所在单位 | |
|---|---|---|---|---|---|
| 114 | 中医学概论 | 储全根 | 胡志希 | 安徽中医药大学 | 湖南中医药大学 |
| 115 | 传统体育 | 吴志坤 | 邵玉萍 | 上海中医药大学 | 湖北中医药大学 |
| 116 | 科研思路与方法 | 刘 涛 | 商洪才 | 南京中医药大学 | 北京中医药大学 |

## （七）中医骨伤科学专业

| 序号 | 书 名 | 主 编 | | 主编所在单位 | |
|---|---|---|---|---|---|
| 117 | 中医骨伤科学基础 | 李 楠 | 李 刚 | 福建中医药大学 | 山东中医药大学 |
| 118 | 骨伤解剖学 | 侯德才 | 姜国华 | 辽宁中医药大学 | 黑龙江中医药大学 |
| 119 | 骨伤影像学 | 栾金红 | 郭会利 | 黑龙江中医药大学 | 河南中医药大学洛阳平乐正骨学院 |
| 120 | 中医正骨学 | 冷向阳 | 马 勇 | 长春中医药大学 | 南京中医药大学 |
| 121 | 中医筋伤学 | 周红海 | 于 栋 | 广西中医药大学 | 北京中医药大学 |
| 122 | 中医骨病学 | 徐展望 | 郑福增 | 山东中医药大学 | 河南中医药大学 |
| 123 | 创伤急救学 | 毕荣修 | 李无阴 | 山东中医药大学 | 河南中医药大学洛阳平乐正骨学院 |
| 124 | 骨伤手术学 | 童培建 | 曾意荣 | 浙江中医药大学 | 广州中医药大学 |

## （八）中医养生学专业

| 序号 | 书 名 | 主 编 | | 主编所在单位 | |
|---|---|---|---|---|---|
| 125 | 中医养生文献学 | 蒋力生 | 王 平 | 江西中医药大学 | 湖北中医药大学 |
| 126 | 中医治未病学概论 | 陈涤平 | | 南京中医药大学 | |